한국의학사
History of Medicine in Korea

한국의학사
History of Medicine in Korea

1판 1쇄　2018년 6월 1일
1판 3쇄　2024년 2월 29일

지은이　여인석·이현숙·김성수·신규환·김영수
펴낸이　주혜숙
펴낸곳　역사공간
등　록　2003년 7월 22일 제6-510호
주　소　04000 서울특별시 마포구 동교로19길 52-7 PS빌딩 401호
전　화　02-725-8806
팩　스　02-725-8801
이메일　jhs8807@hanmail.net

ISBN　979-11-5707-163-0　93510

이 도서의 국립중앙도서관 출판예정도서목록(CIP)은 서지정보유통지원시스템 홈페이지
(http://seoji.nl.go.kr)와 국가자료공동목록시스템(http://www.nl.go.kr/kolisnet)에서
이용하실 수 있습니다.(CIP제어번호: CIP2018015325)

한국의학사

History of Medicine in Korea

여인석·이현숙·김성수·신규환·김영수 지음

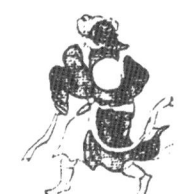

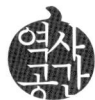

최근 의과대학에서 의료인문학 교육을 강화해야 한다는 목소리가 높아지고 있다. 이러한 필요성은 현재 의과대학에서 이루어지는 교육이 의학의 과학적 측면만을 강조한 결과에 대한 반성에서 나온 것이다. 즉 의료가 환자와 의사 간의 인간관계, 나아가서는 이를 둘러싼 사회라는 장場에서 이루어진다는 엄연한 현실을 제대로 인식하지 못하고, 의학을 과학으로만 교육받은 의료인들이 사회 활동을 하면서 적지 않은 문제가 발생하고 있기 때문이다.

이러한 문제를 해결하기 위해 인문학 관련 교육을 도입하려는 다양한 시도가 이루어지고 있는 점은 긍정적으로 평가한다. 그러나 그 내용을 자세히 들여다보면 보다 세련된 사회적 기술을 가르치려는 시도에 그치는 경우가 허다하다. 물론 이러한 지식도 현실적으로 필요하겠지만, 거기에 인간과 사회, 그리고 의학이라는 학문에 대한 근본적 이해가 결합되지 않으면 역시 한계에 부딪히고 말 것이다.

현재 한국사회가 당면한 많은 보건의료상의 문제는 사회 전체의 가치관이나 제도를 개선하여 해결할 수 있는 부분도 있지만, 보건의료 활동의 중요한 축을 담당하는 의료인들이 한국사회의 의료 현실과 의학의 학문적 정체성, 그리고 의료인의 직업적 정체성을 분명히 인식함으로써 개선할 수 있는 부분도 적지 않다. 이러한 현실 인식과 학문적·직업적인 정체성 확

책을 펴내며

립은 단순히 이상적 모델을 제시하고 그것을 닮도록 요구한다고 가능해지는 일은 아니다. 이를 위해서는 현재 한국사회의 의료상황과 그 속에서 활동하는 의료인의 모습이 어떠한 과정을 통해 오늘에 이르게 되었는가에 대한 역사적 이해가 선행되어야 한다. 그런 의미에서 의학사 교육의 중요성이 크다.

물론 그동안 의과대학에 의학사 교육이 없었던 것은 아니다. '의학사'라는 별도의 과목으로 존재하건, 아니면 다른 형태로 존재하건, 거의 모든 의과대학에는 의학의 역사를 가르치는 시간이 교과과정에 포함되어 있다. 그러나 현재 의과대학에서 가르치는 것은 대부분 서양의학의 역사이고, 한국의학의 역사는 우리나라 의학에 서양의학이 도입된 역사에만 한정되어 있다. 이처럼 의학사 교육이 서양의학사에 초점이 맞추어져 있는 한, 한국사회가 당면한 의료 현실을 해결하기 위해 필요한 한국의학사를 배울 기회가 거의 없다.

예를 들어 양·한방 일원화 문제만 하더라도 현재 일부 의과대학에서 이루어지는 한의학에 대한 개론 강의만으로는 균형 있는 시각을 갖기 어렵다. 적어도 서양의학을 수용하기 이전에 우리 사회의 주류 의학이었던 전통의학의 역사를 제대로 이해하고, 또 그것이 근대 이후 겪게 된 역사적 변모과정을 이해할 때 비로소 이 문제가 어떠한 틀 속에서 다루어져야 하는가에 대한 인식을 가질 수 있기 때문이다. 또한, 근현대한국의학사, 즉 일제강점기와 해방, 한국전쟁과 전후 복구과정, 그리고 고도성장시대를 거쳐 현재에 이르는 한국사회의 격변기 속에서 한국의학이 겪어온 변화의 역사적 과정에 대한 적절한 인식을 하지 못한다면 오늘날 한국사회가 당면한 의료문제의 근원을 알 수 없고, 그에 대한 근원적 해결책을 기대하기도 어렵다.

그동안 의학사 교육에서 한국의학사를 소홀히 여긴 데에는 여러 가지 이유가 있겠지만, 적절한 한국의학사 교재가 없었던 것이 큰 이유 중 하나였다. 물론 김두종 박사의 『한국의학사』라는 기념비적 업적이 있지만, 이 책은 한문 자료가 많이 인용되어 읽어내기가 수월치 않기 때문에 교재로 사용하기 어렵다.

이 책은 의사학계의 대표적인 소장·중진 학자들이 집필했다. 여인석 교수가 입론과 현대의학사(서장, 13장), 이현숙 소장이 선사~고려의학사(1~3장), 김성수 교수가 조선의학사(4~6장), 신규환 교수가 근현대의학사(7~12장), 김영수 박사가 북한의학사(14장) 등을 각각 담당하여 집필했다.

이 책은 선사부터 현대까지 한국의료의 여러 문제를 다루고 있으며, 서양의학뿐만 아니라 한의학·약업·조산업, 심지어 무면허의업까지 다루고 있다. 또한 북한의학사도 한국의학사의 일부분으로 포함시키고자 했다. 한국에서 한국의학사는 과거의 문제일 뿐만 아니라 현재의 문제라는 역사인식에 기초하여 다양한 역사적 사실과 현상을 포괄하고자 했다. 다만 지면이 제한되어 있는데다가 학생들이 편하게 읽을 수 있는 교재를 염두에 두고 책을 만들다 보니 소략한 부분도 적지 않다. 또한 집필과정에서 전문성과 대중성의 접점을 찾아내는 일이 쉽지 않아 아쉬움이 남는다. 모쪼록 이 책이 한국의학사 교육을 활성화하고 한국의학사에 대한 관심을 제고하는 데 일조할 수 있다면 필자들에게는 더없이 큰 기쁨이 될 것이다.

2018년 5월 필자를 대표하여

여 인 석

책을 펴내며 4

서장 의학사의 개념과 필요성
세계의학사 속의 한국의학사 · 19
의학사의 개념과 대상 · 21
의학사의 필요성 · 31

1장 선사시대 의학
선사시대 질병과 치료 · 39
삼한의 의료 풍습 · 44

2장 삼국시대 및 통일신라시대 의학
삼국의 의학 · 49
삼국시대 역병의 유행과 대응책 · 54
신라 의학의 발전 · 58
7세기 통일전쟁과 군사의학 · 60
통일신라시대 의학의 발전 · 63

3장 고려시대 의료체제와 의학
고려시대 의료체제 · 77
질병과 치료 · 87
고려 후기 민간의료의 성장 · 90

4장 조선 전기 국가 중심의 의학 정립
국가의 의료 기능 강화 · 99
향약의 장려 · 104
『의방유취』편찬 · 109
의사 양성 · 113
전문 분과의 발달 · 119

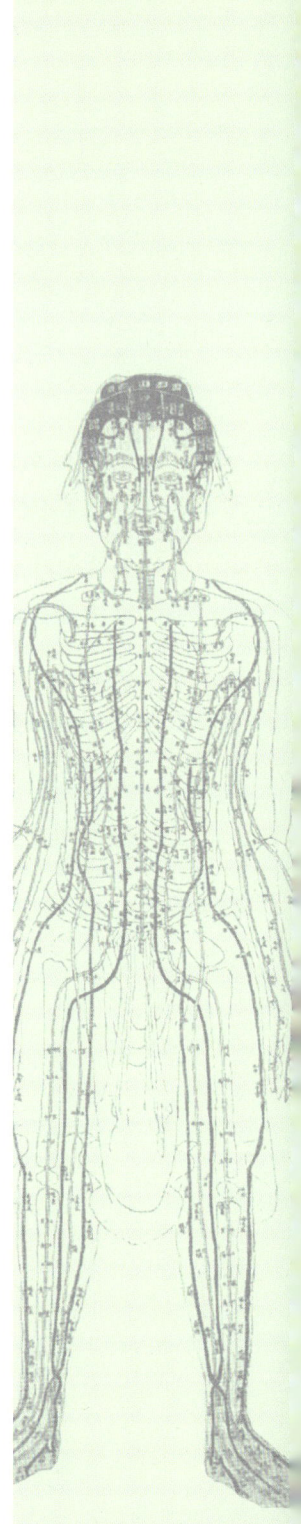

차례

5장 조선 중기 '동의'의 성립
- 129 · 조선의학의 혼란
- 132 · 『동의보감』의 출현
- 139 · 치료기술의 다양화
- 143 · 민간의학의 확대
- 147 · 교양인의 지식, 의학

6장 조선 후기 의학의 다양화
- 159 · 조선의 주류 의학이 된 『동의보감』
- 164 · 마진학의 발전
- 170 · 서양의학의 도입
- 175 · 의학 이론의 다양화
- 180 · 의료 환경의 변화와 의사

7장 개항 이후 서양의학과 한의학의 발전
- 191 · 인두법과 우두법의 도입
- 197 · 제중원의 설립과정
- 201 · 내한 선교의사들의 병원 개설과 활동
- 205 · 개항 이후 의약업의 성장과 발전

8장 대한제국기 근대적 의료체계의 구축
- 219 · 검역주권의 확립과정과 법정전염병의 제정
- 226 · 대한제국의 위생행정
- 228 · 의학교의 설립과 운용
- 231 · 내부병원 및 광제원의 설립
- 234 · 의사단체의 결성과 의사독립운동

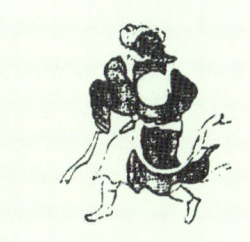

9장 일제강점기 전기 식민지의료체계의 형성

동인회의 조직과 활동 · 245
대한의원과 식민지의료체계의 확립 · 248
위생경찰의 활동 · 258
일제강점기의 의학교육 · 264
일제의 의료법규 제정 · 269

10장 일제강점기 후기 식민지의료체계의 변화와 한의학

「의생규칙」과 일제강점 초기의 한의학정책 · 275
1930년대 한의학정책의 변화 · 277
한의학 부흥 논쟁 · 281
전시체제하의 의료정책 · 283

11장 해방 이후 한국 현대의료의 형성

해방과 미군정의 보건의료정책 · 291
한국전쟁과 의료 · 298
1950년대 의료 문제와 해결 노력 · 303
해방 후 한의학의 재건과 과학화 · 307
약장수와 돌팔이 의사의 유행 · 312

12장 경제개발과 의료 환경의 변화

가족계획사업과 경제 성장 · 321
의료보험의 실시와 의료계의 변화 · 325
약사와 제약산업의 성장 · 329
사라져가는 의료인 · 334

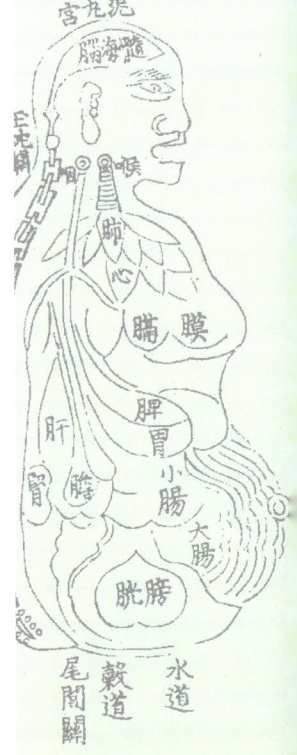

13장 현대 한국사회의 의료와 전망

343 • 사회 변동과 의료 환경의 변화
344 • 의료제도와 기관의 정비
347 • 의료직종의 직역 갈등
355 • 윤리 문제의 대두
358 • 질병에 대한 도전
362 • 전망과 과제

14장 북한 보건의료체제의 형성과 발전

369 • 사회주의 의료제도의 기반 구축기(1945~1957)
378 • 사회주의 의료제도의 수립(1958~1971)
387 • 사회주의 의료제도의 공고화(1972~1990)
392 • 사회주의 의료제도의 쇠퇴(1991~현재)

398 • 한국의학사 연표
421 • 더 읽을거리
426 • 찾아보기
435 • 사진 출처

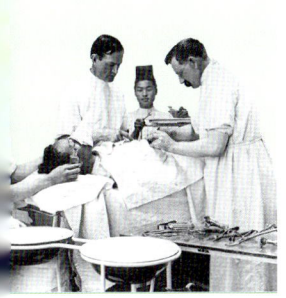

History of Medicine in Korea

Yeo In-sok
Lee Hyun-sook
Kim Seong-su
Sihn Kyu-hwan
Kim Young-soo

Foreword · 4

Preface **The Concept and Necessity of the History of Medicine**

History of Korean Medicine in World History of Medicine · 19
The Concept and Object of the History of Medicine · 21
The Necessity of the History of Medicine · 31

Chapter 1 **Prehistoric Medicine**

Disease and Cure of Prehistoric Period · 39
Medical Custom of the Proto-Three Kingdoms · 44

Chapter 2 **Medicine in the Three Kingdoms and Unified Silla**

Medicine of the Three Kingdoms · 49
The Epidemic and the Countermeasure of the Three Kingdoms · 54
Development of Silla Medicine · 58
Unification War and Military Medicine in the 7th Centuries · 60
Development of Medicine in Unified Silla · 63

Chapter 3 **Medical System and Medicine in the Goryeo**

Medical System in the Goryeo · 77
Disease and Cure · 87
The Growth of Folk Medicine in the Late Goryeo · 90

Chapter 4 **Establishment of State-Centered Medicine in the Earlier Joseon Period**

Strengthening Govermental Function · 99
Promotion of Hyangyak · 104
Compilation and Publication of Uibangyuchyi · 109
Medical Education · 113
Specialization of Medicine · 119

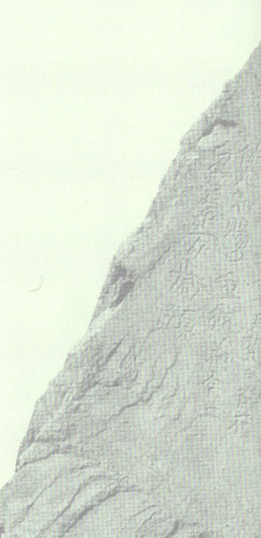

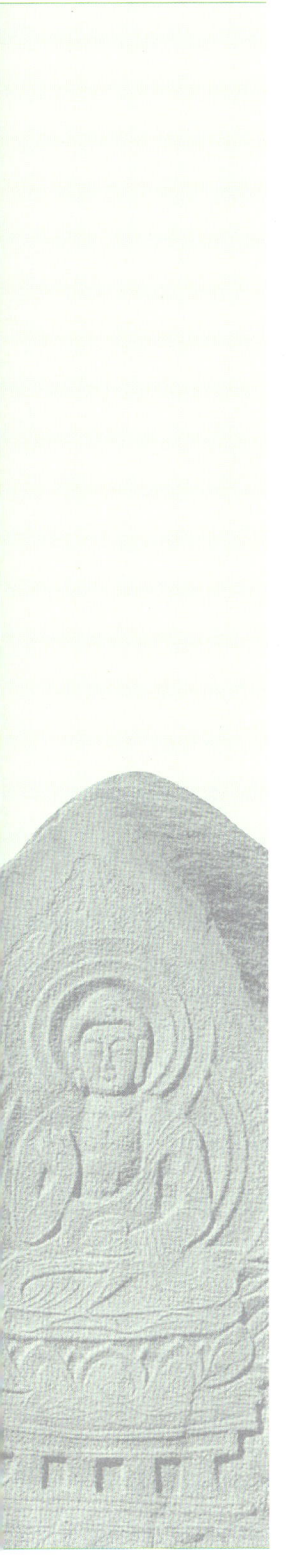

Chapter 5 Making of 'Dong-Ui' in the Middle Joseon Period

- 129 · Confusion of Joseon Medicine
- 132 · Emergence of Dong-Uibogam
- 139 · Diversification of Cure Technique
- 143 · Expansion of Private Medicine
- 147 · Medicine as Intellectual's Knowledge

Chapter 6 Diversification of Medicine in the Late Joseon Period

- 159 · Dong-Uibogam
- 164 · Development of Measles Studies
- 170 · Introduction of Western Medicine
- 175 · Diversification of Medical Theory
- 180 · Transformation of Medical Environments and Medical Doctors

Chapter 7 The Development of Western Medicine, Korean Traditional Medicine After the Opening Ports

- 191 · Introduction of Variolization and Vaccination
- 197 · Eastablishment of Jejungwon
- 201 · Activities of Medical Missionaries in Korea
- 205 · Growth of Pharmacy After the Opening Ports

Chapter 8 Building Modern Medical System During Daehan Empire

- 219 · Establishment of Quarantine Sovereignty and Legislation of Officially Designated Diseases
- 226 · Health Administration of Daehan Empire
- 228 · Establishment of Uihakgyo
- 231 · Establishment of Naebu Hospital and Gwangjewon
- 234 · Organization of Medical Association and Medical Doctors' Independent Movement

Chapter 9 Making Colonial Medical System

Organization and Activity of Dojinkai · 245
Establishment of Daehan Uiwon and · 248
Colonial Hospital System
Activities of Sanitary Police · 258
Medical Education in Japanese Colonial Period · 264
Legislation of Medical Regulations · 269

Chapter 10 The Transformation of Colonial Medical System and Korean Traditional Medicine in 1930s

The Regulation and the Policy of Korean · 275
Traditional Medicine in the Early Colonial Period
The Transformation of Korean Traditional Medicine in 1930s · 277
Debate About Revival of Korean Traditional Medicine · 281
Medical Policy Under Sino-Japanese War · 283

Chapter 11 Making of Modern Medicine After Liberation

Liberation and Health and Medical Policy · 291
Under the United States Military Government
Korean War and Medicine · 298
Medical Problems and Solutions in 1950s · 303
Reconstruction of Korean Traditional Medicine and · 307
Scienticization After Liberation
Drug Sellers and Quacks · 312

Chapter 12 Economic Development and Change of Medical Environment

Family Planning Services and Economic Growth · 321
Implementation of Health Insurance and · 325
Change of the Medical Community
Growth of Pharmacists and Pharmaceutical Industry · 329
Declining Practitioners · 334

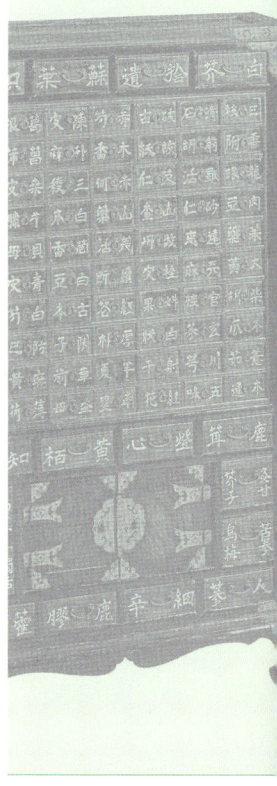

Chapter 13 The Medical Treatment of Korean Society and Its Prospect

- 343 · Social Change and Medical Environment
- 344 · Medical Systems and Organization of the Medical Institutions
- 347 · Conflict Among Medical Professions
- 355 · The Rise of Ethical Issues
- 358 · Challenge of Diseases
- 362 · Prospect and Agenda

Chapter 14 The Formation and Development of Medical Service System of North Korea

- 369 · Attempt To Establish Socialist's Medical Service System
- 378 · Establishment of Socialist's Medical Service System
- 387 · Consolidation of Socialist's Medical Service System
- 392 · Decline of Socialist's Medical Service System

- 398 · The Chronicle of History of Medicine in Korea
- 421 · Further Studies
- 426 · Index
- 435 · The Source of Photo

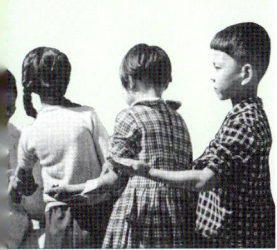

서장

·

의학사의
개념과 필요성

·

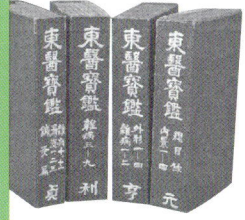

세계의학사 속의 한국의학사

오늘날 세계화는 거스를 수 없는 시대적 흐름이 되고 있으며, 그 영향은 우리 삶의 거의 모든 분야에 미치고 있다. 의료 분야 또한 예외가 아니다. 오늘날 한국의 의학과 의료를 이야기할 때 세계의학의 조류와 무관하게 이루어지는 영역을 찾아보기 어렵다. 특히 의료와 관련된 물적·인적 자원, 정보 교류는 어느 때보다도 활발하게 이루어지고 있다. 한국에서 소비되는 약이나 각종 의료장비, 의료용품들 대부분이 수입에 의존할 뿐 아니라 국내외에서 이루어지는 연구 성과들이 실시간으로 공유되고 있는 것이 현실이다. 인적 교류의 규모도 무시할 수 없다. 정확한 수를 알기는 어려우나 매년 한국의 많은 의료인들이 학회 참석이나 새로운 지식을 습득하기 위해 국외로 나가며, 또한 많은 수의 외국인들이 동일한 목적으로 한국을 방문하고 있다.

그러면 이러한 현상이 오늘날만의 것일까? 그렇지는 않다. 의학 분야는 이미 고대부터 세계화가 이루어졌다. 한반도의 지정학적 위치상 중국·일본과는 이미 삼국시대부터 활발하게 교류해왔다. 백제나 고구려의 의사들이 일본에 선진의술을 전해준 것에서 알 수 있듯이 오늘날보다 교통수단이 훨씬 열악한 고대에도 인적 교류가 잦았다. 또한 이웃 나라와의 교류만이 아니라 더욱 먼 나라들과도 교류했다.

특히 고대와 중세의 의학 교류는 의학 정보나 인적 차원의 교류보다는 약재무역을 통한 물적 교류가 압도적이었다고 볼 수 있다. 일찍이 페르시아나 동로마의 약재가 중국으로 들어와 중국의 본초서들에 기재되어 있고, 그 본초서들이 통일신라시대에 한반도로 들어와 사용되면서 자연스럽게 서방의 약재가 소개되었다. 고려시대에 이르러서는 송나라 상인들을 통해 들어온 서남방 약재, 특히 향료 목록이 존재하며, 또 고려가 아랍 상인들과 직접 교역을 하면서 약재를 받아들인 기록도 있다. 그리고 고려 말에 발간된 『향약구급방』에는 호두·호마·회향자와 같은 서남방산 약재를 수입한 후 한반도에서 재배하여 향약재로 이름을 올리고 있는 사례도 찾아볼 수 있다.

조선 후기에는 서양의학이 소개되기 시작하고, 결국 그 연장선상에서 구미 선교사와 일본을 통해 서양의학이 본격적으로 도입되어 오늘날에 이르렀다고 볼 수 있다. 따라서 외부와의 교류를 배제한, 곧 세계의학사의 흐름과 무관한 한국의학사는 생각하기 어렵고 성립하지도 않는다. 허준의 유명한 저서인 『동의보감東醫寶鑑』의 '동의東醫'라는 말도 당시 동아시아의 전체적인 의학 지형 안에서 조선의 의학을 위치 지은 표현이므로, 허준 역시 자신의 작업에 대해 세계의학사적 관점에서 의미를 부여했다고 할 수 있다.

물론 오늘날 이야기되는 세계화에는 긍정적 측면만 있는 것은 아니다. 그렇지만 긍정적이냐, 부정적이냐를 떠나 한국의학사, 그리고 오늘날 한국의학의 실상을 올바로 파악하기 위해서는 이러한 세계사적인 맥락 안에서 한국의학사와 현재 한국의 의학을 바라볼 필요가 있다.

의학사의 개념과 대상

의학사의 개념

　의학사란 글자 그대로 의학이라는 학문의 역사를 다루는 분야이다. 따라서 의학사를 알기 위해서는 우선 의학이 어떤 학문인지를 규정할 필요가 있다. 다양한 정의가 가능하겠지만, 상식적인 차원에서 의학을 질병의 치료와 건강을 목적으로 하는 활동에 관한 지식이라고 정의해도 큰 무리는 없을 것이다. 그리고 만약 의학을 이렇게 규정한다면, 의학의 역사는 인류가 지상에 출현한 이래 시작되었다고 해도 과언이 아니다. 질병은 인간이 생물학적 몸을 갖고 살아가는 한 피할 수 없는 문제이고, 동시에 이를 해결하기 위한 노력이 시작되었다고 볼 수 있기 때문이다.

　그런데 질병 치료와 건강에 관한 지식을 좀 더 포괄적으로, 그리고 면밀히 살펴본다면 이러한 지식이 실은 아주 다양한 방식으로 존재한다는 사실을 알게 된다. 현대의학처럼 자연과학에 토대를 두고 엄밀한 학문적 방법론을 갖춘 모습을 띤 지식이 있는가 하면, 한의학처럼 유연하고 때로는 철학적인 모습을 지닌 형태로 존재하기도 한다. 현대의학이나 한의학은 그 내용이나 방법론이 아주 다르지만 그 학문들이 유래한 사회의 학문적 전통을 대표하는 고급지식이라는 점에서 공통점을 가진다. 또 이러한 학문들은, 우리 몸에서 일어나는 다양한 생리적·병리적 현상을 각자 다른 이론적 토대에 근거하고 있지만, 나름대로 체계적이고 포괄적으로 설명하려고 노력한다는 점에서도 유사하다.

　그런데 인간의 질병과 건강에 대한 지식은 현대의학이나 한의학에서처럼 학문적 형태로만 존재하지 않는다. 어느 사회에나 존재하는 수많은 민간요법들, 그리고 질병 치료를 목적으로 하는 다양한 종교적 의례나 행위 모두 질병 치료와 건강을 목적으로 하는 지식이다. 그렇다면 이런 종류의 지식을 의학이라고 부를 수 있을까? 그것은 의학을 얼마나 포괄적으로 규정하느냐에 따라 달라질 수 있다. 보통 학문이라 한다면 체계적인 지식을 말하는데 그런 관점에서 본다면 위에서 말한 종류의 지식은 의학의 범주에 속한다고 보기 어려울 것이다. 요즘 우리가 일반적으로 '의학'이라고 할 때 떠올리는 것은 사실 'medicine'이 아니라 'medical science'이다. 의학의 과학적 성격을 강조할 때 사용되는 이 말은 '의과학'이라고 번역되고 실제로 그렇게 사용된다. 반면 'medicine'은 질병과 건강에 관한 과학적 측면뿐 아니라 그와 관련된 인간사의 다양한 측면을 포괄하는 넓은 함의를 가진다.

의과학은 의학의 일부를 이루지만 현대의학의 역사는 어찌 보면 의학을 의과학으로, 다시 말해 엄밀한 자연과학으로 만들기 위한 노력의 역사라고 할 수 있다. 물론 이러한 노력은 가치 있고 또 괄목할 만한 많은 성과를 이루었다.

다른 한편으로 의학을 의과학과 동일시하면서 적지 않은 문제가 생겨났다. 대표적인 것이 바로 의학의 비인간화 문제이다. 의학이란 질병과 관련된 모든 인간적 차원을 고려하고 다루어야 하는데, 질병의 과학적 측면에만 초점을 맞춘 나머지 다른 중요한 인간적 측면을 놓친 것이다. 그렇다고 해서 의학의 과학적 측면을 포기할 필요는 없다. 다만 그것이 의학의 전체가 아니라 한 부분임을 잊지 않는다면 의학의 비인간화가 초래하는 많은 문제를 상당 부분 해소할 수 있을 것이다.

의학사의 대상

의학사는 의학의 역사를 기술한 것이다. 그런데 앞에서 살펴본 것처럼 의학이 인간의 질병과 건강에 관련된 다양한 차원을 포괄하는 학문이라면, 의학사 역시 그러한 다양한 차원의 역사를 포괄적으로 기술해야 한다. 그렇다면 그 다양한 차원이란 무엇이며, 그 각 차원을 어떻게 서술할 수 있는지 좀 더 구체적으로 살펴보자.

의학이론

앞에서 우리는 의학과 의과학을 구별했다. 의과학이란 최근에 등장한 말인데, 이를 좀 더 일반적인 말로 표현한다면 의학의 이론적 측면을 다룬 학문이라고 할 수 있다. 의학은 응용학문이고 종합적 학문이다. 따라서 의학은 도움이 된다면 다른 학문의 내용이나 방법론을 주저 없이 빌려와 사용해왔다. 고대에는 철학의 방법론을 빌려왔지만 근대 이후에는 자연과학의 방법론을 빌려와 의학의 이론적 틀을 짰다. 이처럼 시대마다 의학적 내용을 설명하는 방법은 다르지만 그것을 설명하는 이론적 틀은 항상 존재해왔으므로 이러한 의학 이론의 변천사를 서술하는 것은 의학사의 중요한 부분을 이룬다. 의학뿐 아니라 모든 학문에는 이처럼 이론 혹은 학설이 있으므로 그 변천사를 기술하는 것은 그 학문의 역사 서술에서 핵심적인 부분이 된다. 사실 전통적인 의학사 서술은 동서양을 막론하고 이처럼 의학적 이론의 변천사로 이루어져왔다.

그리고 여기에는 역사상 중요한 의미를 가지는 새로운 사실과 치료법의 발견 같은 성과들도 포함된다. 혈액순환의 원리 발견, 많은 해부학자들이 노력을 기울인 인체구조의 발견, 인류의 건강을 위협해온 전염병의 원인균 발견, 진단에 새로운 장을 연 엑스선의 발견, 페니실린의 발견, DNA 구조를 밝혀낸 것 등 의학의 결정적 진보를 가져온 이러한 성취는 의학사에서 빼놓을 수 없는 사건이다. 이러한 사건들의 기록과 함께 성취한 주역들의 역사, 즉 역사상 위대했던 의사들의 일대기도 전통적 의학사에서는 중요한 부분을 차지했다.

그렇지만 의학이 이처럼 위대한 인물들의, 위대한 학문적 성취의 역사로만 이루어진 것은 아니다. 만약 의학사를 그렇게 바라본다면 이는 마치 역사는 몇몇 위인이나 영웅에 의해 이루어졌다는 영웅사관에 입각한 역사서술과 비슷해질 것이다. 영웅사관에 입각한 역사서술이 오늘날 환영받지 못하는 것과 마찬가지로 의학의 영웅적 성취만을 기술하는 의학사 역시 환영받지 못한다. 물론 그러한 의학사가 필요할 때도 있고, 아직도 대중적으로는 그러한 의학사가 소비되기도 하지만 오늘날 의학사의 주류는 아니다.

치유자

이러한 혁혁한 성취의 역사를 의학사의 중심에 두는 것에 회의가 생겨난 이유 중 하나는 의학이 학자의 서재나 실험실에서만 이루어지는 학문이 아니라는 인식이 커져가고 있기 때문이다. 의학은 중요한 학문의 하나이지만, 동시에 사회라는 공간에서 펼쳐지는 중요한 사회적 활동이기도 하다. 따라서 의학사는 그러한 활동에 참여하는 참여자들의 역사 또한 성실하게 기록할 의무가 있다.

그렇다면 이러한 참여자들은 누구인가? 바로 의사와 환자이다. 최근에는 의사라는 말이 지극히 한정된 전문직업군을 지칭한다는 의식 때문에 보다 폭넓은 개념으로 치유자healer라는 말을 많이 사용한다. 사실 질병 치유 활동을 하는 것은 면허를 가진 의사만이 아니다. 역사적으로 보면 시대와 사회마다 굉장히 다양한 종류의 치유자들이 존재해왔다. 원시시대에는 종교적 지도자들이 치유 활동을 겸했다. 사실 질병 치유는 오늘날까지도 사람들이 종교에 기대하는 주요 역할 중 하나이다. 이러한 종교적 치유자들에 대한 연구는 의학사의 대상이기도 하지만 성격상 인류학이나 민속학에서 다루기도 한다. 한국만 하더라도 무당들의 병굿은 의학사보다는 민속학이나 인류학 등의 학문에서 더욱 관심을 가진다.

치유자들은 시대와 지역에 따라 다양한 사회적 존재방식을 취한다. 서양에서 내과의사physician와 외과의사surgeon가 그 기원이나 사회적 지위를 달리하다가 프랑스혁명이라는 정치·사회적 변동을 거치면서 '의사'라는 단일한 직종으로 통합된 사실이 그 좋은 사례이다. 또한 다양한 의료직종들 내에서 의료시장을 두고 벌어진 경쟁과 갈등의 끝에 의사들이 의료의 배타적 독점권을 획득하게 된 역사적 과정에 대한 연구는 서양의학사의 중요한 연구과제 중 하나이다.

한국의학사에서도 한국사회에서 역사적으로 존재했던 치유자들의 사회적 존재방식에 대한 연구가 필요하지만 아직은 연구자들의 부족으로 충분한 연구가 이루어지고 있지 않다. 예를 들어 조선사회에서는 시험을 통해 의관이 되는 것이 엘리트 의료인으로 가장 성공하는 길이었다. 그렇지만 의관은 기술직 관료로서 관료 계급에서는 그다지 높은 위치가 아니었다. 그리고 서양사회와는 달리 민간에서 이루어지는 의료행위에 대해 엘리트 의료인들이 그것을 독점하려고 하거나 다른 직종들의 의료행위를 규제하려는 시도는 전혀 없었다. 오히려 의술은 지식인이 갖추어야 할 교양의 일부로서, 그리고 유교적 효를 실천하는 방법으로서 많은 사람들에게 권장되었다. 글만 조금 읽으면 쉽게 사용할 수 있는 간편한 의서들이 조선 후기에 널리 보급된 것도 그러한 이유 때문이었다.

이러한 사회적 관행들이 근대의학의 수용과 더불어 사라지면서 서양식 면허제도가 실시되었다. 그리고 그렇게 형성된 의료직종들이 서로 간에, 그리고 주변 직종들과 갈등과 경쟁을 하는 모습을 근래에 자주 볼 수 있게 되었다. 최근에 이루어진 분쟁 사례만 보더라도 의약분업을 둘러싼 의사와 약사 간의 갈등, 한약 조제에 관한 한의사와 약사의 갈등, CT와 같은 현대의료기기 사용을 둘러싼 의사와 한의사의 갈등, 또 침구사와 한의사의 갈등 등이 여전히 진행 중이거나 잠재해 있다. 이러한 의료직종 간 갈등은 사회학의 연구대상이기도 하지만 역사적으로 보면 서양사회에서 이미 조금 다른 방식으로 경험한 내용이기도 하다.

현재 한국사회에서 진행되고 있는 의료직종 간 갈등에 대한 접근은 주로 사회학적 관점에서 이루지고 있다. 또한 의료인에 대한 연구도 그러하다. 물론 직종 간 갈등이라는 점에서, 그리고 의사가 대표적인 전문직으로서 일찍이 직업사회학의 주된 연구대상이 된 사실에서 알 수 있듯이 사회학적 분석은 유용한 측면이 분명히 있다. 그렇지만 이러한 분석이 더욱 설득력을 얻기 위해서는 어떠한 역사적 과정을 거쳐 의료직이 형성되었는지에 대한 분석이 함께 이루어질 필요가 있다. 특히 한국의 의료인들은 근대화 과정에서 전통사회와는 전혀 다른 새로운 사회적 존재방식을 부여받게 되었고, 직종 간 갈등의 씨는 그러한 급격한 이행과정에서 뿌려진 것이라고 볼 수 있다. 따라서 이러한 역사적 과정에 대한 이해와 연구는 단순히 과거의 사실에 대한 탐구를 넘어 오늘날 한국의 의료지형을 이해하는 데에도 반드시 필요하다고 할 수 있다.

환자

치유자와 함께 의료활동의 또 다른 축을 형성하는 존재는 환자이다. 사실 그동안 의학사는 치유자, 혹은 더 직접적으로는 의사의 입장에서 기술되어왔다. 그러나 의료현장에서 환자가 수동적인 치료의 대상이 아닌 보다 적극적인 참여자로 전환되어가면서 환자의 권리에 대한 인식도 높아졌다. 그에 따라 환자의 역사에 대한 연구도 점차 이루어지고 있다. 환자의 목소리에 귀 기울이기 시작한 것은 비교적 최근의 일이다. 의사들의 목소리에 비해 환자들의 목소리는 다양한 자료에 흩어져 있으므로 이들을 모아 환자들의 목소리를 재구성하는 일이 쉽지는 않다. 그렇지만 관심을 가지고 살펴보면 의외로 많은, 그리고 생생한 기록을 찾아볼 수 있다.

직접적으로는 환자들의 투병기가 있고, 그러한 글들이 묶여 책으로 나오기도 한다. 투병기라는 특정 형식을 띠지 않더라도 일기와 같은 개인적 글 가운데 질병과 관련된 기록이 많다. 고려나 조선시대 사람들의 개인 문집이나 일기를 보면 자신이 앓고 있던 질병에 대해 언급한 내용이 적지 않다. 그러한 기록을 통해 당시의 의료상황도 알 수 있지만 기록자들이 환자로서 질병을 어떻게 인식하고 있었으며, 그와 관련해 어떠한 행동을 했는지 sick role도 알 수 있어 흥미롭다.

환자의 목소리에 귀 기울이는 것과는 다른 차원에서 몸에 대한 관심이 높아지면서 환자의 몸을 (의료)권력의 통제대상이나 정치·사회적으로 구성된 몸이라는 관점에서 보려는 시도도 이루어지고 있다. 프랑스 철학자 미셸 푸코의 저작에서 영향을 받은 이러한 관점은 의학사의 지평을 정치·사회적으로 넓혔다고 평가된다.

최근에는 몸에 대한 관심의 연장선상에서, 그렇지만 권력의 통제대상으로서의 몸이 아니라 다른 방식으로 몸에 주목하기도 한다. 대표적으로 현대 한국사회의 성형 열풍에서 볼 수 있는 것처럼, 투자대상으로서 경제적 가치 창출의 관점에서 환자의 몸을 바라보기도 한다. 이 경우 의료행위는 질병에 걸린 몸을 치료하는 목적이 아니라 의학적인 관점에서는 아무런 문제가 없는 몸에 경제적 가치를 더하기 위해 행해진다. 질병 치료라는 전통적 목적에서 벗어난 의료행위가 점차 증가하고 있는 것도 최근에 일어난 주목할 만한 의료현장의 변화이다.

질병

앞에서 우리는 의학을 질병의 치료와 관련된 지식과 활동으로 정의한 바 있다. 물론 최근에는 의학의 대상을 질병에 한정하기보다는 보다 적극적으로 건강에 대한 학문으로 규정하자고 주장하는 경우도 있지만, 질병을 제외하고 의학을 논하는 것은 현실적으로 불가능하다. 질병이 의학의 핵심적 부분이자 대상인 만큼 질병의 역사 또한 의학사의 중요한 대상이다. 그런데 질병의 역사는 크게 두 가지 방향으로 기술된다. 첫 번째는 생물학적 관점에서 기술하는 질병사이고, 두 번째는 사회적인 관점에서 기술하는 질병사이다.

먼저 생물학적 관점의 질병사에 대해 살펴보자. 생물학적 관점의 질병사를 다른 말로는 질병의 자연사natural history라고도 한다. 질병의 자연사는 어떤 질병의 자연적 경과가 어떻게 진행되는가를 의미하기도 하지만, 역사적으로 그 질병이 어떠한 생물학적 변천과정을 거쳐왔는가를 의미하기도 한다. 페스트를 예로 들어보자. 페스트는 중세 유럽 인구의 3분의 1가량을 희생시킨 무서운 질병이었다. 페스트는 그 후에도 수백 년간, 가깝게는 20세기 초반까지도 역사에 등장하지만 그것이 수백 년의 시간을 거치면서도 중세의 페스트와 생물학적으로 완전히 동일한 질병으로 남아 있었다고 보기는 어렵다. 시간이 지나면서 균 자체에 변이도 일어날 수 있고, 그에 따라 독성에도 변화가 생길 수 있다.

질병의 자연사와 관련된 연구를 하는 학문을 선사병리학 혹은 고생물병리학paleopathology이라고 한다. 선사병리학은 질병의 자연사뿐 아니라 무덤에서 발굴한 유골이나 미라 조사를 통해 과거의 사람들이 앓았던 질병을 조사하는 학문이기도 하다. 선사병리학이라고 하면 역사 기록 이전의 선사시대만을 대상으로 하는 것처럼 생각할 수 있지만 그런 것은 아니다. 역사시대의 유물이나 유골 역시 선사병리학의 연구대상이 된다. 포괄적으로 질병의 생물학적 과거를 연구하는 학문이 선사병리학이라고 할 수 있다. 최근에는 한국에도 선사병리학 연구자들이 생겨나 조선시대 무덤에서 나온 미라들을 대상으로 다양한 의학적 조사를 시행하여 그 결과를 발표하고 있다.

질병은 생물학적 측면으로 다루어지는 경우가 많지만 개인사와 사회에도 커다란 영향을 미친다. 앞서 언급한 중세의 페스트는 중세 유럽 인구의 3분의 1(절반이라는 추정도 있다)을 희생시킴으로써 중세의 몰락을 촉진했다는 것이 학계의 정설이다. 중세의 페스트만큼은 아니라 하더라도 두창·콜레라·결핵·에이즈 등의 전염병은 커다란 사회적 변동을 초래했다. 질병, 특히 전염병의 유행은 개인뿐 아니라 사회 전체를 위험에 빠뜨릴 수 있으므로 그에 대한 대책 역시 사회적인 차원에서 제도화된다.

따라서 질병의 사회적 차원을 역사적으로 연구하는 것도 질병사의 주요 과제이다. 좀 더 구체적으로 말하면 질병이 가져온 사회적 피해의 규모(희생자의 수뿐만 아니라 그것이 초래한 경제적 비용까지도 포함할 수 있다), 질병을 막기 위해 만들어진 제도와 사람들의 활동, 그리고 이러한 질병을 둘러싼 여러 가지 사회적 현상 등이 질병사의 연구 대상이 된다.

이 밖에도 한 사회의 지배적인 질병의 종류는 그 사회의 발전단계나 특징을 말해준다. 예컨대 1950~1960년대의 한국은 '기생충 왕국'이라는 오명이 붙을 정도로 기생충 질환이 가장 많았다. 이러한 상황은 1970~1980년대 경제발전을 이루면서 달라졌고, 최근에는 암이나 심혈관계 질환, 당뇨병 등의 만성질환이 흔한 질병이다. 이러한 양상 또한 질병이 사회와 분리될 수 없음을 보여주며, 질병사 역시 이러한 측면에 관심을 둔다.

의료와 사회

앞에서는 질병의 사회적 차원에 대해 언급했지만 사실은 의료행위 자체가 사회적 활동이므로 의료가 시술되기 위해서는 여러 가지 사회적 장치가 필요하다. 그리고 이러한 사회적 장치들이 마련되어가는 과정과 그 사회적·역사적 의미를 탐구하는 것도 의학사의 과제이다.

이러한 사회적 장치로 대표적인 것이 병원이다. 병원 조직 혹은 제도의 기원을 살펴보면 구빈기관으로 시작해 의료적 성격보다는 자선적 성격이 강한 기관이었다. 그러나 18세기 이후 병원은 점차 의학의 중심 공간으로 자리 잡게 된다. 이러한 기능은 점차 강화되어 오늘날에는 병원 없는 의료를 생각하기 어렵게 되었다. 특히 현대 한국사회에 재벌병원, 대형병원들이 등장한 사건은 독특한 사회적·역사적 의미가 있다. 최근 영리병원의 설립을 둘러싼 여러 논의들은 단순히 의료적 차원만의 문제가 아니라 한국사회의 가치관과 방향성, 그리고 그러한 가치관에 따라 추진하는 경제정책과 깊이 관련되어 있다.

의료의 또 다른 중요한 사회적 장치는 의료보험제도이다. 누구나 의료보험제도의 필요성과 중요성에는 공감하지만 사회적 합의를 거쳐 만족할 만한 수준의 장치를 갖추는 일은 쉽지 않다. 최고의 강대국이자 세계를 선도하는 선진국 미국은 아직 제대로 된 국가 차원의 의료보험제도를 갖추지 못하고 있다. 거기에는 뿌리 깊은 인종 문제와 민간보험회사들의 압력, 사회 연대보다는 개인의 책임을 강조하는 사회적 분위기 등이 깊이 관련되어 있다. 반면 유럽에서 의료보험제도가 일찍부터 정착될 수 있었던 배경에는, 중세 이래 교회를 통한 기독교의 자선 전통과 근대 국가 성립 이후 그 역할을 떠맡은 국가, 그리고 사회적 연대의식 등이 자리 잡고 있다.

이 밖에도 의료 관련 산업들의 영향도 중요하게 고려해야 할 사항이다. 첨단의료장비와 신약은 치료의 효율을 높인다는 점에서 긍정적이지만, 과도한 사용은 의료비 상승의 주요 원인이기도 하다. 특히 한국의 여러 병원들은 고가의 첨단장비를 얼마나 빨리 갖추느냐가 병원의 우수성을 말해주는 척도처럼 여겨 앞다투어 고가장비를 구입하는데, 이는 자연스럽게 의료비 상승으로 이어진다. 제약산업의 규모도 엄청난데 알게 모르게 의료의 관행이 이러한 제약산업자본의 영향을 받게 된다. 이러한 요인들은 현대의료를 특징짓는 중요한 변수이고, 이것은 이전 시대에는 존재하지 않았던 특징이다.

의학사의 필요성

의학사를 공부하는 목적

왜 의학사를 공부하는가? 이 질문에 대한 대답은 각자의 입장에 따라 달라질 수 있을 것이다. 예컨대 의학사 연구자에게 이러한 질문을 던진다면 그동안 역사에서 상대적으로 무시되었던 인간 삶의 중요한 측면을 보여주기 위해서라고 답변할 수도 있다. 혹은 과거 의학의 흐름을 통해 오늘날 의학의 모습을 바라보고 미래를 조감하기 위해서라는 다소 전형적인 답변을 할 수도 있다.

그렇지만 의학이나 관련 분야를 공부하는 학생들에게는 그러한 거창한 이유보다는 좀 더 소박하고 직접적인 이유로 의학사 공부를 권하고 싶다. 자신들이 공부하는 학문의 역사를 공부함으로써 그 학문을 더욱 깊이 있게 이해하고 알 수 있게 되기 때문이다. 물론 앞에서 말한 이유들로 의학사에 관심을 가지고 공부한다면 좋은 일이다. 그러나 그런 거창한 이유가 아니더라도 의학사를 통해 의학이라는 학문의 성격을 더욱 분명하고 깊이 있게 파악할 수 있다면 의학사 공부의 목적은 충분히 이루었다고 본다. 당장 내일 볼 시험 내용으로서의 의학이 아니라 오랜 세월에 걸쳐 인류가 축적해 온 지식과 실천으로서 의학의 역사를 인식한다면 의미가 클 것이다.

처음 만난 사람이 어떤 사람인가를 알기 위한 좋은 방법 중 하나는 그 사람이 살아온 역사를 살펴보는 것이다. 이는 학문의 차원에서도 유용하다. 어떤 학문의 성격을 알기 위해서는 그 학문이 지금 모습뿐 아니라 과거 모습도 함께 살펴볼 필요가 있다. 가끔 과거에 이루어졌던 치료나 의학이론이 얼마나 말도 안 되는 것이었는가를 말하는 데 의학사가 이용되기도 한다. 물론 오늘날 발전된 의학의 관점에서 보면 과거의 이론이나 치료법들이 우스꽝스럽게 보일 수도 있다. 흥미로운 에피소드 위주의 의학사를 읽다 보면

Episode

최초의 의학사 문헌

의학사는 비교적 최근에 성립된 학문으로 여기는 경향이 있으나, 의학사 서술의 역사는 기원전으로 거슬러 올라간다. 동양에서는 『사기』에 나오는 「편작·창공열전」을 시작으로 사서에 실린 유명한 의사들의 전기, 혹은 별도로 편찬된 명의들의 전기와 의서 목록 등의 형태로 의학사 기술이 시작되었다.

현존하는 최초의 서양의학사 관련 기록물은 19세기 말에 발견된 필사본 *Anonymus Londinensis*이다. 이 문헌은 19세기 말 영국박물관British Museum에서 발견된 파피루스로 2세기경에 작성된 것으로 알려져 있으며, 여기에는 고대의 주요한 여러 의학자들의 의학이론이 기술되어 있다. 특히 이 문헌의 내용 중에 아리스토텔레스의 제자였던 메논이 쓴 최초의 의학사가 포함되어 있다는 발견자의 주장은 이후 학문적 토론의 대상이 되기도 했다. 따라서 현존하는 자료로 판단하건대 서양의 경우는 유명한 의사에 대한 전기의 형태가 아니라 의학자들의 의학학설사의 형태로 의학사 기술이 시작되었다고 할 수 있다.

대개 그러한 입장에 빠지게 된다. 그러나 거기에 그치지 말고 우리가 진실로 알고 있는 의학이론이나 효과가 있다고 믿는 있는 치료법들도 지금부터 100년 혹은 200년 후에는 비웃음을 당하는 처지에 이를 가능성이 크다는 사실을 받아들일 필요가 있다. 그러한 역사적 태도는 현재 우리가 가진 지식을 절대화하지 않고 상대화할 수 있는 여유를 부여한다.

의학사 공부가 이처럼 '반성적' 역할만을 하는 것은 아니다. 경우에 따라서는 실용적인 도움을 줄 수도 있다. 그럴 가능성은 서양의학보다는 한의학에서 더욱 크다. 오늘날 새로운 치료법을 찾아내기 위해 히포크라테스 전집을 뒤지거나 베살리우스의 해부학 책과 같은 서양의학의 고전을 찾아보는 의사는 없다. 그렇지만 한의학에서는 여전히 수백, 수천 년 전의 경전이 임상적으로 의미를 가지므로 효과 있는 치료법을 찾기 위해 과거의 의학경전을 참고한다. 물론 실용적 목적을 위해 효과가 있을 것으로 기대되는 처방이나 약재를 고대의 의학경전에서 찾는 작업을 의학사 공부라고 보기 어려울 수도 있다. 그렇지만 과거의 유산을 오늘날에도 의미 있는 자산으로 활용하고자 하는 작업에서 역사적 측면을 전혀 도외시할 수는 없을 것이므로 넓게 보아 의학사와 관련되어 있다고 볼 수 있다.

한국의학사를 배우는 이유

현재 우리나라에서 의학사를 배울 수 있는 곳은 의과대학과 한의과대학이다. 그러나 두 곳에서 가르치고 있는 의학사의 내용이 상당히 다르다. 의과대학의 경우 대부분의 강의가 서양의학사 위주로 이루어지며, 여기에 한국 근대의학의 역사가 일부 포함되는 정도이다. 한의과대학의 경우 학문의 성격상 의학사의 비중은 의과대학에 비해 상대적으로 크다. 그 내용을 살펴보면 한의학의 근간을 이루는 중국의 전통의학사가 많은 부분을 차지하며, 최근에는 한국 전통의학의 독자성을 강조하는 분위기에서 한국의 전통의학사도 가르치고 있다. 과거 한의과대학에서는 의학사 관련 내용을 '원전의사학'이라는 과목으로 가르쳤는데, 최근에는 원전학과 의사학으로 분리되는 추세이다. 원전학은 글자 그대로 한의학의 고전을 읽고 공부하는 과목이다. 한문으로 된 한의학 텍스트를 이해할 수 있는 배경지식과 어학능력을 배양하고 그 텍스트를 바탕으로 하는 한의학의 다양한 학설을 공부하는 것이 대개 원전학의 범주에 해당한다고 볼 수 있다. 과거의 고전들을 공부하므로 역사와 무관하다고 할 수는 없지만 역사적인 맥락보다는 텍스트 자체의 이해에 방점이 찍힌다. 따라서 역사적 맥락을 중시하는 의학사와는 강조점이 다르다.

의과대학이나 한의과대학 모두 자신의 학문에 대한 역사를 주로 가르치는 데는 큰 차이가 없다. 그러나 한국에서는 의학과 한의학이 공존하고 있는 것이 현실이므로 한국의료의 전체적인 모습을 파악하기 위해서라도 자신의 역사를 비롯하여 실제로 이 땅에서 시술되는 의학 전반의 역사에 대한 이해가 필요하다. 오늘날 한국의 의료 현실을 올바로 이해하기 위해서는 현상적인 차원에서 이루어지고 있는 역학관계만을 파악하는 것으로는 부족하다. 곧 그러한 상황을 초래한 역사적 기원을 알 필요가 있다.

이를 위해서는 우리 전통의학의 역사와 아울러 조선 말기 서양의학이 본격적으로 도입되고 일제강점기를 거치면서 한국사회에 자리잡아가는 과정을 전체적으로 이해할 필요가 있다. 그렇게 해야만 오늘날 한국의료의 모습을 단면적으로가 아니라 입체적으로 이해할 수 있기 때문이다. 현대의학과 전통의학의 공존은 여러 사회에서 볼 수 있는 현상이지만, 한국은 세계적으로 거의 유일하게 전통의학이 현대의학에 준하는 위상을 확보하고 있는 나라이다. 따라서 이러한 한국 의료상황의 특수성을 이해하기 위해서는 한국의학사를 전통의학이 현대의학으로 대치되는 과정으로만 이해하면 곤란하다. 그보다는 전통의학의 과거와 현재를 함께 바라보고 거기에 현대의학이 중층적으로 포개지며 전체적인 의료상황을 이끌고 나가는 역사적 과정을 이해해야 한다.

Episode

한국의학사 연구의 창시자, 김두종

김두종金斗鍾(1896~1988)은 경상남도 함안에서 태어났다. 교토부립의학전문학교를 졸업하고 중국으로 건너가 하얼빈에서 7년간 개원의 활동을 한 후 마흔이 넘은 나이에 펑톈 만주의과대학의 동아의학연구소에 들어가 연구원으로 근무하며 의사학 연구로 박사학위를 받았다.

만주에 있을 때 중국을 중심으로 우리나라와 일본, 베트남 등지에서 실용해온 한의학의 발전과정을 시간 순서에 따라 현대의학적 지식을 바탕으로 검토하고 비판하는 일에 관심을 갖고 연구했다. 이를 위해 한의서들을 시대별로 나누어 그 지식의 발전과정을 검토해가면서 현대의학적 지식의 역사적 발전과 비

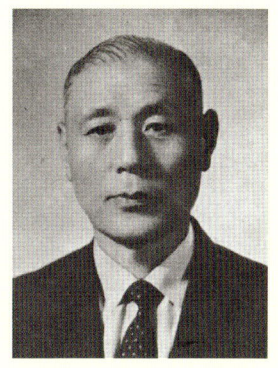

일산 김두종 박사 일제의 식민사관을 거부하면서 한국의학사 연구를 개척한 인물이다.

교하는 데 많은 노력을 기울였다. 제2차 세계대전이 끝난 뒤 1946년 귀국하면서 본격적으로 한국의학사 연구에 매진하여 『한국의학사』(1966)를 남겼다. 이 책은 단순히 의학사 분야의 성과에만 그치지 않고 1960년대 한국학 분야의 대표적인 성과물로 평가받고 있다.

김두종은 의학사뿐 아니라 서지학에도 조예가 깊어 관련 연구서도 저술한 바 있다. 여든이 넘어서도 의학사와 서지학 관련 저서들을 발표할 정도로 생애 말년까지 왕성한 연구 활동을 펼쳐 후학들에게 좋은 귀감이 되었다.

1

선사시대 의학

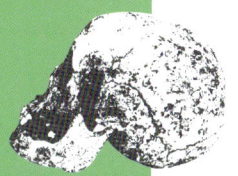
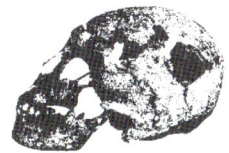

선사시대에는

- 한국인은 형질학상 서로 구별되는 북방계와 남방계 두 유형으로 이루어져 있다. 이는 한국의 초기 역사에서 북방 계열의 예맥사회와 남방 계열의 한사회로 나타났다. 예맥족이 건설한 국가는 부여와 고구려, 예와 동옥저 등이었다. 현대 한국인의 미토콘드리아 DNA를 분석한 결과 60~70%는 북방계이며 30~40%는 남방계에서 온 것이라고 한다. 한반도에서는 70만 년 전 구석기 유물이 발견되고 있어 인류가 오래전부터 거주했던 것을 알 수 있다.

2만 년~1만 년 전의 시기는 해수면이 낮아 황해가 남쪽으로 후퇴하고, 한반도와 중국, 일본은 서로 이어져 있었다. 한국의 신석기는 약 1만 년 전부터 시작되었다. 신석기인들은 기후가 따뜻해져 주로 한랭한 기후에 살던 대형 사냥감들이 줄어들자 먹거리가 풍부한 강가나 바닷가로 진출했다. 또한 농경을 시작하면서 점차 정착생활을 하게 되었다. 이어서 생활의 변화로 도구가 발전하기 시작했다. 이처럼 기술의 발전과 안정적인 식량의 확보로 인간의 수명이 이전보다 늘어났다. 그러나 야생 동물을 가축화하면서 인수공통전염병이 유행하기 시작했다.

청동기문화가 성립되면서 만주와 한반도 각지에는 초기 형태의 국가들이 생겨났다. 그중 가장 먼저 일어나 강한 세력을 떨쳤던 국가가 요서 지방의 조선이었다. 조선은 기원전 7세기 이전부터 기원전 108년 한나라에게 멸망할 때까지 존속했는데, 14세기에 건국한 조선 왕조와 구분하기 위하여 고조선이라고 부른다. 고조선은 청동기 국가였던 전기 고조선과 철기 국가였던 후기 고조선으로 나눌 수 있다. 고조선의 의학은 샤머니즘 의학과 경험의학에 기초했으며 이후 중국 한나라 의학의 영향을 받았다. 그리고 이는 부여와 고구려에 계승되었다.

선사시대 질병과 치료

환경 변화에 따른 질병의 변화

문명의 시작과 함께 인구밀집성 전염병이 등장하게 되는데, 한반도에서는 대략 1만 년 전 무렵에 나타났다. 빙하기가 끝나면서 당시 한반도의 기후는 아열대성으로 변했는데, 이에 따라 질병 역시 아열대성 질환이 주류를 이루었을 것으로 본다. 또한 강가나 바닷가로 이주하면서 생선을 섭취하게 되고, 그로 인해 기생충 감염과 모기로 인한 질병이 만연했을 것이다. 일본의 경우, 홋카이도 남서부의 죠몬繩文시대(기원전 8000~기원전 300) 후기 유적에서 소아마비에 걸렸던 것으로 보이는 남성 유골이 출토되었다. 또한 야요이彌生시대(기원전 200~기원후 300) 성인 인골에서 결핵에 걸려 척추의 변형이 일어난 것을 발견할 수 있었다. 소아마비나 결핵 등의 질병은 중국 대륙을 통해 한반도에 유입되었으며, 한반도 사람들이 일본 열도로 이주하면서 결핵이나 소아마비 등과 같은 질병도 함께 일본에 전파했을 것으로 보고 있다. 대부분의 전염성 질병들은 중국에서 한국을 거쳐 일본으로 전파되었다.

Episode

춘천 교동동굴에 살던 신석기인들은
왜 동굴을 봉인하고 떠났을까?

1962년 춘천 교동의 성심여대 교정에서 공사를 하다가 천연 동굴이 발견되었는데, 그 안에서 신석기시대의 토기를 비롯한 부장품과 함께 인골 3기가 발굴되었다. 인골 2기는 성인이며 1기는 아이로 추정되었다. 높이 2.1m에 달하는 동굴의 천장에는 그을음의 흔적이 있었다. 한동안 거주 공간으로 쓰였다는 증거이다. 거주하던 가족들 가운데 3명이 한꺼번에 사망하자 동굴을 무덤으로 삼아 사용하던 살림살이 집기까지 함께 부장한 뒤 동굴을 막아버리고 나머지 사람들은 다른 곳으로 이주한 것이다.

춘천은 선사시대에는 동예의 영역이었다. 『삼국지』 위지 동이전에 따르면, 동예의 풍습을 설명하면서 "사람이 죽으면 옛집을 버리고 새집으로 옮겨간다"고 했다. 질병으로 사람이 죽으면 거주지를 버리는 예족의 특이한 관습의 연원이 오래되었음을 보여준다. 발굴 당시에는 고인골의 중요성을 인식하지 못했기에, 신석기시대의 토기만 국립박물관에서 보관하고 인골은 버려졌다.

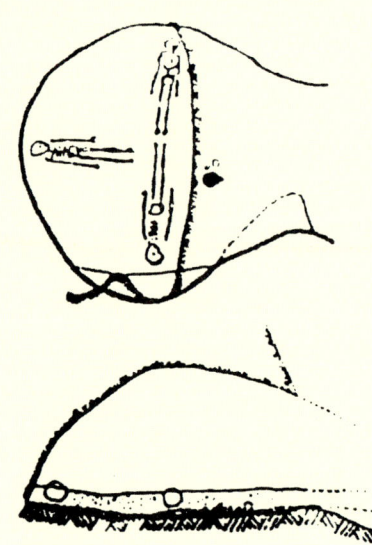

춘천 교동동굴 인골 발굴도

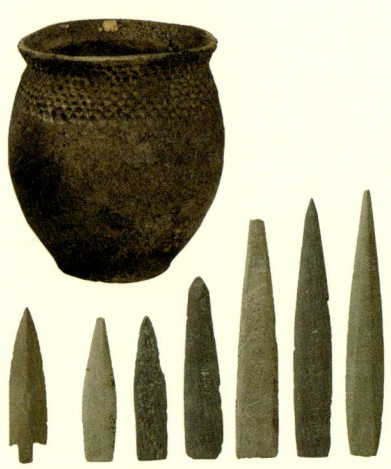

춘천 교동동굴 출토 유물 신석기시대 유물인 토기와 석기들이다. 위는 납작토기, 아래는 돌화살촉이다. 토기는 부장품으로 사용하기 위해 특별히 작게 만들었다.

생태환경에 따른 질병과 치료

중국에서 가장 오래된 의학서 중 하나인 『황제내경소문』 권2 이법방의론異法方宜論에서는 중국을 동서남북과 중앙 5개 지역으로 크게 구별한 뒤, 각 지역의 자연환경에 따라 그 지역민들이 잘 걸리는 질병과 치료법을 언급했다. 바닷가에 면한 동쪽 지역은 염분이 많은 음식을 주로 섭취하기 때문에 옹양癰瘍, 즉 종기 위주의 병이 많아 폄석砭石(돌침)으로 치료한다고 했다. 또한 북쪽 지방은 추운 날씨가 오래 지속되고 유목생활을 주로 하면서 유제품을 많이 섭취하기 때문에 내장이 차가워져 뜸 치료법이 발달했다고 했다. 이에 따라 중국과 동북쪽 국경을 마주한 고조선과 부여에서도 침과 뜸이 발달했을 것으로 추정할 수 있다.

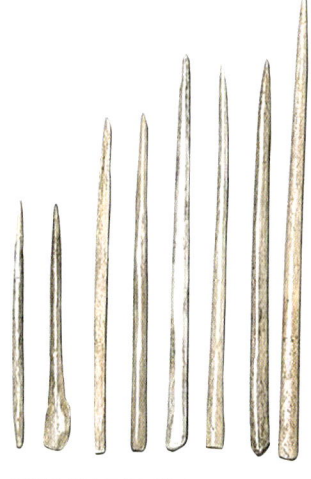

골침(부산 낙민동패총 출토)

고조선의 의학

고조선을 다스린 단군왕검은 제사와 정치를 함께 주관했다. 고조선인들은 천제 환인의 아들 환웅이 바람과 비, 구름 그리고 질병을 주관하는 신하를 데리고 땅으로 내려와 곰이 변신한 웅녀와 결혼하여 단군을 낳았다는 신화를 숭상하여, 스스로 하늘의 자손이라고 자부했다. 단군신화에는 인간의 질병을 주관하는 존재가 등장하고, 짐승이 사람으로 변하기 위해서 먹어야 하는 것으로 달래와 쑥이 나온다. 이로 보건대, 일찍부터 인간의 질병을 담당하는 관리가 있었으며, 이들이 의무醫巫: medicine man와 같은 역할을 했으리라는 추측이 가능하다. 또한 달래나 쑥과 같은 기본적인 약재를 사용했을 것이다. 고조선과 한나라가 국경을 마주하게 되면서 의학 교류가 이루어졌는데, 이로써 고조선의 특산 약재인 토사자·오공(지네) 등이 중국에 알려지게 되었다.

부여의 의학

만주의 눙안·창춘 지방을 중심으로 일어났던 부여는 기원전 5~4세기경 총 8만 호 규모에 이르는 연맹왕국으로 성장했다. 중국 춘추전국시대에 이르러 부여는 대중국 외교활동을 독자적으로 할 수 있는 국가로 등장했다. 고구려와 백제의 시조가 모두 부여에서 나왔다는 사실에서 부여 의학이 한국의학의 연원이라고 볼 수 있다. 기원전 2세기 중국과 군현이 맞닿으면서 부여 고유의 경험의학은 중국의학의 영향을 받기 시작했을 것이다.

부여는 가축의 이름을 부족명으로 할 정도로 가축을 중요하게 여겼다. 따

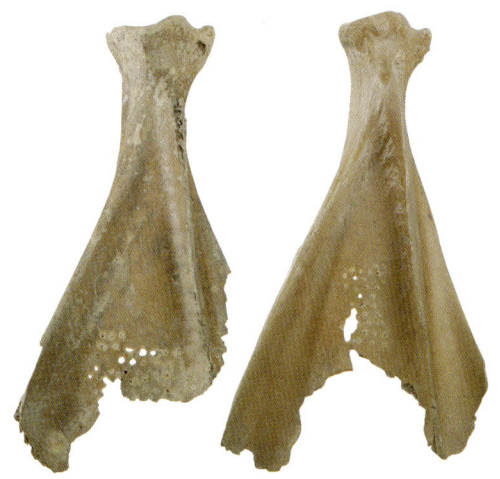

복골(부산광역시 기장군 출토)
짐승 뼈를 다듬어 만든, 점을 치는 도구이다.

라서 인수공통전염병이 광범위하게 퍼졌을 것으로 보인다. 부여족의 한 갈래인 옥저(현재 함경도 지역)는 총 호수가 5,000호 정도였고, 동예(현재 강원도 북부)는 2만 호 정도였다. 이들은 같은 부족끼리 결혼하지 않는 족외혼 전통이 엄격했는데, 근친혼의 폐해를 경험적으로 알고 있었던 것으로 보인다. 부여는 소의 발굽으로 점을 쳤다. 소 발굽 점은 주로 전쟁기에 행했으나 질병이 걸렸을 때 나을 병인지 아닌지를 점치는 데도 사용했을 것이다. 또한 여름철 장례에 얼음을 사용했다. 시체의 부패를 막고자 얼음을 이용하는 전통은 신라를 거쳐 고려와 조선까지 이어졌다.

예맥문화 속의 금기와 질병에 대한 이해

예맥사회의 문화는 활동적이고 진취성이 두드러졌고, 친족집단으로서 공동체 성격이 강했다. 이들은 제천행사 중에 부족장회의를 열어 국가의 중대사와 형벌을 결정했는데, 형벌을 매우 엄격하게 적용했으며 영혼 불멸을 믿어 금기가 많았다. 특히 동예는 사람이 병들거나 죽으면 옛집을 버리고 곧 새집을 지었으며 산과 강 곳곳에 신성한 지역을 정해놓고 함부로 들어가지 않았다고 한다.

이들은 질병에 걸린 이유를 영혼의 노여움이나 신의 징벌이라는 형태로 설명했지만, 질병이 옮는다는 사실은 일찍부터 인식하고 있었던 것으로 보인다. 또한 기원전 12세기 무렵 한반도 북부(현 중국 옌지 인근)에서 침통이 다량 매장된 고분이 발견되어, 침술이 만주 지역 한반도 사람의 손에서 기원했음을 보여준다. 부여·옥저·동예는 모두 고구려에 흡수되었는데, 약물이 풍부하지 못했던 지역적 특성 때문에 침과 뜸이 일찍부터 발달했던 것이다. 따라서 이들 북방계의 의학은 고구려 의학의 근간이 되어 고구려의 전설적인 침술로 발전했다.

삼한의 의료 풍습

마한의 경험방 쥐손이풀

2004년 말 충청남도 부여군 은산면 가중리에서 삼국시대 이전의 것으로 파악되는 집터 바닥 출토 곡물 중 쥐손이풀 씨앗 17개가 발견되었다. 현재도 민간에서는 이를 지사제로 사용하기도 하는데, 이는 선사시대부터 경험적인 약물치료가 이루어졌음을 잘 보여준다. 옛 마한 지역의 경험방을 짐작할 수 있는 쥐손이풀 씨앗은 현초玄草: Gereanium Herb를 말한다. 이러한 경험방은 백제 의학의 밑거름이 되었을 것이다.

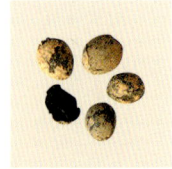

쥐손이풀 씨앗
2004년 부여에서 출토된 것으로, 쥐손이풀 씨앗은 선사시대부터 약물치료에 이용되어왔다.

가야의 천두술

천두술이란 두개골에 작은 구멍을 뚫는 것으로 오늘날 신경외과수술에서 가장 기본적인 것이다. 고대에는 오늘날과는 다른 이유로 천두술이 실시되었는데, 천두술의 흔적을 가진 선사시대 인골은 유럽과 남미 대륙을 비롯하여 전 세계적으로 발견되고 있다. 3~5세기에 해당되는 옛 금관가야, 현 김해시 예안리 지역에서 210여 기 인골이 발견되었다. 이 중 천두술을 받은 두개골이 몇 개 있는데, 마야문명의 천두술처럼 의학적 또는 주술적 목적을 가지고 행해졌을 것으로 보인다. 천두술이 이루어진 뒤 상당 시간 생존했던 것으로 보아 외과적 기술이 발달했다고 할 수 있다.

편두와 두개골 변형시술

중국 역사서 『삼국지』에는 진한인辰韓人은 아이가 태어나면 머리 한쪽을 돌로 눌러 찌그러뜨려 편두偏頭를 만드는 풍습이 있었다고 기록되어 있다. 실제 편두를 행한 인골이 김해시 예안리고분에서 발견되어 변한 지역이었던 가야에도 같은 풍습이 있었음을 알 수 있다.

편두는 고대 인도·시베리아·중남미 등지에서 유행했던 풍습이다. 특히 고대 마야인은 귀족만 편두를 했는데, 이마 안에 인간의 영혼을 볼 수 있는 제3의 눈을 만들어 미래를 예지하는 심령적 능력을 높이기 위한 것이었다고 한다.

893년 최치원崔致遠이 쓴 지증대사비智證大師碑에서 법흥왕法興王이 편두를 했다고 전하고 있어, 신라에서도 왕에게 편두를 하는 풍습이 있었음을 짐작할 수 있다. 편두를 하면 얼굴 중 입 부분이 돌출되는데, 신라의 시조 박혁거세朴赫居世의 부인 알영閼英의 입이 닭부리와 같았다는 묘사는 바로 편두를 한 모습을 말하는 것으로 보인다. 고분에서 발견된 편두는 모두 여성의 인골로서 무당과 같이 신을 모시는 특수한 직임을 맡았던 자로 추정되기도 한다. 실제 두개골이 파열된 갓난아기의 인골도 발견되었다. 이처럼 편두는 위험하지만 특수 신분임을 나타내기에는 더없이 좋은 장치였기에 장기간 이루어졌던 것이다.

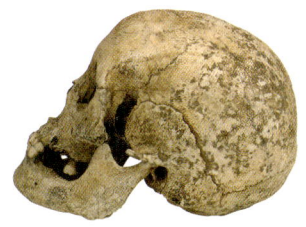
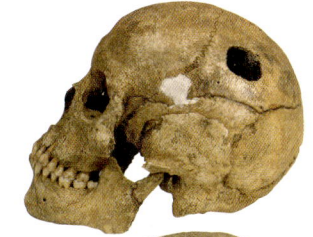
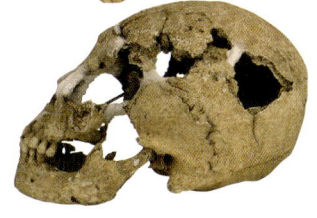

두개골(김해 예안리유적 출토) 위부터 정상인의 두개골, 천두술을 받은 것으로 예상되는 구멍 있는 두개골, 편두를 한 두개골이다.

2

삼국시대 및 통일신라시대 의학

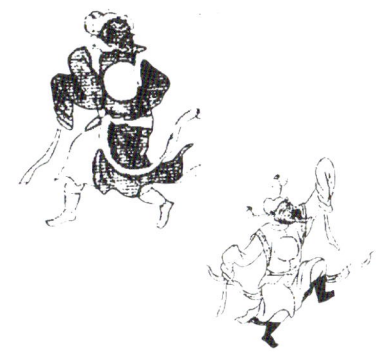

삼국시대 및 통일신라시대에는

기원전 2세기 중국과 군현이 맞닿으면서 한국 고유의 경험의학은 중국의학과 교류하기 시작했다. 삼국 가운데 고구려의학이 가장 먼저 발달했으며, 여기에는 불교 의승醫僧들의 활약도 컸다. 부여족의 한 갈래로서 한강 유역에 정착했던 백제는 부여와 고구려뿐 아니라 마한 지역의 토착 경험방을 수용했을 것이다. 6세기 이르러 백제는 남조와 활발하게 문물 교류를 했는데, 의학도 포함되었다. 백제는 자신의 의학을 일본에 전해주기도 했다. 백제는 의료 행정을 담당하는 약부를 별도로 설치하고, 『백제신집방』이라는 의학서를 발간할 정도로 의학이 발달했다. 사회발전이 가장 늦었던 신라는 5세기 무렵 고구려 의학의 영향을 받아 성장했으며, 7세기 통일전쟁(660~676)은 도약의 계기가 되었다. 전쟁에 참여했던 동아시아 각국의 군대를 통해 새로운 전염병이나 풍토병이 유입되었다. 또 당군에 속한 군의軍醫를 통해 선진적인 당의학을 직접 경험하기도 했다.

통일 이후 신라는 활발한 대외교류를 했는데, 새로운 전염병을 포함한 각종 질병이 만연하게 됨에 따라 집권층은 의학에 대해 새롭게 인식하게 되었다. 통일 후 신라는 692년 의학교육기관을 설치하고 의료관료를 양성하여, 이들을 국가 통제하에 두고자 했다. 국왕이 의료를 매개로 하여 문무관료와 일반 민을 지배하는 형태였다. 궁정에 거주하는 소수 특권계층에 국한되었던 고대 의료체계가 변화하면서 그 대상을 일반 민에까지 넓히고자 했고, 이로써 고려와 조선에서 중세 의료체제의 원형이 구축되었다. 실제 주된 시혜 계층은 문무관료와 병사들로서, 이들은 왕권의 지지 기반이기도 하다. 이러한 현상은 8~9세기 동아시아 사회, 특히 한·중·일 3국에서 약간의 시차를 두고 공통적으로 나타났다.

삼국의 의학

고구려의학과 『고려노사방』

고구려는 삼국 가운데 불교를 가장 먼저 수용했던 만큼, 불교의학의 영향도 크게 받았다. 752년 당나라의 왕도王燾가 편찬한 『외대비요外臺秘要』에 인용되어 있는 『고려노사방高麗老師方』에 따르면 "만약 독기毒氣가 심장을 치면 수족경맥手足經脈의 기운이 끊어지니 이 또한 구제하기 어렵다. 어쩔 수 없이 이 탕을 지으니, 10명을 치료한다면 7~8명은 낫게 하는 처방이다. 『천금방千金方』에서는 각기脚氣가 배로 들어간 것으로 말미암아 괴로워 죽을 것 같고 배가 부른 증상을 치료하는 처방이다"라고 했다. 또한 "오수유 6승, 모과 2개(쪼갤 것), 이 두 가지 약을 물 1두 3승으로 달여 약물을 3승 취하여 세 차례 나누어 먹으면 토하든가 땀이 나든가 설사를 하든가 소변을 보면서 살아난다. 소공蘇恭은 약을 먹으면 살아나기가 아주 쉽다. 단, 잠시 동안 열이 나서 갑갑할 뿐"이라고 했다.

그런데 『외대비요』에서는 「소공방蘇恭方」과 「서왕방徐王方」에서 또 다른 처방을 소개했는데, 앞에서 제시한 처방에다 청목향 3냥과 서각 2냥(가루로 냄)을 넣은 것이다. 이 탕약 역시 죽을 것 같은 자를 살려낸다고 했다. 여기에서 오수유와 모과를 사용한 고구려 승려의 원처방이 만들어지면서 다양한 변용이 이루어졌다는 사실을 알 수 있다.

고려의 승려 노사老師가 창안한 『고려노사방』 이외에도 중국에서 천태종을 창시한 지의智顗(538~597)가 쓴 『마하지관摩訶止觀』 권8에는 고구려의 승려 변사辨師가 사용했던, 목에 난 혹을 치료하는 방법을 소개하고 있다. 이에 따르면, 자신의 혹을 혹이라고 생각하지 말고 벌집에서 새끼벌이 다 날아가서 구멍투성이가 된 집이라고 가상하라고 환자에게 지시하고, 고름이 흘러내려서 혹이 빈 벌집같이 된 상황을 상상해서 치료했다는 이야기이다. 이는 바로 최면이나 정신요법과 밀접한 관계가 있는 것처럼 보인다. 지의가 제자들에게 가상에 관해 설명하면서 고구려 승려의 가상 치료법에 관해 언급했다는 사실에서 고구려 불교의학이 중국에까지 영향을 미쳤음을 알 수 있다.

고구려 의사의 활약과 침술

459년 일본이 백제에 사신을 보내 뛰어난 의사를 보내달라고 하자 개로왕은 고구려 출신인 덕래德來를 파견했으며, 650년 왜왕 고토쿠孝德가 궁중의식을 행할 때, 고구려 출신인 시의侍醫 모치毛治가 참석했다는 사실에서 고구려 출신 의사들이 백제와 일본 등지에서 활동했음을 알 수 있다. 덕래는 일본에 정착하여 난파약사難波藥師라는 칭호를 받아, 일본 의가醫家의 시조가 되었다는 점에서 고구려 의학이 삼국뿐 아니라 일본의학까지 선도했음을 짐작할 수 있다.

고구려는 침술이 매우 뛰어났다. 당나라 단성식段成式이 쓴 『유양잡조酉陽雜俎』 권7에 "위나라(220~265) 때 고구려 객이 침을 잘 놓았다. 1촌 되는 머리카락을 10여 토막으로 끊어 이를 침으로 꿰어 연결시켰다. 그는 머리카락 가운데가 비었다고 했는데, 이처럼 재주가 신묘했다"라고 적혀 있다.

이를 보아 고구려에 머리카락을 연결시킬 정도로 뛰어난 세침 기술이 있었음을 알 수 있다. 한편 『일본서기日本書紀』에 등장하는 안작득지鞍作得志라는 인물은 백제인으로 추정되는데 고구려에 유학하여 신묘한 침술을 배웠다. 고구려 의학의 영향을 받은 신라 역시 침술이 발달했는데, 기와베기나마紀河邊幾男麻가 신라에서 침술을 배워 642년(선덕여왕 11) 일본에 돌아가 침박사針博士가 되었다는 일본 침가의 전설이 전해진다. 신라의 뛰어난 침술을 일본이 수용한 결과로 보인다.

백제의 의학

백제는 부여의 후손으로, 초기에는 부여와 고구려 전통의학과 백제 토착지역의 전통 경험방을 계승했다. 백제에는 일찍부터 의약을 취급하고 의학에 관한 업무를 관장하는 약부藥部가 있었고, 왕과 귀족의 치료를 비롯하여 의학교육을 담당하는 의박사醫博士, 약초 업무를 관장하는 채약사採藥師, 그리고 주술적인 방식으로 치료하는 주금사呪噤師와 약재를 공급하는 지약아支藥兒 등이 있었다.

541년(성왕 19)에 중국 남조 양나라에서 서책과 함께 모시毛詩박사 및 공장工匠, 화사畵師 등의 전문 인력을 파견했는데, 그러한 정황으로 볼 때 의학 교류도 활발하게 이루어졌을 것으로 보인다. 백제 또한 성왕 대에 일본에 3년가량 순환근무를 하는 방식으로 의박사와 채약사를 파견했다.

일본에 전파된 백제의학

백제가 고대 일본의 의학 발전에 끼친 영향은 거의 절대적이라고 할 수 있다. 555년(성왕 32)에 이르면, 백제에서 의박사 나솔奈率 왕유능타王有

『백제신집방(百濟新集方)』 이 책은 현재 전해지지 않으나, 984년 일본에서 편찬된 『의심방(醫心方)』에 치폐옹방(治肺癰方)과 치정종방(治丁腫方)이 인용되어 있다. 치폐옹방은 황기를 달여서 복용하는 것이며, 치정종방은 국화 잎을 줄기와 함께 즙을 내어 복용하는 것이다.

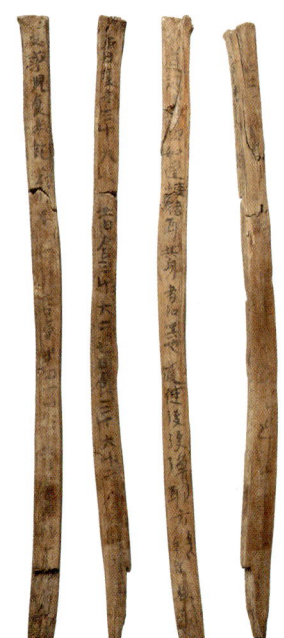

백제 지약아식미기(支藥兒食米記) 목간(부여 능산리 출토)
의약 관련 종사자인 지약아에게 급료 또는 식비를 지급했음을 기록한 4면 목간이다.

陵陀, 채약사 시덕施德(8품) 반양풍潘量豊과 고덕固德(9품) 정유타丁有陀 등을 파견했다. 의학 관련 관료뿐 아니라 주역박사와 역법박사 등 백제의 각종 기술관료들이 일본에 파견되어 선진 학문과 기술을 전수해주었다. 이들은 일정 연한이 되면 백제로 돌아왔다. 백제가 일본에 의학 전문가를 파견하여 교육 전반을 담당함으로써 일본은 고대의학의 기틀을 마련할 수 있었다.

신라 의사 김무와 신라 진명방

신라는 삼국 가운데 의학 발전이 가장 늦었다. 400년 광개토대왕이 5만 군사를 신라 영토에 파견했으며, 고구려군은 현재 영주 순흥 지방에 장기 주둔했다. 이 무렵 신라는 고구려문화의 영향을 많이 받았는데, 의학도 그중 하나였던 것으로 보인다. 414년 왜왕 인교允恭의 고질적인 다릿병을 치료한 사람은 신라에서 온 의사 김무金武였다.

그런데 808년에 편찬된 일본의 의학서 『대동유취방大同類聚方』 권17에 신라 진명鎭明이 왜왕 인교의 후궁 소도오시노 이라츠메衣通郞姫의 인후병을 치료했다는 사실과 그의 처방이 실려 있다. 이것은 야마토국大和國(현 오사카)의 한 신사에서 전하는 것이라고 한다. 현재 전하는 『대동유취방』은 후대에 만들어진 위서라고 하는데, 여기에 기재된 약재명과 질병명은 모두 8세기 만요슈萬葉集식으로 표기되어 있다. 중국의학의 영향을 받기 전 일본에서 불린 이름으로 표기된 것을 보면, 삼국 역시 중국식 명칭을 받아들이기 전에는 이두식으로 약재명과 질병명을 표기했을 것이다. 예컨대 진명방에 사용된 약재 칡의 경우, 구수가두량仸壽加豆良이라고 표기했다. 신라 역시 비슷한 형태의 신라식 이두로 약재를 표기했고, 고려『향약구급방』에서는 칡을 질을근叱乙根으로 표기했으며, 중국의학서에서는 갈근葛根

약초명 비교

약초명	일본 『대동유취방』의 신라 진명방	고려 『향약구급방』	조선 『동의보감』
칡	久壽加豆羅	질을근(叱乙根)	갈근(葛根)
궁궁	於無奈可豆良	사휴초(蛇休草)	천궁(川芎)
방기	阿遠加豆羅	-	방기(防己)
무궁화 뿌리	木波知寸乃美		목근(木根)
솔뿌리혹	萬川甫度	-	복령(茯笭)
버들	邪萬母母	양목(楊木)	양목(楊木)
생강	波自可美	-	생강(生薑)

으로 표기되어 있다. 즉 시대가 바뀌면서 삼국 고유의 약재 명칭이 점차 중국식으로 변했음을 신라 진명방을 통해 짐작해볼 수 있다.

삼국시대 역병의 유행과 대응책

중국 남조의 역병 유행과 백제 전파

5세기 말 6세기 초 백제에 전염병이 기승을 부렸는데, 이에 앞서 중국 남조에 역병이 만연해 있었다. 420년부터 460년대까지 현 장쑤 지방, 즉 남조의 수도가 있는 난징을 중심으로 역병이 꾸준히 발생하고 있었다.

일례로 420년부터 479년까지 존재했던 송 왕조의 역사서 『송서宋書』 효의孝義 열전의 기록은 당시 역병의 참상을 생생하게 전하고 있다. 역병으로 부모와 형의 가족을 포함한 가까운 친척이 13명이나 한꺼번에 사망

Episode

한국 고대사회에서 의사의 지위는 어떠했을까?

그리스의 히포크라테스, 중국의 편작과 화타에 대한 기록에서 알 수 있듯이, 고대사회의 의사들은 여러 나라를 떠돌아다녀만 했다. 왕궁 귀족이나 부자들만이 고가의 치료비를 낼 능력이 있었기 때문에 의사는 이들을 찾아다녔다. 삼국시대에도 의사들은 고구려와 백제뿐 아니라 중국이나 일본까지 환자를 찾아다녔다. 고구려 의사 덕래가 백제에서 활약하다가 일본까지 간 것과 중국 오나라 지총이 고구려를 거쳐 일본에 정착한 사례가 그 대표적인 예라고 할 수 있다.

고대에서 의사라는 직책은 의료관료를 의미한다. 일본에 파견된 의박사의 관위는 나솔로서, 백제 16관품 중 6품 관위에 해당한다. 중국의 위나라 때 태의박사는 종7품이었다. 이렇게 볼 때 백제의 의박사는 중국 위나라의 의박사보다 비교적 높은 지위였다.

이는 통일신라시대의 경우도 마찬가지였는데, 6세기 중엽 진흥왕이 새로 개척한 지역을 살펴보기 위한 순행을 떠났을 때 왕을 근시했던 인물 가운데 약사가 있었다. 진흥왕순수비에 나타난 근시 인물의 서열로 보건대, 약사의 지위는 점을 치는 점인이나 왕의 수레를 몰던 말몰이꾼보다도 낮았다. 그러나 692년 의학 설립 이후 의학박사는 5두품의 최고위직인 대나마였다. 대나마는 9품 관제로 봤을 때 6품에 해당하므로 진흥왕 대보다 의료직의 지위가 높아졌다고 할 수 있다. 백제와 신라에서 의학박사가 중국의 박사보다 높은 지위였던 것은 당시 중국의학서를 자유자재로 읽고 치료뿐 아니라 의학교육까지 전담할 수 있는 능력을 지닌 자가 많지 않았기 때문이다.

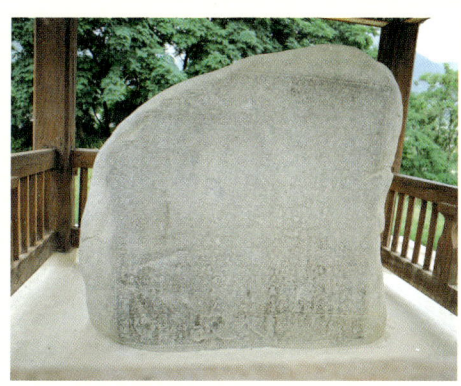

창녕 신라 진흥왕 척경비(경남 창녕)
진흥왕이 지방 시찰을 할 때 함께했던 관료들의 이름이 새겨져 있는데, 약사(藥師)도 포함되어 있다.

하는 일이 있었다. 부모 형제 일가족 7명이 동시에 죽고 유일하게 남은 범법선范法先마저 위독한 상황이 되자 먼 친척이 가서 그 일가족을 매장했다. 오군吳郡 사람인 고헌지顧憲之는 남제南齊의 고제高帝 밑에서 벼슬을 했는데, 그 무렵에는 역병으로 일시에 많은 사람들이 죽어 시신을 묻을 관이 부족할 정도로 사망자가 많이 발생했다고 한다. 역병이 발생하면 전염이 두려워 살아남은 가족까지 도망가는 경우가 많아, 환자는 질병에 앞서 굶어 죽는 경우가 종종 있었다. 따라서 마을에 역병이 돌아 온 가족이 몰살당했을 경우, 시신을 묻을 사람조차 없는 일이 많았던 것이다.

59년간 존속했던 송 왕조에 백제는 무려 15회나 사절단을 파견했다. 당시 사절단을 파견할 때는 공식 사절단 이외에 사무역에 종사하는 다수의 상인까지 동행하는 것이 관례였기 때문에, 한 번에 움직이는 사절단의 규모는 수백 명에 이르렀다. 범법선의 일가족을 몰살시킬 만큼 무시무시한 위력을 가진 역병이 돌고 있던 무렵, 백제와 송나라는 빈번하게 교류를 했다. 그 결과 5세기 말 6세기 초 백제에 역병이 자주 발생했던 것이다.

6세기 고구려의 역병 유행과 역병관

535년(안원왕 5) 10월에 고구려에 지진이 있었고 12월에 우레가 있더니 역질이 크게 유행했다고 한다. 『삼국사기』에는 마치 지진과 우레 등 천재지변이 발생한 뒤에 역병이 유행한 것처럼 서술했는데, 하늘이 역병이라는 천벌을 내리기 전에 재이災異를 통해 인간들에게 경고를 한다는 역병관을 보여준다.

그런데 6세기 들어 고구려는 중국 북조의 북위와 남조의 양梁과 활발하게 교류하게 된다. 특히 534년 북위가 멸망하면서 상당수의 유민들이 고구려에 정치적 망명을 했다. 이 가운데 북위北魏의 장군 강과江果나 여파餘波와 같은 지배층도 포함되어 있었다. 552년 북제北齊가 고구려에 압력을 가해 북위 말 고구려에 피난왔던 유민 5,000호를 다시 찾아갔던 사실에서도 역병이 발생하기 전 중국에서 유입되었던 유민의 규모가 상당했음을 알 수 있다. 또한 535년 2월에 고구려는 남조의 양에 사신을 보냈다. 이처럼 6세기 고구려의 역병 발생에는 북위의 멸망과 함께 대량의 중국 유이민이 고구려에 유입되었던 사회적 배경이 있었다.

Episode

불교의 전래와 전염병

윌리엄 맥닐은 『전염병과 인류의 역사』에서 기독교가 전파되었던 당시 팔레스타인 지역에 역병이 유행했다고 한다. 불교가 동아시아에서 전파되던 과정에서도 같은 양상을 발견할 수 있다. 552년(성왕 30) 10월 백제 서부西部의 달솔達率 노리사치계怒利斯致契는 백제왕의 명령으로 금동석가모니불상 1구, 미륵석불 1구와 불경을 일본에 전해주었다.

이를 시작으로 백제에서 많은 이들이 불교 포교를 위해 일본으로 건너갔다. 585년(비다츠 14) 일본에서는 백제에서 전래된 불교를 두고 지배세력 간에 첨예한 대립이 있었다. 소가노 이나메蘇我稻目는 불상을 안치하고 대규모 법회를 열어 불교를 포교하고자 한 반면, 모노노베物部 가문에서는 이를 반대하여 백제에서 가져온 불상을 나니와강에 던지고 승려를 체포하여 유폐했다.

『일본서기』에 따르면, 이후 "두창으로 죽는 자가 나라에 넘쳤다. 그 창瘡을 앓는 자가 몸이 타고 매맞고 부서지는 것 같다고 말하며 울부짖으며 죽어갔다"고 했다. 무시무시한 이 역병으로 인해 일왕과 그의 측신인 모노노베노 모리야物部守屋에게도 창이 나타나 일왕을 위시하여 수많은 사람들이 사망했다. 그러나 소가씨 가문은 아무도 죽지 않았다. 이러한 현상을 보고 당시 사람들은 불상을 훼손하여 천벌을 받은 것으로 여겼다. 이 사건은 이후 불교가 일본에 전파되는 데 큰 영향을 미쳤다고 한다.

신라 의학의 발전

무격의학에서 불교의학으로

신라에서는 불교가 전래되면서 불교의학도 수용되었다. 이로 인해 기존의 무의와 함께 승려들이 치료활동을 하면서 불교의학은 의학 발전에 중요한 역할을 하게 되었다. 신라 초기 불교의학은 선교의학의 성격이 강했다. 『삼국유사三國遺事』에 따르면, 내물왕(재위 356~402) 때 성국공주成國公主가 병이 났는데 고구려에서 온 아도화상阿道和尙이 이를 치료하여 왕이 절을 지어주었다는 설화가 있다. 이러한 치병설화에서 보듯이, 종교를 전파하는 데는 승려의 질병 치료 능력이 매우 효율적이었다. 이 시기 불교의학은 인도의학에 뿌리를 두었고, 중국의학의 영향도 다소 받았다.

불교가 전래되면서 승의는 불교식 주문과 의례, 그리고 약물을 사용하면서 종래 무의巫醫가 갖던 지위를 대신하게 되었다. 불교는 일찍부터 민간신앙과 결합하여 주술적인 면도 가지고 있었다. 무의와 승의가 의료활동에서 행하는 치료법에 유사한 점이 많았기 때문에, 승의는 무의의 역할을 쉽게 대체할 수 있었다.

『신라법사방』으로 본 불교의학

신라 불교의학의 모습은 『신라법사방新羅法師方』을 통해서 짐작할 수 있다. 현재 『신라법사방』은 984년 일본의 단바노 야스요리丹波康賴(911~995)가 편찬한 의학서 『의심방』에 3개의 처방이 인용되어 있다. 『신라법사방』은 대개 경덕왕(재위 742~764) 무렵인 8세기 중반에 만들

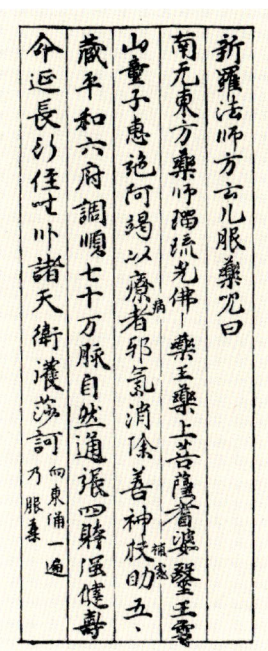

『신라법사방』 신라의 승려들이 치료할 때 사용했던 처방전을 기록한 것으로 추정된다. 실린 부분은 『의심방』에 인용된 『신라법사방』 가운데 복약송이다. 이에 따르면 약을 먹기 전 의복을 갖추어 입고 정갈한 상태에서 동쪽을 보고 선 뒤 두 번 절하고 정성을 다해 이 주문을 외우면서 신약(神藥)을 먹으라고 했다.

어진 의학서로 추정되는데, 신라에서 전하는 오래된 비방들도 있었을 것이다. 신라법사방·신라법사비밀방·신라법사유관비밀요술방 등으로 그 명칭이 약간씩 다르지만 하나의 방서로 보인다.

『의심방』에서 인용한 것은 약을 먹을 때 외우는 복약송(권2)과 속수자를 이용해 적취積聚를 치료하는 처방(권10), 그리고 강음제强陰劑로서 노봉방露蜂房(권28) 등이다. 특히 신라법사비밀요술방은 노봉방, 즉 말린 말벌집을 옹기 안에 넣고 흰 재가 되도록 달여 반은 따뜻한 술에 타서 마시고, 반은 침으로 개어 남성 생식기에 반복해서 바름으로써 정력을 강하게 하는 처방이다. 이처럼 노봉방을 정력제로 사용한 것은 신라 고유의 처방이다. 이는 많은 처첩을 거느릴 수 있는 왕이나 귀족에게 해당되는 방문으로서, 신라 불교의학에 내재되어 있는 밀교의 영향을 잘 보여준다.

7세기 통일전쟁과 군사의학

7세기 통일전쟁과 전염병

7세기 중엽 신라가 주도했던 통일전쟁(660~676)으로 동아시아 각국에서 온 군대가 한반도에 집결하여 장기간 전쟁을 치렀다. 이는 질병사적 시각에서 볼 때 각자의 풍토병을 교환하는 계기가 되었다. 특히 당나라는 전쟁에 참여하기 직전 전역에 두창이 유행하고 있었다. 실제 전쟁을 수행하는 과정에서 신라에 전염병이 유행하기도 했다. 이후 8~9세기 동아시아는 전염병의 시대를 맞이하게 되었다.

신라 통일전쟁은 고구려·백제·신라, 그리고 당나라뿐 아니라 고구려 군대에 있던 말갈군과 당군 내에 있던 돌궐·회흘(위구르) 그리고 백제를 지원하기 위하여 일본군이 참여했기 때문에, 7세기 동아시아 대전이라고 부를 만하다. 수많은 교전과정에서 질병이 발생했으며, 신라는 당군과 연합작전을 수행하면서 당나라 군의軍醫들에게서 중국의학의 실체를 접할 수 있었다. 전쟁이 끝난 후 692년 신라는 당나라식 의학교육기관을 설립하여 의학 전문 관료를 양성했다.

군사의학

전투를 수행해야 하는 군대는 질병이 발생하기 더 없이 좋은 집단이다. 밀집 대형으로 장기간 야외에서 숙식을 해결해야 했기 때문에 질병에 취약했다. 특히 병장기를 이용한 전투로 인해 각종 찰과상과 자상을 입는 경우가 많았으므로, 지혈이 가장 큰 문제였을 것이다. 또한 외상으로 인한 발열

쇠붙이에 상해서 아픈 것을 멈추는 처방
말발굽을 태워 부드럽게 가루 내어 한 번에 8g씩 데운 술에 타서 아무 때나 먹는다.

쇠붙이에 상한 것과 칼에 살과 뼈가 부서져서 나오지 않고 벌겋게 부으면서 아픈 것을 치료하는 처방
말고삐 태운 가루, 활줄 태운 가루를 각각 40g씩 고루 섞어 갈아서 한 번에 4g씩 하루 3번 여뀌즙이나 쪽즙에 타서 먹는다.

쇠붙이에 상한 것을 치료하는 처방
자석을 가루 내어 바르면 아픈 것이 멎고 피도 멎는다.

쇠붙이에 상해서 창자가 나온 것을 치료하는 처방
자석·곱돌·쇳가루(鐵釘) 각각 120g을 분말로 만들어 창자에 뿌린 다음 자석 가루를 사방 1치 숟가락으로 하나씩 낮에 5번, 밤에 2번 먹으면 창자가 속으로 들어간다.

『향약집성방』권48의 금창 치료법(왼쪽)과 『향약집성방』권26에 인용된 『병부수집방』(오른쪽)

과 염증, 탈수 등도 문제였을 것이다. 군사의학의 핵심은 바로 이러한 외상 치료법이었다. 따라서 칼이나 창 등 병장기에 다친 상처인 금창을 치료하는 법이 일찍부터 발달했다.

『향약집성방』에 있는 금창 치료법 가운데 말굽이나 말고삐 또는 활줄 등을 태워서 바르거나 먹는 처방은 군사의학의 유산이다. 전투 도중 주위에서 쉽게 구할 수 있는 재료로 치료했던 경험방들이 남은 것으로 보인다.

669년(문무왕 9) 1월에 당나라는 승려 법안法安을 신라에 파견하여 천자의 명령이라며 자석을 구했으며, 4개월 뒤 신라는 당나라에 자석을 제공했다. 나당연합작전 시기에 당군은 신라산 자석의 우수한 약효를 경험했다고 전한다. 자석은 쇠붙이에 상하여 내장이 나왔거나 출혈이 심한 경우, 그리고 이로 인한 발열 같은 여러 증상에 약재로 사용되었다. 현재의

Episode

김유신은 소정방에게
왜 머리카락을 가져갔을까?

백제를 멸망시킨 다음 해인 661년 소정방 부대는 평양성을 공략했다. 그러나 북쪽에서 오기로 한 원군이 고구려군에게 몰살당하자 소정방 부대는 평양성을 포위한 채 혹독한 겨울을 맞이하게 되었다. 662년 정월 신라군이 혹한 속에서 소정방군에게 전달한 것은 식량 이외에도 은과 세포 그리고 두발과 우황이 있었다. 이때 전달된 두발은 약효가 좋다고 알려진 어린아이의 머리카락으로, 우황과 함께 약재로 가공된 것으로 보인다. 머리카락을 약물로 사용하는 처방은 다양했는데, 오래된 해소기침이나 어린이가 놀란 것을 다스리는 데 쓰기도 했고, 대소변 불통, 적백리赤白痢와 같은 이질이나 장티푸스로 인한 설사 증상과 종기를 치료하는 데 사용했으며, 지혈제로도 사용했다. 또 소변을 볼 때 찌르듯 아픈 증상이나 피부에 난 각종 종기를 치료하는 데에도 이용했다. 이러한 사용례는 한대나 위진남북조시대의 의학서에서 찾아볼 수 있는 난발의 처방을 통해 확인할 수 있다.

전쟁기에 보급품으로 기재되었던 약재를 살펴보면 역으로 당시 주로 문제가 되었던 질병을 유추해볼 수 있다. 군사의학에서 가장 문제되었던 질병은 식중독·장티푸스·이질과 같은 음식물을 통해 옮는 각종 전염병, 무좀이나 옴 그리고 종기 등과 같은 피부병, 이 외에도 성병과 겨울철의 동상 등이다. 난발을 성병 치료에 사용한 처방으로는 『향약집성방』 권45, 옹저창양문6을 들 수 있다. 이에 따르면, "음경 끝에 3~5개의 작은 누창이 생겨 피나 고름이 나오는 것을 치료하려면 기름 먹인 난발을 약성이 남게 태워 가루를 내어 붙인다. 마른 헌 데에는 침에 개어 바르고 이어 미음에 난발 태운 가루를 타서 식전에 먹는다"고 했다. 머리카락은 이 모든 질병에 효능을 가진 것으로 묘사되고 있다. 물론 머리카락에 다른 약재를 다양하게 첨가했지만, 이처럼 손쉽게 구할 수 있는 사람의 머리카락을 약재로 사용하는 치료법은 군사의학의 산물이었다. 김유신 부대가 엄동설한 속에 두발을 어렵게 소정방 부대에 전달했던 것은 역으로 두발이 치료했을 각종 질병이 7세기 중엽 당시 군대 내에서 자주 발생했다는 사실을 보여준다.

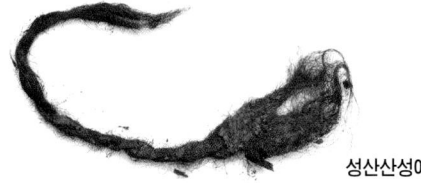

성산산성에서 출토된 머리카락

시각에서 볼 때 이해하기 힘든 처방은 모두 열악한 군대 내의 상황 속에서 발생한 질병을 치료하기 위해 개발된 것이었다.

통일신라시대 의학의 발전

의학의 설립과 의료제도의 정비

통일 후 신라는 선진적인 당의 율령제도를 대폭 수용했는데, 692년 「의질령醫疾令」에 입각하여 의학교육기관인 의학醫學을 설립했다. 이와 함께 각종 의료 행정 역시 정비했는데, 그 주안점은 첫째, 주로 국왕을 위시한 귀족의 건강으로서, 이들은 각종 의료 혜택을 우선적으로 받았다. 둘째, 군대나 역역부대와 같이 대규모 집단생활자들에게도 의료관료들이 파견되었다. 이들은 전염병이 발생하기 쉬운 집단이기에 전염병 유행을 미연에 방지하기 위한 사회적인 배려도 있었다. 의학교육기관은 의학에 관한 특수 지식을 지닌 집단을 양성하여 국가 관리로 등용함으로써 최신 중국의학을 습득한 의사들을 국가 권력의 통제하에 두려는 목적에서 설립되었다. 신라·당·일본의 의학 교과목을 비교해보면 다음과 같다.

신라·당·일본의 의학 교과목

신라	본초경·갑을경·소문경·침경·맥경·명당경·난경
당	– 의학: 갑을경·맥경·본초 이외 장중경·소품방·집험방 등 처방서 – 침학: 소문·황제침경·명당경·맥결 이외 유주도(流注圖)·언측도(偃側圖)·적오신침경(赤烏神針經)
일본	본초·갑을경·소문·황제침경·맥경·명당경·맥결·소품방·집험방·유주도·언측도·적오신침경

신라 중대의 의료관료

신라 중대(무열왕~혜공왕)에 이르면, 이미 다양한 직종의 의료관료가 존재하고 있었다. 이들은 국가의 의료 행정을 전담하여 이끌어간 계층이다. 의료관료는 국가가 설립한 의학교육기관에서 소정의 과정을 마치고 시험에 합격한 사람 가운데서 선발했다. 이 외에도 의술이 뛰어난 자는 특채 형식으로 공적인 의료체제에 편입시켰다. 중대에는 이전에 비해 다양한 직임을 맡은 의료관료들이 나타난다. 약과 관련된 제반 행정을 담당했던 약전藥典 소속 관료와 의학교육을 담당한 의박사와 침박사, 그리고 국왕을 위시한 귀족들의 건강을 담당한 관의官醫가 있었다.

8~9세기 발진성 질환의 유행

통일신라시대에 가장 문제가 되었던 역병은 '질진疾疹'이라고 표현된 발진성 전염병이었다. 두창·홍역·발진티푸스 등으로 대표되는 발진성 전염병은 전쟁을 포함한 대외교류를 통해 중국에서 들어와 한반도를 거쳐 일본으로 전파되었다. 특히 735년부터 737년까지 2년간 일본을 휩쓸었던 두창은 신라에서 전래한 것인데, 사망자가 너무 많아 경작할 농민의 수가 격감하여 일본은 이후 극심한 경기침체를 겪어야만 했다. 신라 역시 주기적으로 두창이 유행했던 것으로 보인다. 758년 선덕왕이 발진이 난 지 13일 만에 사망했고, 857년 문성왕은 7일 만에 급작스럽게 사망했던 사례에서 알 수 있듯이, 통일신라시대에는 발진성 전염병 특히 두창이 주요한 사회 문제가 되었다.

이처럼 통일신라사회에 전염병이 빈발하게 된 요인에는 신라가 당나라를 중심으로 한 국제경제체제에 편입되어 당과의 교류가 대규모로 이루어짐에 따라, 당에서 유행했던 전염병이 지속적으로 유입되었던 점도 있었다. 전염병이 외부에서 도래한 상태에서 이상 기후와 기근·홍수 등 각종 자연재해가 일어나면, 엄청난 폭발력으로 빠르게 번지게 된다. 그렇게 무서운 역병의 시기가 도래했다.

Episode

역신도 두려워한 처용은 누구인가?

『삼국유사』 권2에 따르면 헌강왕 때 동해 용왕의 일곱 아들 중 하나인 처용이 왕을 따라 서라벌에 와서 살았는데, 달밤이면 거리에 나와 춤추고 노래를 불렀다. 어느 날 밤에 집에 돌아온 처용은 용모가 아름다운 자신의 아내를 역신疫神이 범하려 하는 모습을 보게 된다. 이에 처용이 노래를 지어 부르며 춤을 추었더니 역신이 모습을 나타내고는 무릎 꿇고 빌었다. 그 후부터 백성들은 처용의 형상을 그려 문간에 붙여 귀신을 쫓았다고 한다.

처용의 얼굴은 서역인을 닮았기 때문에 서역에서 온 귀화인이라고 보기도 한다. 당시 신라에는 두창이 유행했기 때문에 처용이 쫓아냈던 역신을 두창신이라고 해석하기도 한다. 처용 설화는 치료가 불가능한 전염병에 대한 당시 사람들의 두려움을 나타낸 것으로, 8~9세기 신라 사회가 두창으로 고통을 받았음을 보여준다.

처용 가면 통일신라 때 전염병이 유행하자 이를 물리치기 위해 집집마다 대문에 처용의 모습을 그린 부적을 붙였다고 한다.

전염병에 대한 대응책

통일 후 신라사회에는 당에서 유행하던 전염병이 지속적으로 유입되었다. 이환율과 사망률이 높은 전염병이 창궐한 뒤 농사를 전폐하여 대기근이 오거나 반대로 자연재해로 대기근이 들면서 질병이 만연했다.

그러한 상황에서 사회 동요를 진정시키기 위해 집권층이 해야 할 것과 할 수 있었던 것은 아마도 식량과 필요한 의약품의 보급이었을 것이다. 집권층이 이에 적절히 대처하지 못하면, 바로 폭동이나 엄청난 사회적 소요에 직면했을 것이다. 일반적으로 기근과 전염병이 유행하여 빈민으로 추락한 계층의 경우, 먹거리와 일자리가 비교적 풍부한 대도시, 즉 수도에 거주하는 것이 유리했기 때문이다.

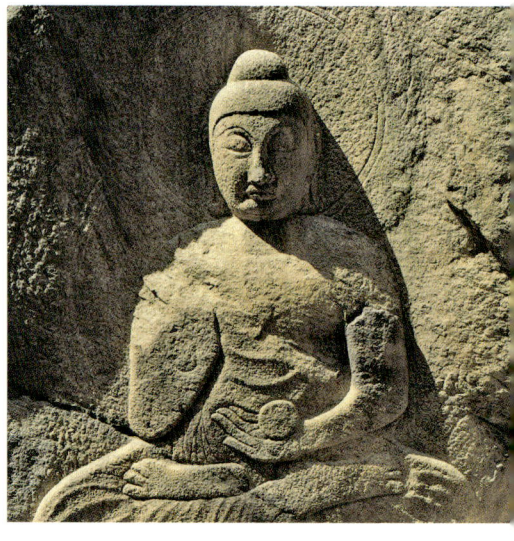

굴불사지 약사불좌상(경북 경주)
8~9세기 집중적으로 만들어졌던 약사여래상의 하나로, 약사여래는 질병을 고쳐주는 부처이다. 굴불사지 4면 석주의 동면에 양각되어 있다.

통일신라는 대규모 구휼정책을 도성 중심으로 시행했으며, 전국적으로 약사불상을 건립하고 약사신앙을 장려함으로써 민심을 순화시키고자 했다. 또한 의료인력을 양성해 확충하는 등 제반 의료제도를 정비했으며, 극소수 전문집단이 점유하던 의학지식을 정리하고 표준화한 의학서를 편찬했다.

Episode

인간의 신체를 약으로 사용한 할고와 단지

고대에는 인간의 신체 일부를 약으로 사용하는 풍습이 있었다. 그 종류도 다양하여 인간의 머리뼈인 천령개天靈蓋, 머리카락, 피와 살 등이 있었다.

『삼국사기』에는 경덕왕 대(742~765)의 향덕向德과 선덕왕 대(780~785)의 성각聖覺이 자신의 넓적다리 살을 베어 약으로 써서 부모의 병을 낫게 하여 효자로 포상을 받았다는 이야기가 있다. 이는 유교사관에 입각하여 효를 강조하기 위해 채록된 이야기들이다.

넓적다리 살을 베어 어버이를 고친다는 할고요친割股療親은 중국 위진남북조에서 성행하던 풍습인데, 당나라 진장기陳藏器가 739년에 완성한『본초습유本草拾遺』중 "인육으로 병을 고칠 수 있다人肉可以療病"는 조항에 수록되어 있다. 전문적인 약재를 구하기 힘든 민간에서는 고치기 힘든 질병에 대한 마지막 방법으로 이러한 극단적인 치료법이 사용되었던 것이다.

유교사상의 영향으로 신체 훼손을 금기시했던 조선시대에도 목숨이 경각에 달린 부모나 남편을 살리기 위해 손가락을 잘라 그 피를 마시게 한 사람을 효자와 열녀로서 칭송했다. 한편 어린아이의 간을 먹으면 나병이 나을 수 있다는 민간의 속설로 인해 어린아이를 납치, 살해하는 사건들이 일제강점기까지 일어나기도 했다. 이처럼 인간의 신체가 약이 된다는 생각은 매우 오랫동안 지속되었다.

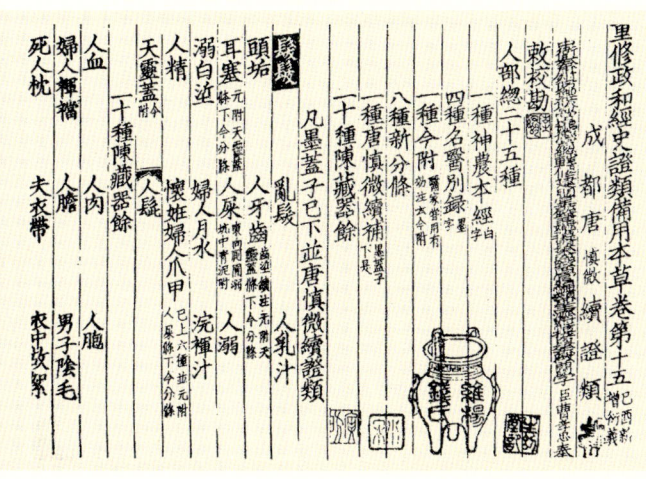

약재로 쓰인 인체
동양에서는 일찍부터 인체의 여러 부위를 약재로 사용했다.『중수정화경사증류비용본초』에는 머리카락과 귀지, 유즙, 여성의 생리혈뿐 아니라 인간의 피와 살, 머리뼈 등 약재로 쓰이는 25종의 인체 부위를 소개했다.

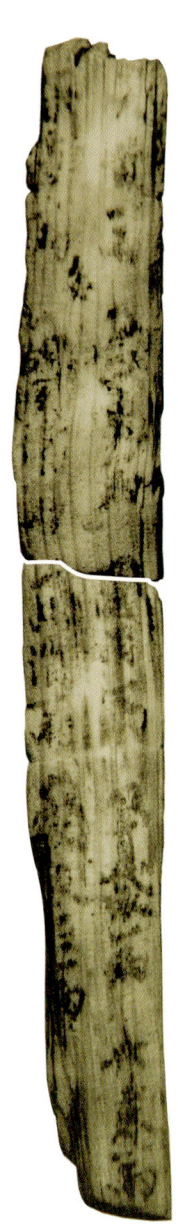

안압지 처방전 목간
경주 안압지에서 출토된 것으로, 목간에 처방전이 적혀 있다.

신라 약전과 약재무역

1976년 경주 안압지 공사 중에 100여 개에 달하는 목간이 발굴되었는데, 그중 궁중에서 실제 사용된 처방전을 기재한 목간이 발견되었다. 이 목간에는 앞면과 뒷면에 빼곡히 약재명이 묵서로 적혀 있다. 기재된 약재에는 대황이나 청대, 승마 등 한국에서 자생하는 것도 있지만, 호동률胡桐律이나 남정藍淀처럼 수입약재도 있었다.

동양의 고대의학서에서는 동아시아뿐만 아니라 서역의 약재까지 광범위하게 사용했기에, 일찍부터 약재무역은 필수적이었다. 신라는 중국과 일본에 사절단을 파견하면서 공무역을 했는데, 약물은 값이 비싸면서 가벼운 물품이라 고수익을 창출하는 품목이었기 때문에 각광을 받았다. 일본 쇼소인正倉院에 있는 신라산 약 중 황금 100냥, 한수석과 석고 등을 사용해서 만드는 자설紫雪과 박초, 망초, 석고, 금 2냥 등을 사용하여 조제하는 금석릉金石陵 등 조제약은 신라 약전에서 만든 완제품이다. 신라는 본토에서 나오는 풍부한 금이나 우황, 그리고 서역과 중국에서 수입한 약재로 고가의 완성약을 만들어 판매했던 것이다.

당의학과 동의학

통일 후 신라사회에 전염병이 유행하자, 집권층은 고구려·백제·신라에서 전해오던 의학지식을 당의학에 준거하여 표준화하고 이를 보급할 필요가 있다고 생각한 것으로 보인다. 특히 민간에서는 사찰이 중심이 되어 다양한 법사방류가 정리되었다. 통일 이후 집중적으로 도입된 당나라 의서는 무엇보다도 신라산 약재, 즉 향약에 대한 연구에 큰 영향을 끼쳤을 것으로 보인다.

신라는 당악唐樂에 대해 향악鄕樂, 그리고 향가鄕歌라는 용어를 사용

Episode

804년 신라 사신이 회남에서 『광리방』을 찾은 이유

신라 사신 박여언朴如言은 804년 당에 도착하여 무역항으로 물산이 풍부한 화이난淮南의 절도사 두우杜佑에게 당 덕종의 명으로 7년 전에 편찬한『광리방廣利方』을 구해달라고 요구했다.『광리방』은 책의 이름에서도 알 수 있듯이, 널리 이롭게 하는 대중적인 의학서를 지향했다. 주로 민간에서 쉽게 구하고 만들 수 있는 약재를 위주로 한 치료법을 수록한 것으로, 질병으로 고통받고 있는 일반 백성을 위한 의서였다. 신라는 당나라에서 이러한 의서를 편찬했다는 소식을 듣고 외교사절을 통해 구하고자 했던 것이다.

8~9세기 전염병의 시대에 중국은 유행하는 질병에 대한 처방을 대도시를 중심으로 골목마다 방문을 붙여 공개하여 글을 아는 이라면 누구나 베껴가도록 했다. 일본의 경우도 735년 두창이 유행하자 이에 대한 치료책을 전약료典藥寮에서 지방에 있는 국사國司에 알려 지방민들이 적절하게 대응하도록 했다. 이처럼 특정 전염병이 유행할 때 전염병의 증상을 설명하고 이를 치료하기 위한 처방을 국왕의 포고문을 통해 널리 알리는 전통은 동아시아에서는 이미 관행이었다.

신라 역시 전염병 치료를 위한 정보를 널리 알리고자 노력했을 것이다. 신라 사신이 당나라에 가서 최신 의학서를 구하고자 했던 연유에는 질병의 만연에 대해 최신 의학정보를 습득해 극복하려는 위정자의 노력이 배경에 있었던 것이다. 이러한 관행은 인쇄술이 발달하면서 온역을 예방하고 치료하는 방법을 수록한 벽온방 의학서를 편찬하여 배포하는 방식으로 발전했다. 조선시대에 각종 벽온방류의 편찬은 동아시아 삼국의 이러한 관행을 토대로 가능했던 것이다.

했다. 향약鄕藥에 대한 의학서가 비록 고려 말 조선 초에 집중적으로 편찬되었지만, 향약이라는 개념은 당에서 편찬한 의학서가 본격적으로 도입되었던 신라시대부터 사용되었을 것이다. 또한 당나라에 유학한 최치원이 스스로를 동인東人이라고 했으니, 당시 당나라에서 신라인은 동인으로 불렸을 것이고 신라 의사는 동의東醫라 인식되었을 것이다.

쟁점과 토론

왜왕 인교의 만성질환을 치료한
신라 의사 김파진한기무는 누구인가?

414년 신라 사신 김파진한기무金波鎭漢紀武는 왜왕 인교允恭(재위 412~453)의 다릿병을 치료했다. 동서양을 막론하고 고대에는 이름에 거주지와 직책을 밝혔는데, 그의 이름에서 신라 6부 가운데 한기부에 소속된 파진찬 김무金武임을 알 수 있다.

『삼국유사』에 따르면, 실성왕 11년(412)에 내물왕의 아들 보해를 고구려에 인질로 보낼 때 실성왕의 측근 김무알金武謁을 동행시켰다고 한다. 김무알은 김무 이름을 가진 왕의 명령을 전달하는 알자謁者 벼슬을 하는 사람이라는 뜻으로, 김파진한기무와 같은 시기 인물이다. 장수왕은 이들을 억류하고 돌려보내지 않았다고 하는데, 김무는 고구려에 머물면서 당시 신라에 비해 선진국이었던 고구려의 의학을 배웠을 가능성이 크다. 5세기 초 신라에서 중국식 이름을 사용하는 사람이 극히 드물었다는 점을 상기해볼 때, 『일본서기』의 김파진한기무와 『삼국유사』의 김무알은 동일 인물일 가능성이 매우 높다. 그렇다면 김무는 한국 최초의 의사라고 할 수 있다.

그는 왜 한국의 역사에서 잊혀졌을까? 아마도 실성왕이 내물왕의 아들 눌지왕에게 살해당하면서 측근인 김무 일족도 멸문지화를 당했을 것이다. 이러한 과정에서 김무에 대한 역사적 기록은 고의적으로 지워졌고 일본에만 남아있었던 것으로 파악된다.

『삼국사기』에 기록된
역병의 정체는 무엇일까?

『삼국사기』에 기록된 역병은 장티푸스와 발진티푸스, 유행성 감모感冒, 두창, 이질 및 말라리아 또는 그와 유사한 질환으로 해석하고 있다. 특히 중국 상고시대부터 역·온역·여역은 티푸스성 질환으로서 상한傷寒 또는 시행병時行病이라는 명칭으로 통용되었다. 그러나 현재 남아있는 자료만으로는 삼국시대에 유행한 역병의 구체적 병명을 알기 어렵다.

그런데 이 시기 두창이나 홍역과 같은 전염병이 유입되었을 가능성이 매우 크다. 발진성 질환 가운데 두창이나 홍역처럼 사람에서 사람으로 감염되는 전염병은 대도시가 생겨나면서 풍토병이나 소아전염병처럼 안정적인 형태로 변화했다고 한다. 그렇지 못할 경우 병원균의 입장에서는 포식과 기아가 반복되는 상태이고, 인간의 입장에서는 치사율과 이환율이 높은 전염병이 된다는 것이다. 수십만 명이 거주하는 대도시가 발달하지 못했던 삼국시대에는 두창이나 홍역 같은 전염병이 유입되었더라도 치사율과 이환율이 높은 일회성 대유행이 대부분이었을 것이다.

쟁점과 토론

한국의학사에서
고대의학과 중세의학의 분기

한국의학사에서는 국가에서 의사면허를 지급한 시기를 기점으로 근대의학이 시작되었다고 본다. 그렇다면 고대의학과 중세의학은 무엇을 기점으로 해야 할까? 또 그 구분점은 무엇으로 해야 할까? 실제 역사는 끊임없이 흐르고 연계되지만, 후대 역사연구자가 연구 방향에 따라 적당한 기준을 정해 역사적인 시대구분을 한다. 이처럼 후대의 시선을 통한 인위적인 구분일지라도 한국의학사를 고대와 중세로 나누어보는 작업은 시대적 특징을 살펴보는 데 도움이 된다. 일반적으로 역사학에서 고려시대는 중세, 조선은 근세라고 나누었으므로, 김두종은 고려시대 의학을 중세의학이라고 했다. 그런데 1990년대 사회경제사를 전공하는 일부 소장학자들이 경제사적 발전단계로 볼 때, 통일신라시대부터 중세라고 했다. 한국 고대의학의 발전단계 역시 사회발전과 밀접하게 연결되어 있다는 점에서 통일신라시대는 눈여겨볼 필요가 있다.

근대의학이 서양의학을 중심으로 각 지역이 서로 호환하는 보편적인 의학세계가 이루어진 시기라고 할 때, 동아시아 중세의학의 중심은 중국의학이었다. 고대의학이 지역별로 고유한 특성이 강한 지역의학이라고 한다면, 중세의학은 한국·중국·일본 등 동아시아 지역에서 질병 및 약재의 명칭과 중량의 통일이 이루어져 보편성과 호환성을 가진 의학세계가 이루어진 시기라고 파악할 수 있다. 신라와 일본이 당「의질령」을 수용하고 자국의 의과대학을 설립하여 당 의과대학에서 사용하는 교과서에 입각하여 의료관료를 육성했다. 이 의료관료들은 각국의 의학을 이끌어갔던 중심 인물들로서, 동일한 의학 교과서로 교육을 받았다. 그에 따라 고유한 색채가 강했던 한·중·일 각 나라의 의학적 특성과 처방들이 중국의학이라는 거대한 제국의학체계 속에서 즉각적으로 호환 가능한 하나의 의학세계를 이룰 수 있었다.

고대의학의 대표적인 사례는 바로 신라 승려의 위령선방이나 일본의 민간에서 전해 내려오던 처방 모음집인 『대동유취방』이다. 각 지역에서 내려오던 고유한 처방은 중국의학과는 질병과 약재의 명칭이 모두 달라 호환성이 없었다. 위령선의 경우, 당나라 의학계에서도 알지 못한 약물이었다. 신라 승려가 당나라에 유학가 중국 창저우常州 지역에서 수십 년간 걷지 못한 환자를 치료하면서 알려지게 되었는데, 신라 승려는 신라식 이름만 알고 있었다. 따라서 692년 신라에서 최초로 의과대학을 설립하여 당나라식 의학 교과서로 배운 의사를 육성하기 시작한 것이 새로운 의학의 기점이라고 할 수 있다. 그러나 약재의 고유 향명을 알아야만 정확한 약재 생산이 가능했기 때문에, 한국 고유의 약재는 오늘날까지 고유의 향명과 중국식 약명 두 가지로 통용되고 있다.

3

고려시대 의료체제와 의학

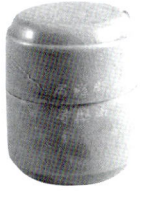

고려시대에는

918년 후삼국의 혼란 속에 탄생한 고려는 불교국가로서 대외 교류가 매우 활발했던 국가이다. 특히 중국의 정세변화에 따라 거란과 여진, 몽골이 차례로 고려를 침입하면서 중국 대륙을 휩쓸었던 장역·온역 등의 전염병이 고려에도 유행했다. 고려시대에 이르면, 아프면 치료해야 한다는 것은 상식이었다. 이를 위해 국가 의료체제를 정비하고 의학 분야의 과거제도를 실시함으로써 의학 전문가를 양성하려고 노력했으며, 중국 송의학을 도입하는 데도 적극적이었다.

그 결과 일찍부터 인정仁政을 명분으로 한 중앙집권적 의료체제를 구축하게 된다. 최고 집권자는 의료 전문인을 직접 양성하고 이들을 관료로 채용했으며, 조공무역과 공납을 통해 수입약재와 향약재를 독과점함으로써 의료의 헤게모니를 장악했다. 고려시대에는 관료제도하에서 한정된 재화로 가장 효율적인 의료체제를 확립하고자 했는데, 바로 권력을 지탱해주는 핵심계층에 의료 혜택을 주는 방식이었다. 고려 후기에 이르러 최고 권력이 국왕에서 최씨 정권에 넘어감에 따라 시혜의 주체도 국왕에서 최씨 집정자로 변경되었다. 그러나 관료제하의 의료체제에서 실제 혜택을 받았던 계층은 극소수의 고급관료에 한정되었기에, 대부분은 민간의료에 의지할 수밖에 없었다.

고려시대 의료체제

의료체제의 변화상

고려의 의료체제는 신라와 당나라 제도를 참작하여 성종 대에 대부분이 완성되었다. 고려 중기 문종 대에는 송나라의 제도를 참고하여 새롭게 정비했으며, 말기 충렬왕 이후 원나라 제도의 영향을 받아 여러 차례 수정되었다. 그러나 근본적인 변화는 없었고, 각 기관의 명칭과 직명이 바뀐 것에 불과하다.

성종 대에는 문신 5품 이상 무신 4품 이상의 관리가 질병에 걸리면 소속 관청에 보고하도록 하고, 의료관료를 해당 관리의 집으로 파견하여 치료를 받도록 제도화했다. 고급관리에게 의료 혜택을 주는 제도는 당 율령을 받아들인 한·중·일 동아시아 중세국가에서 보편적으로 나타난 현상이었다.

즉 고려시대에는 관료제하에서 중앙과 지방에 거주하는 현직 고급관료를 비롯한 지배층과 의료 혜택을 받기 어려운 일반 민, 두 부류를 대상으로 성격이 다른 두 종류의 의료체제를 구축했다고 할 수 있다. 이를 통해 위로는 국왕부터 아래로는 옥에 갇힌 죄수와 우마까지 의료 혜택을 받을 수 있는 제도를 시행하고자 했다. 국왕을 정점으로 소수 귀족만이 대상이었던 궁정 중심의 신라시대 의료체제에 비해 의료 혜택이 적용되는 대상의 범위가 더욱 넓어졌다고 할 수 있다.

고려 문종 대 의료기관

구분		의료기관과 관료의 직임(職任)
중앙	지배층	- 어의: 국왕의 건강 전담 - 한림의관: 한림원에 소속되어 문무관료 치료 - 동궁의관: 동궁 관아 소속으로 동궁의 건강 담당 - 식의: 어약(御藥) 제조와 음식 관장 - 태의감 소속: 양반 치료, 의학교육과 의과시험 관장 - 상약국 소속: 궁중에서 사용되는 약을 제조하고 질병 치료 담당
	일반 민	- 동서대비원: 개경과 서경에 설치, 무연고자와 빈민들에게 먹을 것을 제공하고 질병 치료 - 제위보: 963년(광종 14)에 설치되어 해당 지역 빈민과 여행자들에게 구호와 질병 치료 - 혜민국: 백성을 진료하고 약을 판매하기 위해 1112년(예종 7)에 설치한 관청 약국
지방		- 분사 태의감: 태조 대 서경에 설치한 의학원에서 유래하여 1117년(예종 11)에 명칭을 변경한 것으로, 지방 거점도시인 12목의 의학박사가 의학교육과 대민 치료를 병행 - 약점: 인구 비례에 따라 약점정·부약점정·약점사 등이 배치되어 약을 수집하고 판매
기타		- 군의: 군대 내 병사 치료 - 옥의: 옥에 갇힌 죄수 치료 - 수의: 왕궁의 우마 치료

중앙집권적 의료체제

고려 의료체제는 관료제 속에서 이루어졌는데, 중심 역할은 태의감太醫監과 상약국尙藥局이 맡았다. 태의감은 983년(성종 2) 관제를 개편할 때 태조 대에 설립했던 의학원醫學院을 통합하여 새로 설치한 전문 의료기관이었다. 주로 양반관료와 민간의 질병에 대한 치료, 약품제조, 의학교육 및 의과醫科시험을 관장했다. 원 간섭기 이후 사의서司醫署·전의시典醫寺 등으로 명칭이 변경되기도 했다. 또 다른 중심축이었던 상약국은 왕실에서 필요한 약을 주로 담당하는 기관이었다. 상약국은 국왕을 비롯한 궁인宮人의 질병 치료가 주된 목적이었지만, 태의감과 함께 문무관의 질병 치료도 담당하여 고위관료를 위한 국립의료기관의 역할도 했다. 이 외에도 동궁의관東宮醫官·한림의관翰林醫官·식의食醫·군의·옥의·수의 등 다양한 직임을 가진 의료관료들이 있었다.

Episode

이규보는 눈병을 어떻게 치료했는가?

고려 후기 문인 이규보(1168~1241)가 눈병이 났는데, 의료관료가 진찰한 뒤 용뇌龍腦가 필요하다고 했다. 관의는 진료를 한 뒤 처방만 내려주었는데, 필요한 약재를 구하여 복용하는 것은 전적으로 개인의 능력에 달렸던 것이다.

용뇌는 시중에서 구하기 어려운 수입산 약재였다. 게다가 당시는 몽골과 전쟁 중으로 중국과 약재 무역이 원활하던 시기가 아니었으므로, 경제력이 있어도 약재를 쉽게 구할 수 없었다. 이규보는 용뇌를 구하기 위해 당시 최고 권력자인 최이崔怡에게 부탁했고, 최이는 자신이 보유하고 있던 용뇌를 보내주었다. 이에 이규보는 감사하다는 시까지 만들어 바쳐야 했다. 당시 최고급 수입 약재는 최고 권력자가 독점적으로 소유했음을 알 수 있다.

그러나 안타깝게도 이를 감별한 동네 의원이 가짜 용뇌라고 밝혀 이규보를 낙담시켰다. 최이가 보낸 수입산 약재가 가짜였다는 사실은 중국과의 교역이 줄어든 전란기에 가짜 약 판매가 심각했음을 보여준다. 이후 1241년(고종 28) 7월 74세를 맞은 이규보가 위독하다는 소식이 있자 국왕 고종이 아니라 진양공 최이가 이름난 의원들을 보내 치료를 받을 수 있도록 했다. 고려 관료제하에서 행해진 국가 의료의 전형적인 모습이었다.

고려시대 국왕은 자신에게 충성을 바치는 사람들에게 의료관료를 파견하여 치료해주었고, 구하기 어려운 수입 약재를 배분해주는 의료제도를 운영했다. 권력의 중심이 국왕에서 무신 집정자에게 넘어갔던 시기에는 의료 혜택을 베푸는 시혜의 주체도 국왕에서 무신 집정자로 변경되었던 것이다.

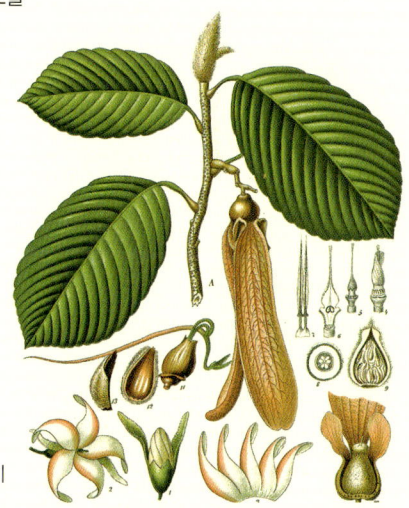

녹나무 용뇌 용뇌(冰片, Borneolum)는 뼈에 사기(邪氣, 나쁜 기운)가 있을 때 사용했던 약재이다.

일반 민을 위한 의료제도

일반 민을 위한 의료제도는 관료를 위한 제도에 비해 매우 제한적이었다. 이는 대체로 질병이 발생했을 경우 이들을 치료할 수 있는 기관을 마련하고 약재를 원활하게 공급하는 방식이었다. 고려는 963년(광종 14)에 빈민 행려行旅를 구호하고 질병 치료를 담당하는 기관으로서 제위보濟危寶를 설치한 이래, 동서대비원東西大悲院과 혜민국惠民局을 운영함으로써 개경의 일반 민들을 위한 의료를 담당하도록 했다.

제위보는 일정한 전곡을 재정 기반으로 삼고 이를 빌려주어 그 이자로 아픈 이들을 치료해주는 운영 재원을 마련하는 곳이었는데, 이를 운영하는 곳을 제위포라고 불렀다. 동서대비원은 1036년(정종 2) 건물을 수리하라는 사료가 있는 것으로 보아 고려 초기에 이미 개경의 동과 서에 행려병자를 치료하는 대비원이 설치되었던 것으로 보인다. 일반 민에게 가장 긴요했던 것은 약재 구입이었다. 민간에서 약을 팔러 다니는 떠돌이 약장사는 일찍부터 존재했지만, 약재 구입은 쉽지 않았다. 이에 1112년(예종 7) 혜민국을 설치하여 개경에 거주하는 일반 민이 약을 보다 손쉽게 구할 수 있도록 했는데, 이는 매우 획기적인 조치였다.

지방 의료

성종은 12목에 의학박사醫學博士를 파견하여 지방에서 의생醫生을 직접 육성할 수 있도록 했다. 당시에는 이미 서경과 동경에도 의료관료가 파견되어 지방 민의 치료를 담당하고 있었다. 그러나 의료 혜택은 어디까지나 지방의 호족과 관료를 위한 것이었다. 지방에는 지방 관리를 위하여 약재를 공급하는 약점藥店이 있었다. 이를 담당하는 관리가 향리직인 약점사藥店史였다. 이는 1018년 현종 때에 설치되었는데, 주·부·군·현 등에서 인구 1,000정丁 이상인 지역에는 약점사를 4명, 300정 이상이면 2명, 100정 이상인 지역에는 1명을 두도록 했다. 더불어 동서제방어사東西諸防禦使·진장鎭將·현령관縣令官 등이 설치된 곳은 인정人丁 수에 관계없이 약점사 2명을 두었다. 한편 서경에는 개경처럼 동서대비원이 설치되어 일반민을 위한 치료기관의 역할을 했다.

의료 인력 양성

의료 전문 인력은 생명을 다루는 일을 하기 때문에, 양성하기까지 상당한 기간이 소요된다. 따라서 고려는 건국하자마자 태조 대에 서경에 의학원을 설치하여 의학교육을 실시하고, 서경에 거주하는 사람들이 의료 혜택을 받을 수 있는 토대를 마련했다. 이는 궁예 정권 때부터 개경에 의학을 위시한 의료체제가 이미 설립되었다는 것을 의미한다. 성종 대에는 12목에 의학박사를 1명씩 파견했으며, 문종 대에는 남경과 동경에 의학을 설치하고 교수를 파견하여 의생을 교육시킴으로써 지방에까지 의료전문인 양성체제를 확립시키고자 했다. 이처럼 개경뿐 아니라 서경·남경·동경 등 3경과 12목에서 각각 의학교육기관을 통해 의료 전문인들이 배출되었는데, 이들은 소정의 교육을 마친 뒤 대부분 의료관료로 활약했다.

고려의 의학교육

고려의 의학교육은 송의 영향으로 다양한 분과로 나뉘어 시행되었다. 의학교육을 마친 뒤 상당수는 의과醫科에 응시했을 것이다. 고려는 당의 영향을 받은 신라의 의학교육 전통을 계속 이어나갔다. 송의학의 교과목은 『소문』· 『맥경』· 『난경』 이외에도 『상한론』· 『제병원후론』· 『천금방』· 『태평성혜방』· 『용수론龍樹論』 등이 있었으나, 고려는 신라의 전통을 따라 여전히 의업에서 『본초경』· 『갑을경』· 『소문경』· 『침경』· 『맥경』· 『명당경』· 『난경』 등 경전 위주로 교육했다.

의과제도

고려는 신라와 달리 과거시험이라는 경쟁을 통해 관료를 선발했다. 이는 고려가 신라에 비해 신분뿐만 아니라 실력도 중시하는 사회를 지향했기 때문이다. 의과제도는 과거제라는 큰 틀에서 시행되었는데, 고려시대에는 과거를 통해 관료가 되는 것이 유리했지만, 여전히 특채를 통해 관리가 되는 경우가 더 많았다.

과거시험은 여러 종류가 있었다. 문학적 재능을 파악하는 시문과 정책에 대한 의견 개진 그리고 유교 경전에 대한 이해 능력을 시험하여 문신관료를 뽑았다. 이 외에 법률·의학·천문학·통역·통계 등 전문성을 띤 기술직을 뽑는 시험에는 평민도 응시할 수 있었다.

의료관료를 선발하는 의과는 958년(광종 9) 복업卜業·지리업地理業과 함께 3년에 한 번씩 잡업으로 실시되었다. 그러나 의과를 통해 의관이 된 사람은 광종 대부터 성종 대에 이르기까지 7명에 불과할 정도로 소수였던 점에서, 의과를 지망하는 사람이 많지 않았음을 알 수 있다. 1125년(인종 3)에는 의과 급제자는 4품직까지만 승진하도록 규정했다. 태의감 판사를 비롯한 각 의료기관의 수장은 문과시험에 급제한 사람이거나 음서를 통해 입사한 귀족의 몫이었다.

따라서 고려시대 의료기관은 정치적인 수장과 의료 실무진의 이중 구조로 구성되었다. 의과 급제는 평민 입장에서는 신분 상승의 기회이지만, 문

고려의 의과 과목 『고려사』「선거지」에 의업 시험 과목과 방법에 대한 세세한 규정이 실려 있다.

과에 응시할 수 있는 양반 자제로서는 신분 하락이라는 인식을 가졌다. 이에 의과 응시자로 지방 향리층이 주류를 이루자 공민왕 12년(1363) 향읍이 쇠퇴한다는 이유로 지방 향리들이 의과를 비롯한 잡과에 응시하는 것을 금지했다.

의과시험 방법

의과는 다른 잡업처럼 경전을 얼마나 많이 외우고 이해했는가를 보는 첩경의 방식으로 시행되었다. 첩경이란 정해진 경전 가운데 1행만을 남기고 나머지 앞뒤 부분은 모두 덮은 뒤 그 1행 중 몇 자를 종이에 붙여서 나머지 부분을 알아맞히게 하는 시험방식이다. 오늘날의 내과를 의미하는 의과와 외과를 의미하는 주금과呪禁科로 나뉘어 있었는데, 시험기간은 모두 이틀이 주어졌다.

의과의 경우, 첫날에는 『소문경素問經』에서 8개 조항, 『갑을경甲乙經』에서 2개 조항, 다음 날에는 『본초경本草經』에서 7개 조항, 『명당경明堂經』에서 3개 조항, 이렇게 매일 합해서 10개 조항을 물어보고 그중 6개 이상을 맞혀야 합격되었다. 또한 『맥경脈經』 10권, 『침경鍼經』 9권, 『난경難經』 1권, 『구경灸經』을 파문破文과 경의經義 형식으로 시험을 보았다. 파문이란 중국 과거에는 없는 형식으로, 시험을 치르는 자에게 셈대를 책에 꽂아 임의로 펼친 의학서 부분을 읽게 한 뒤 제대로 이해하고 있는지 보는 것으로 추정되고 있다. 경의란 경전의 본문을 읽고 스스로 해석하고 그 뜻을 제대로 설명할 수 있는지 시험하는 방식으로 모두 구두시험이었다. 이는 외과의를 뽑는 주금에서도 마찬가지였다. 주금 응시생들은 『맥경』·『유연자방劉涓子方』·『창저론瘡疽論』·『명당경』·『침경』·『본초경』의 내용에 관해 의업과 같은 형식으로 시험을 보았다.

의서 간행

의학교육이 활성화되면서 중국에서 수입한 의서만으로는 수요를 모두 충당하기 어려웠다. 이에 다양한 종류의 의서를 여러 차례 인쇄했는데, 문종 때 가장 많이 제작되었다. 1056년(문종 10) 서경유수가 문과와 의과를 비롯한 각종 과거시험을 준비하는 응시생들에게 필요한 서책을 필사하여 공부하는데, 잘못 필사하여 책에 오류가 많으므로 궁중 도서관인 비서각秘書閣에 있는 서책을 보내달라고 국왕에게 요청하자 필요한 책을 각 1부씩 인쇄하여 보내주었다고 『고려사』에 기록되어 있다. 이처럼 지방에서 과거 공부를 위한 서책의 수요가 늘자 출판 능력이 있는 지방 관아에서 직접 서적을 인쇄했던 것이다. 그래서 10~11세기에 21종의 관판본이 출간되었는데, 의서 10종, 역사서 5종, 경서 3종, 기타 3종이었다.

고려 문종 때 출판된 의서

연도	조판 장소	서명	내용
1058년 (문종 12)	충주목	황제81난경	후한 이전의 난경
		천옥집	천옥(川玉)이 장중경의 『상한론』 일부를 요약 정리한 것
		상한론	위(魏) 왕숙화(王叔和)가 정리한 『상한잡병론』 10권
		본초괄요	당(唐) 장문의(張文懿)가 편찬한 『본초괄요시(本草括要詩)』 3권
		소아소씨병원	『제병원후론』 중 「소아방」만 편집
		소아약증병원18론	송 전을(錢乙)의 『소아약증직결(小兒藥證直訣)』
		장중경 5장론	한 장중경(張仲景)의 이름을 가탁한 7세기 초 의서로 추정
1059년 (문종 13)	안서 도호부	주후방	진(晉) 갈홍의 『주후구졸방』 6권
		의옥집	후진(後晉) 화응(和凝) 등의 『의옥집(疑獄集)』 4권
		천옥집	천옥이 장중경의 『상한론』 일부를 요약 정리한 것

특히 의학서는 문종 때 집중적으로 출판되었는데, 충주목과 안서도호부가 있던 황해도 안변에서 간행되었다. 두 곳 모두 장중경의 『상한론』을 요약한 『천옥집』을 간행했을 뿐 아니라 장중경의 의서가 여러 권 인쇄된 것으로 보아, 당시 전염병을 다루었던 상한론에 대한 수요가 많았던 것을 짐작할 수 있다. 유독 문종 때 의서 간행이 활발했던 배경에는 문종이 오랫동안 중풍을 앓아 자신을 치료하기 위해 의학에 지대한 관심을 가졌던 점도 작용했을 것이다.

송의학과의 교류

의학교육은 송의 영향을 많이 받았을 것으로 보고 있다. 문종이 중풍을 오랫동안 앓아 송나라에 의관과 치료 약품을 요청했기 때문에 여러 차례 송나라 의관들이 고려에 왔다. 문종 대에 송나라에서 고려로 귀화한 신수愼修와 그 아들 신안지愼安之는 의관은 아니었지만 의약에 정통했다. 숙종·예종 대에도 송에서 의관이 파견되었는데, 특히 예종 연간에 파견된 송 한림의관들은 약 8개월간 고려에 머무르면서 직접 의료교육에 참여했다.

송에서 편찬되었던 최신 의학서도 고려에 곧 유입되었다. 1015년(현종 6) 장역의 유행으로 고통받았던 고려는 1016년 사절단을 파견하여 992년에 편찬되었던 『태평성혜방太平聖惠方』을 구했다. 1101년(숙종 6)에는 『신의보구방神醫普救方』을 도입하는 등 널리 중국 의학서를 구했다. 고려가 의학서를 많이 가지고 있다는 소문을 듣고 송 철종은 송나라에 없는 의학서를 요청하여, 1093년(선종 9) 『황제침경黃帝鍼經』을 보내주기도 했다.

질병과 치료

질병에 대한 이해

고려시대에는 질병을 다양한 방식으로 이해했다. 질병이 발생하면 원귀론冤鬼論과 유교 재이론災異論적 질병관, 도교와 불교적 이해 방식이 논리의 충돌 없이 모두 이용되었다.

인종이 병에 걸리자, 의학적 치료뿐 아니라 불교와 도교의 치병의례를 행하고 원귀론에 입각하여 원망이 가장 많은 집단인 죄수를 석방하는 등 할 수 있는 모든 방법을 다 동원했다.

또한 무신집권기에 경주의 반란을 진압하러 간 진압군에 전염병이 유행하자 당시 군중 서기였던 이규보는 도교의 옥황상제와 불교의 각종 부처님, 지리산 산신을 비롯한 수많은 민간신앙의 잡신에게까지 모두 제사드리는 제문을 작성해야만 했다. 이처럼 다양한 신에게 치병을 기원하는 풍습은 의료의 혜택을 보기 어려운 일반 민들에게 큰 정신적 위안을 주었던 것으로 보인다.

전염병에 대한 대응책

고려시대 전염병에 대한 대응책은 크게 의학적·종교적·정치적 대응책으로 나누어볼 수 있다. 우선 전염병이 발생하면 첫째, 의학적 대응책으로서 역병 발생지에 의원을 파견하여 질병의 성격을 널리 알리고 필요한 약을 공급했다. 환자가 대량으로 발생한 경우를 대비하여 제위보와 구료도감 등을 설치했다. 또한 불교국가였던 고려사회에서 사찰은 의료의 거점 역할을 했다. 사찰 내에 있던 의료시설을 확충하고 동서대비원이라는 빈민 대상 의료기구를 운영함으로써, 의료의 사각지대에 위치한 이들을 치료하고 구휼하는 장치를 마련했다. 둘째, 종교적인 대책으로서 역병을 예방하거나 낫게 해달라고 기원하는 여제厲祭를 거행하고, 온역을 다스리는 오온신五溫神에게 제사를 지냄으로써, 역병의 유행이 신의 의지라는 점을 강조했다. 특히 오온신은 온역의 유행과 함께 송나라에서 받아들인 것이다. 셋째, 원기怨氣가 쌓이면 역병이 유행한다는 인식하에 죄수를 사면하고, 조세감면정책 등을 시행했다. 또한 불교국가였던 고려는 역병을 물리치는 불교의식을 거행했는데, 예종 대 온역이 유행하자 도교를 적극적으로 수용하여 도교의례도 시행했다.

『어의촬요방』과 벽온단

예종 대 최사취崔思諏(1034~1115)가 70세가 되어 정년퇴임을 할 때, 국왕은 우대의 표시로 차·약품·의복·비단·말안장 등을 보내주었다. 이처럼 고려시대 국왕은 자신의 은혜를 드러내기 위해 신료들에게 약을 선물로 주었다. 대부분 국내에서 구하기 힘든 외국 약재이거나 상약국에서 조제한 최고 수준의 완성약이었다.

전근대사회에서 약은 고급 사치품과 함께 사용자의 사회적 지위를 알려주는 위세품으로 자리매김했다. 위세품으로 사용된 약재 중 대표적인 것으로 납약을 들 수 있는데, 1226년에 편찬된 『어의촬요방御醫撮要方』에 있는 신성벽온단神聖辟溫丹도 그중 하나였다. 이는 창출·복령·인삼·감초 등을 꿀에 졸여 환으로 만든 뒤 주사를 입혀 매년 새해 아침 오경 초에 경건한 마음으로 천운의 기를 받을 수 있는 방향을 향해 따뜻한 술과 함께 한 알씩 씹어 먹도록 했다. 먹을 때도 천운을 받을 수 있는 방향을 향했는데,

가령 자子가 들어가는 해이면 자 방향으로, 축丑
이면 축 방향, 이런 식으로 해당 방향을 향하여
복용하도록 했다.

이규보는 새해 첫날 일어나자마자 추위로 이
불을 뒤집어쓴 채 술과 함께 연말에 받은 벽온단
을 씹어 먹었다. 이러한 벽온단은 한 해의 돌림
병을 막아주는 역할을 하는 일종의 예방약으로
서 매년 연말 이규보와 같은 관료들에게 지급되
었다. 전염병은 미리 막는 방역이 최고라는 사
실은 일찍부터 알려져, 고려사회에는 다양한 벽
온 방법이 발달했다.

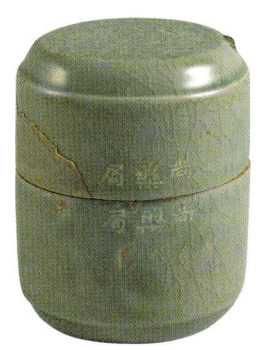

고려시대 약합(보물 제646호)
임금의 약을 짓는 일을 맡아보던
관아인 상약국에서 사용한 환약
을 보관하던 용기로 추측된다.

불교의학과 승의

고려는 불교국가였기에 불교의학이 더욱 발달했다. 특히 불교 사찰은
중세 유럽의 수도원처럼 병자들의 휴양처 또는 치료처로 이용되었다. 남
아있는 고려시대 묘지명을 해석해보면, 고려 귀족의 상당수가 몸이 아프
거나 임종을 앞두고 사찰로 거처를 옮겼다는 사실을 알 수 있다. 예컨대
996년(성종 15) 내시령 서희徐熙는 병이 나자 개국사開國寺에 머무르다 임
종을 맞이했으며, 1061년(문종 15) 문종에게 세 딸을 출가시킨 이자연李子
淵은 묘각사妙覺寺에서 사망했다.

이색李穡은 병이 깊어지자 묘각사에 가서 요양을 했는데, 채수좌蔡首座
라는 승려가 약물로 그를 치료해주었다. 이처럼 고려시대 불교 사찰에서
는 전문적인 치료가 행해지기도 했는데, 고려시대 질병 치료로 이름을 날
렸던 대표적인 승려로서는 운문사 원응圓應(1052~1144)국사를 들 수

있다. 원응국사비문에 따르면, 국사는 불교 경전 특히 『대반야경』에 통달하여 반야삼매를 얻게 되자 인간의 질병에 대하여 귀천을 불문하고 진찰만 하면 효험이 있었다고 한다.

또한 의종의 발병을 치료하여 출세하게 된 이상로李商老는 승려에게 의술을 배웠다고 했으며, 『고려사』에는 충렬왕 대의 문신 조간趙簡의 어깨와 목에 난 종창을 수술한 승려와 충혜왕의 애첩 황씨의 임질을 고친 승려 복산福山에 대한 기록이 남아있다. 이처럼 외과수술뿐 아니라 성병까지 치료할 만큼 뛰어난 의술을 지닌 승려들이 많았다.

고려 후기 민간의료의 성장

다양한 유형의 의료인

고려시대 다양한 유형의 의료인이 민간에서 의료활동을 했는데, 무당이나 승려 이외에도 문인 유학자로 의서를 읽다가 의학에 조예를 가지게 된 경우도 있었다. 특히 고려 후기에는 지식인으로 의학에 관심을 두고 의학서를 읽는 사람들이 많았다. 대표적인 예로 이규보는 평소 본초서를 즐겨 읽었는데, 자신이 미관말직으로 그칠 것으로 보이자 차라리 의원을 할까라고 농담할 정도로 의학지식이 풍부했다.

은퇴한 지식인이 민가에서 의료활동을 하기도 했다. 삼경三敬거사라고 불리던 배덕표裵德表는 공민왕 17년 이후 김해의 주촌酒村에 자신의 집을 홍인원弘仁院이라 이름하면서 약을 조제해 병자를 직접 치료했다.

이 외에도 대대로 의업을 하는 가문들이 있었는데, 이들은 가문만의 비법을 소유하기도 했다. 최씨집정기 때 최우崔瑀의 발에 심각한 수준으로 종기가 났는데, 이를 고친 것은 어의가 아니었다. 민간에서 의업을 하는 집안 출신의 딸인 임정의 처가 인독고引毒膏라는 고약을 사용하여 치료했다.

고려시대 의업 가문으로는 설경성薛景成 집안을 들 수 있다. 설경성은 설총薛聰의 후손으로 대대로 의술을 업으로 삼았는데, 충렬왕은 병에 걸릴 때마다 반드시 설경성에게 치료를 받았다. 또 설경성은 원나라 세조의 질병까지 치료했다. 그래서 그는 관의로 출세했지만 그렇지 못한 다른 족당은 민간에서 활약했을 것이다.

의료분쟁과 처벌

『고려사』 권85, 형법지에는 의료분쟁에 대한 법령이 남아있어 당시 민간 의료분쟁 시 중요하게 생각했던 사항을 짐작할 수 있다. 영업행위를 하는 의사가 처방에 들어가는 약재를 속였을 경우, 의사가 취한 경제적 이득에 비례해 형별의 경중이 정해졌다. 즉 피륙을 한 필만 받은 경우는 장 60대에 불과하지만, 35필이나 받은 경우는 먼 곳으로 귀양을 보내 3년간 복역하는 동시에 재물로써 죄를 면하는 대속代贖을 허락하지 않는 엄벌에 처했다.

이러한 법령은 실상 중국 법률에서 유래한 것이다. 당나라 율령에 따르면, 사기죄에 해당하며 그 형벌은 절도죄에 준했다고 한다. 그런 경우 의사가 받은 돈은 장물로 취급하여 그 액수에 비례해 형량이 결정된 것이다. 또한 범죄를 행한 자의 신분에 따라 동일한 죄목이라도 형량이 달랐는데, 의료 사기죄를 행한 범죄자의 신분이 관원인지, 의사인지, 일반인인지에 따라 형량이 달랐다. 이는 전근대사회의 법이 가지는 특성이기도 하다.

대부분의 의약 관련 법령이 남아있지 않은 상황에서 이 법령만이 『고려사』에 남아있는 이유는 치료를 빌미로 거짓 약재를 판매하는 행위가 만연했기 때문일 것이다.

고려 의서 『제중입효방』과 『비예백요방』

『제중입효방濟衆入效方』은 고려 의종 때 김영석金永錫이 편찬한 의서이다. 그의 비문에 따르면 "일찍이 송나라와 신라의 의서를 열람하다가 사람들에게 편안한 것들만 새로이 모아 직접『제중입효방』을 찬집했다"라고 했다. 현재는 전해지지 않지만 이 시기까지 신라의 의서들이 있었던 것이다. 오늘날『향약집성방』에 남아있는『제중입효방』의 처방은 단 한 가지인데, 편풍偏風으로 팔다리를 잘 쓰지 못하고 그 통증을 치료하는 방법으로 솔잎과 소금을 같이 쪄서 이를 자루에 넣어 환부에 찜질하는 처방이다. 『제중입효방』의 처방들은 새로운 처방을 낸 것이 아니라 기존의 처방을 정리한 것이다.

『향약구급방』에서 가장 많이 인용된『비예백요방備預百要方』도 고려 때 편찬된 의서로 알려져 있다. 『비예백요방』은 사라진 의서이지만, 현재『의방유취』에 그 처방이 인용되어 있다. 그런데『제중입효방』을 편찬했던 김영석의 증손인 김변金卞의 경험방과 인종 때 병부상서직을 지낸 신안지愼安之의 집안에서 전해오는 방서가 인용되어 있다는 사실이 발견되었다. 1230년에서 1240년 사이에 출간되었을 것으로 추정되는『비예백요방』은 우리 고유의 의학 전통을 보여주는 귀중한 의서로서,『제중입효방』의 명맥을 이어『향약구급방』을 낳은 의서라고 할 수 있다.

『향약구급방』과 향약 의서의 출간

고려 말 조선 초의 문신 권근權近(1352~1409)의 지적처럼, 우리나라는 중국과 멀어서 이 땅에서 나지 않는 약종藥種을 얻기 어려운 것이 큰 문제였다. 이에 한 가지 약초를 가지고 한 가지 병을 치료하는 풍습이 있었고, 그 효험이 나름대로 신통했다고 한다. 고려 후기 30여 년에 걸친 몽골의 침입으로 약재무역이 중단되면서 강화도에 고립된 고려 귀족은 고려 땅에서 나는 향약에만 전적으로 의지하게 되었다. 이에 지배층 사이에서 향약에 대한 관심이 높아져 향약을 위주로 한 『향약구급방』이 출간되기에 이르렀다. 『향약구급방』은 3권 1책으로서 원간본原刊本은 본래 강화도의 대장도감大藏都監에서 간행되었으나 현재 전해지는 것은 일본 궁내청에 소장된 중간본으로, 1417년(태종 17) 최자하崔自河가 경상도 의흥義興에서 편사編寫한 것이다. 대장도감은 1236년(고종 23)에 설치한 관서이므로 13세기 전반에 간행되었을 것으로 추정된다. 방문의 대부분은 『비예백요방』·『천금』·『외대비요』·『성혜방』 등에서 채록했으며, 주변에서 쉽게 구할 수 있는 향약재로만 구성된 처방을 발췌해놓은 것이다.

『향약구급방』은 상·중·하 3권으로 구성되어 있다. 상권은 식독食毒·육독肉毒 등을 비롯한 18항목, 중권은 정창丁瘡·동창凍瘡 등을 비롯한 25항목, 하권은 부인잡방婦人雜方 등 12항목이 실려 있다. 각 항목의 병명 아래에 그 병에 대한 여러 종류의 치료 방법이 열거되어 있으며, 복약의 금기禁忌와 제약 방법, 용약用藥할 때의 중량 등이 적혀 있어서 구급의 실용에 편하도록 되어 있다. 『향약구급방』은 질병이 나타나는 특수한 원인에 따른 분류(중독中毒·충수상蟲獸傷), 드러나는 증상에 따른 분류(학虐·수종水腫·요통腰痛·란亂·장풍腸風·심통心痛·구토嘔吐 등), 질병 부위에 따른 분류(안병眼病·이병耳病·비鼻·구설口舌·치아齒牙·인후咽喉 등), 체표면의 외과질

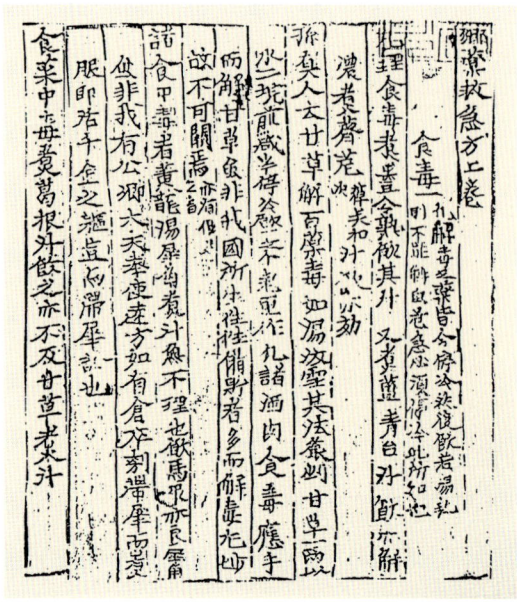

『향약구급방』 상권 식독
고려 때 편찬된 『향약구급방』에는 식독(食毒)에 대해 다룬 부분이 나온다.

환류(창상옹저創傷癰疽·타박절상打撲折傷·제손상諸損傷), 환자의 종류에 따른 분류(부인방婦人方·소아방小兒方), 상태의 긴급성에 의한 분류(제구급諸救急) 등이 혼재되어 있다.

　『향약구급방』의 전반적인 처방에서 주목할 점은 살생하여 생명을 구하는 방법을 기피하고 있다는 점이다. 즉 살아있는 생명을 죽여 만드는 약재, 예컨대 오골계·지렁이·백어白魚·자라 등을 사용하는 처방을 소개하기는 했지만 그 방법은 자세히 소개하지 않았다. 불교국가였던 고려사회에서 불살생不殺生의 계율이 사람의 생명을 구하는 의료생활까지 영향을 끼쳤다는 사실을 짐작할 수 있다. 이후 사회가 안정되면서 의료 수요가 증가함에 따라 일반 민의 향약에 대한 수요도 증가하여 향약 의학이 발달하는 원인이 되었다. 고려 말 향약 의학은 『삼화자향약방三和子鄕藥方』에서 정리되었는데, 권중화權仲和가 이에 더하여 『향약간이방鄕藥簡易方』을 편찬하기도 했다.

쟁점과 토론

'걸어다니는 종합병원' 이색은 어떻게 질병을 치료했을까?

고려 후기의 문호인 이색(1328~1396)은 노년에 들어 각종 질병에 시달렸다. 요즘 말로 표현하면 '걸어다니는 종합병원'이라고 할 정도로 치통·눈병·요통·신경통 등 온몸에 통증을 앓고 있었다. 그러나 이미 관직에서 은퇴한 뒤라서 관료를 위한 의료 혜택을 받을 수 없었다. 그는 자신의 병을 치료하기 위해 시도했던 방법을 시로 표현했는데, 몸이 아프면 할 수 있는 모든 방법은 다 동원했다는 사실을 알 수 있다.

> 세간의 모든 고통이 한 몸에 다 모여서
> 기거 동작을 모두 옆 사람에 의탁하네
> 병든 아내는 살 지지며 부처를 재차 외치고
> 늙은 종은 땀흘리며 자주 푸닥거릴 하누나
> 주역점 치는 강 판수는 판단을 가벼이 하고
> 비술 가진 최씨 노인은 꽤나 자중을 하네
> 다만 다생의 남의 기습이 있을 뿐이요
> 매화와 시의 흥취는 아직도 청산하다네

움직이는 일조차 모두 옆 사람에게 의지해야만 했던 이색은 치료하기 위해 아내가 집에서 쉽게 할 수 있는 뜸 치료를 하면서 부처님께 빌며 병 낫기를 기원하는 불교식 기도를 했다. 늙은 종이 데리고 온 무당의 치병굿에 의지도 해보았으며, 주역점을 치는 강판수에게 어떻게 하면 나을 수 있는지 술책을 알아보았고, 마지막으로 의원 최씨를 불러 의학적 치료를 받았다고 술회했다. 대부분 이런저런 신께 기도하는 방책이었으며, 동네 의원이 와서 치료하는 것이 가장 마지막이었다. 그는 지긋지긋한 요통을 치료하기 위해 기와를 덥혀 찜질하는 요법을 쓰기도 했는데, 병이 깊어지자 묘각사라는 사찰에 가서 정양하면서 의승에게 전문적인 치료를 받았다.

이색은 인생의 반을 약물과 보낸 것처럼 느낄 정도로 약을 많이 섭취했다. 그는 질병에 대해 끊임없이 근심했고, 통증으로 밤을 새우기 일쑤였다. 이에 각종 약을 복용했는데, 의원이 처방해준 약재를 구하기 위해 각종 인맥을 동원했으며, 때로는 자신에게 필요한 약물을 텃밭에 직접 재배하기도 했다. 향약 한 상자가 생기자 민간의 병자들에게 나눠주기도 했다고 한다.

4

조선 전기 국가 중심의 의학 정립

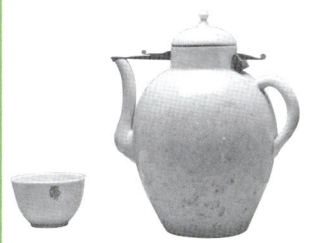

조선 전기에는

- 조선의 건국을 주도했던 양반 사족士族들은 자신들이 추구하는 이상적 정치사상론인 성리학과 고려 이래의 사회문화적 전통을 조화시키면서 당시 사회의 제반 문제를 풀어나갔다.

조선 전기 의학에서 나타난 커다란 변화를 몇 가지로 정리할 수 있는데, 무엇보다 국가가 의학과 의료를 담당해야 한다고 인식한 점이다. 이때 의료의 대상은 국왕과 양반 지배층뿐만 아니라 일반 백성들도 포함하고 있었다는 점에서 의의가 있지만, 그것을 실현하기에 한계가 있었던 것도 사실이다.

이와 함께 실제 조선의학이 정립될 수 있는 배경이 만들어지기 시작했다. 향약과 중국의학을 정리한 것으로, 세종 때『향약집성방』·『의방유취』가 편찬되었다. 이를 통해서 조선 건국 시기까지 전해진 전통의학인 향약에 대한 조사가 완비되었고, 고대부터 명대 초반까지 중국의학도 정리되었다. 이는 조선 중기『동의보감』으로 대표되는 조선의학이 성립되는 밑거름이 되었다.

국가의 의료 기능 강화

조선 건국과 제도 정비

1392년 이성계李成桂가 고려의 최고행정기구인 도평의사사都評議使司의 추대로 왕위에 오르고, 조선朝鮮을 국호로 정하면서 새로운 국가가 세워졌다. 나라가 새롭게 세워진 만큼, 나라를 운영할 방식인 제도와 법도 새롭게 만들어져야 했다. 물론 이는 짧은 시간에 이루어질 수 있는 것은 아니어서, 조선 최고의 법전인 『경국대전經國大典』으로 완비되는 데도 많은 시간이 소요되었다. 그 과정에서도 계속해서 국가의 제도와 기관들이 새롭게 정리되었다.

조선은 의료제도를 정비하는 과정에서 다른 분야와 마찬가지로 우선 고려의 제도를 따르면서 차근차근 바꾸어나갔다. 의료제도는 가장 먼저 의료기구를 정비하는 것으로 시작되었는데, 그중에서 가장 먼저 설치된 것은 전의감典醫監이었다.

전의감은 고려의 전의시典醫寺를 모방한 것으로, 태조가 즉위한 해에 문무백관의 제도를 정하는 자리에서 이루어졌다. 전의감이 맡았던 업무는 왕실 약재의 조달과 왕실 및 조정관료의 진료, 약재의 사여賜與, 약재의 재배와 채취, 외국 약재의 구입 및 판매, 의서 편찬, 의학교육 그리고 취재取才 등 국가의 거의 모든 의료사업이었다. 이후 의료기구가 차츰 정비되면

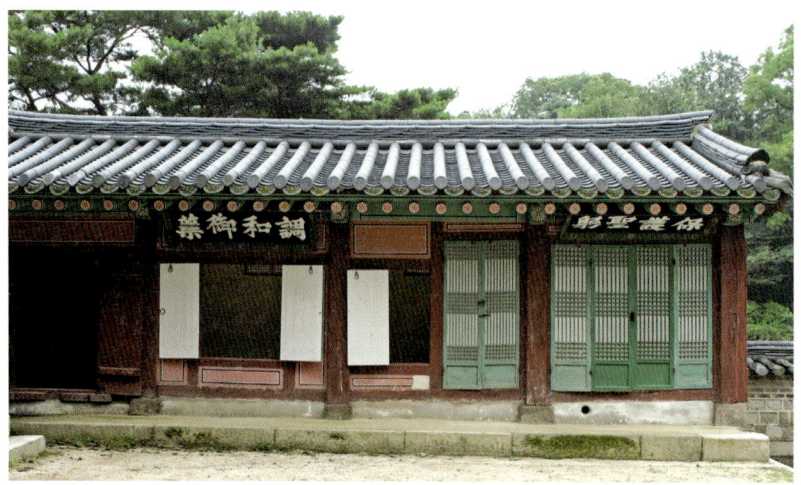

창덕궁 내의원 보호성궁(保護聖躬), 조화어약(調和御藥)이라는 현판으로 내의원의 기능이 왕실의 건강을 보호하고 어약을 짓는 것임을 밝히고 있다.

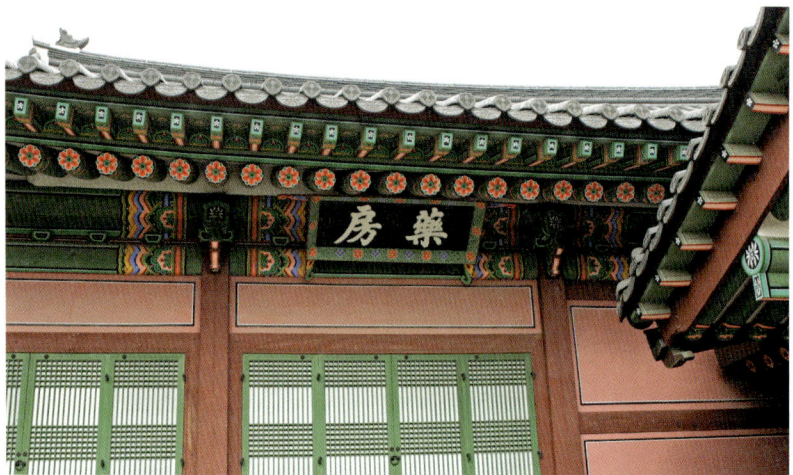

창덕궁 약방 궐내 각 사에 속해 있던 약방(藥房)으로, 관원들을 위해 설치되었다.

서, 전의감의 업무는 축소 내지 재정비되었다.

왕실의 구료를 담당했던 내의원(內醫院)은 고려의 상약국과 같은 것으로, 처음에는 내약방(內藥房)으로 불리면서 전의감 내에 별도로 속해 있었다. 그러다가 1443년(세종 25) 이조의 건의에 따라 내약방을 내의원으로 개칭하고 정원을 마련하는 등 독립적인 체제로 운영되었다. 한편 일반 백성을 대상으로 하는 의료기구인 혜민서(惠民署)가 설치되었다. 그리고 평상시에는 주로 진휼을 담당하면서, 전염병이 발생했을 때는 그 의료를 주로 맡았던 활인서(活人署)도 설치·운영되었다.

전의감을 시작으로 내의원, 혜민서로 차츰 의료기구가 분화되면서 이들은 성종 때 완성된 『경국대전』에 국가의 대표 의료기구로 명시되는데, 이것이 이른바 삼의사(三醫司)이다. 조선 전기에 완성된 삼의사 중심의 국가 의료는 조선 후기까지 계속된다.

성리학 사상과 의학

조선 전기 의학의 특성 가운데 가장 대표적인 것은 국가가 정책적으로 의료서비스를 강화했다는 점이다. 조선을 세우는 데 앞장섰던 새로운 지식인들, 이른바 신진사대부들은 국가의 존립 기반인 백성을 보호하는 일에 각별한 주의를 기울였으며, 그것은 국가에 의한 의료를 보다 강화하는 것으로 나타났다. 물론 의료의 핵심은 왕실과 수도 한양을 중심으로 하고 있었지만, 국왕과 왕족을 위한 왕실의원이라고 할 내의원과 관료들을 위한 전의감 이외에도 대국민 의료를 담당하는 혜민서를 설치했다.

이처럼 국가가 의료를 강화했던 것은 국가의 기반은 백성에 있다는 신념에 기인하고 있었다. 즉 한 국가를 운영하기 위해서는 백성을 통제하는 수단을 강화하는 것 이외에도, 국가 운영의 사회경제적 기반이자 생산의 주체인 인적 자원의 확대와 정비 역시 중요했다. 인적 자원의 확대는 조선 전기부터 국가의 중요 사업으로 인식되었는데, 지방관을 파견할 때마다 강조했던 수령의 업무 칠사七事 가운데 하나인 호구의 증가 항목은 대표적인 사례였다. 부세賦稅와 군역軍役 담당자를 확보하기 위해서는 호구의 증가, 즉 인구의 적정한 증가를 유도하는 의학은 필수적이었다.

의학을 뜻하는 '활인活人'이 조선의 이상적 정치론인 '인정仁政'의 하나로서 부각되었고, 그 실현의 방법으로 진휼정책을 추진하고 의료정책을 정비했다. 세종 대 『향약집성방鄕藥集成方』이 편찬되었을 때, 드디어 "인정의 근본과 지엽, 크고 작은 것들이 전부 갖추어져서 빠지지 않게 되었다仁政本末巨細 兼盡而無遺矣"는 것으로 표현되었다. 이후에도 의학은 성리학적 정치론의 중요한 부분으로 여겨졌으며, "이상정치의 큰 일王政之大事" 혹은 "지극히 인자한 정치至仁之政"의 표본으로 여겨졌다.

혜민서 설치

고려의 혜민국을 계승한 혜민서는 말 그대로 백성에게 은혜를 베푼다는 의미를 갖고 있는데, 약을 전매典賣하고 일반 민의 구료를 담당하는 기관이었다. 1392년(태조 원년)에 혜민국이 설치되었고, 1460년(세조 6) 제생원濟生院이 합쳐지면서 기구가 확대되었다가, 1466년(세조 12)에는 혜민서로 개칭되었다. 이후 『경국대전』이 반포됨으로써 대민의료기구로서 혜민서는 법제화되어 1882년까지 존속했으며, 이후에는 광혜원廣惠院이 혜민서의 역할을 상징적으로 계속했다.

혜민서의 주요 업무인 백성의 구료와 약의 전매는 조선 건국에 사상적 기틀을 마련했던 정도전鄭道傳이 구상한 것이었다. 그는 『조선경국전朝鮮經國典』에서 포布 6,000필의 재원을 바탕으로 이자를 통해 재정 안정화를 취하고, 그 재원으로 약을 갖추고 필요한 사람들에게 판매하는 방식을 제도화했다. 이를 두고 정도전은 국가가 백성을 살리기를 좋아하는 정치라고 규정했는데, 이는 성리학적 정치론이 투영된 것인 동시에 국가가 의료를 장악하겠다는 의도를 명확하게 보여주는 것이다.

혜민서의 운영이 안정화되기 위해서는 의료 인력과 약재의 지속적인 공급이 필요했는데, 우선 혜민서는 부세제賦稅制로 운영되었던 향약재의 관리를 맡았으며, 또한 종약전種藥田에서 약재를 재배하여 사용했다. 그리고 배치된 전의감 50명과 함께 의학생도醫學生徒 30명을 두어서 구료 인력으로 이용함과 동시에 의원의 교육도 담당하게 되었다. 아울러 정부에서는 혜민서 약의 가격을 조사하여, 백성들이 이용하는 데 불편함이 없도록 했다.

지방 의원 설치

조선에서는 중앙의료는 물론 지방의료에도 관심을 두었는데, 초기부터 각 도의 계수관界首官에 의원을 설치하자는 의견이 계속되었다. 고려시대에도 서경西京에 의학원을 두었으며, 다른 지역에는 의학박사나 의학醫學 등을 파견함과 동시에 약점을 설치했다. 이에 따라 조선에서도 지방에 의원을 설치했는데, 의원이 설치된 계수관은 도 내의 큰 군현으로, 그 지역의 중심지였다. 모든 군현에 의원이 설치된 것은 아니지만, 적어도 각 도마다 큰 고을을 중심으로 몇 개의 의원이 설치된 것은 분명하다.

지방에 설치된 의원에는 의학교유醫學敎諭·심약審藥·의생醫生이 있어서, 이들이 의학에 종사했다. 의학교유는 지방의료의 중심적 존재로서 각 도에 1명씩 파견되어, 1년에 두 차례씩 순회하면서 의생을 교육하고 지방민의 치료를 담당했다. 심약은 전의감과 혜민서에 소속된 의관醫官으로,

각 도에 파견되어 향약 채취에 종사했다. 그러나 이들은 도에 1명에서 많게는 3명 정도에 지나지 않았기 때문에, 대부분의 지방의료는 의생이 담당했다고 볼 수 있다. 이들은 의학교육을 받는 것 이외에 의학교유를 보좌하여 지방 민의 질병 치료를 직접 담당했는데, 고을의 크기에 따라 그 수가 정해져 있었으며, 또한 의학을 익힌 다음에는 의과에 응시할 수 있는 기회가 주어졌다.

이들 이외에도 약재를 캐는 약부藥夫도 있었는데, 1478년(성종 9)에는 각 군현의 크기에 따라 이들의 수를 정하여, 잡역雜役을 면제받는 대신에 약재만을 채취하게 했다. 약부들이 약재 채취를 대대로 맡아봄으로써 향약의 채취와 보급에 노력했는데, 이때 정한 채약인採藥人이 『경국대전』에서 약부로 정해졌다.

향약의 장려

약재의 수요 증가

고려 말 사회변화를 주도했던 이른바 신진사대부들은 성리학적 정치사상 속에 백성을 위하는 의식爲民意識의 일환으로 인정론仁政論을 확고히 하고 있었으며, 그 실현 방안의 하나로서 의학에 주목하고 있었다. 가령 『향약간이방鄕藥簡易方』을 편찬했던 권중화權仲和와 함께 관직 생활을 했던 홍중선洪仲宣이 지방의료에 대한 지극한 관심을 갖고 안동에 약원을 건설한 것은 당시 신진사대부들이 의료에 갖고 있었던 의식의 한 단면을 보여주는 사례라고 할 수 있다.

이처럼 의료의 대상 범위를 확대시키기 위해서는 여러 요건들이 필요하지만, 특히 중요한 것은 약재의 확보였다. 물론 고려 중기 이후 몽골과의 항쟁, 고려 말 중국 원과 명 사이의 갈등으로 인하여 중국과의 교섭이 빈번하지 못했기 때문에 향약을 이용해야 한다는 인식이 높아졌다. 그러나 고려의 중앙귀족 중심 의료제도에서는 중국에서 수입되는 약재 외에 국내에서 자생하는 약재가 대량으로 필요하지 않았을 것으로 보인다.

향약론의 등장과 함께 고려에서 조선에 이르는 시기에 나타나는 또 하나의 현상은 혜민서·제생원 등 대민의료기구의 상설화였으며, 이는 의료 대상 확대에 따른 결과인 동시에 향약론이 등장하는 배경이다. 그러나 향약론에서도 여러 한계가 존재하고 있었고 그 한계를 극복하는 과정에는 상당한 시간과 노력이 필요했다. 가장 중요한 것은 진단과 처방의 근간이 되는 중국의 의서에 나타난 처방 약재와 향약의 약성藥性이 과연 동일한가 하는 문제였다.

향약 조사

의료기구인 의원을 운영할 때 가장 중요한 것이 약재의 확보였다. 약재가 있어야 환자를 치료할 수 있을 뿐만 아니라 약재 가격을 안정적으로 유지함으로써 의료 효과가 확대될 수 있기 때문이다. 이를 위해서 조선 초기부터 향약정책을 추진했는데, 태조는 즉위한 다음 해에 고려의 『향약혜민경험방鄕藥惠民經驗方』을 학습하도록 하는 한편 향약재를 채취하여 사용할 것을 명문화했다. 향약 조사가 더욱 활발해진 것은 세종 때로, 세종은 중국의 약재와 국내에서 자생하는 약재가 동일한 것인지 비교·검토하고, 국내에서 자급이 가능한 약재를 지역별로 공납貢納하도록 했다.

중국에서 수입되는 약재를 사용하는 것은 결국 약 가격이 상승하는 요인이 되었으므로, 국내에서 자생하는 향약을 적극적으로 사용할 필요가 있었다. 그런데 중국에서 수입된 의서들에 소개된 본초本草들은 대부분 중국에서 생산되는 약재를 기본으로 하기 때문에 이를 향약과 비교하는 일이 무엇보다 중요했다. 이에 세종은 몇 차례에 걸쳐 중국에 사신을 보내 명나라의 태의원太醫院 소속 의원들과 함께 향약과 중국의 당약唐藥이 같은지 다른지를 확인하고, 같지 않은 약재의 경우 중국에서 수입하거나 국내에서 육종하고자 했다. 또한 많이 사용되는 약재이나 국내에서 자생하지 않는 마황·감초 등은 외국에서 수입하여 국내 각지에서 재배를 시도해 이식하는 성과를 거두었다.

그리고 보다 국가적인 차원에서 향약재를 확보하기 위해 기초 조사를 벌였는데, 그 결과물로『세종실록지리지』가 편찬되었다. 1425년(세종 7)에 시작되어 1432년(세종 14)에 완료된『세종실록지리지』에는 각 지역의 특산물로 파악된 약재들을 군현 단위로 분류하고 토의土宜·토공土貢·약재藥材로 다시 구분하여 기록했다. 그리고 이를 통합하여 도 단위에서 약재와 종약재種藥材로 세분하여 총괄했는데, 이를 기반으로 약재에 대해 공납으로 세금을 부과하여 국가에서 적극적으로 관리하는 형태로 운영되었다.

향약 의서의 편찬

고려에서 1236년(고종 23)에『향약구급방』이 간행된 이래,『삼화자향약방三和子鄕藥方』·『향약고방鄕藥古方』·『향약혜민경험방鄕藥惠民經驗方』등이 계속해서 편찬되었다. 조선에서도 이를 이어서, 고려 때 편찬된『향약구급방』을 다시 간행하는 한편『향약제생집성방鄕藥濟生集成方』(1398)·『향약채취월령鄕藥採取月令』(1431)·『향약집성방鄕藥集成方』(1433) 등을 계속해서 편찬했다. 이는 조선 전기에 향약의 사용을 장려하기 위한 조치의 일환으로 취해진 국가적 정책이었다.

그 가운데 『향약제생집성방』은 향약의 사용을 거듭 강조할 뿐만 아니라, 우리나라 고유의 처방을 채집하여 분류했고, 가축을 치료하는 우마의방牛馬醫方을 첨부했다. 그리고 『향약채취월령』에서는 향약재의 감별과 올바른 포제법炮製法을 기록하여, 우수한 약재를 확보할 수 있도록 했다. 발문에 따르면 토산약재 수백 종을 검토·연구하여 그 향명을 기입하고 맛과 약성藥性, 채취의 적절한 시기, 음지와 양지에서 말리는 방법 등을 밝혀 편찬한 것이라고 했다. 그러나 이 책의 원본은 전하지 않고 일본에 전해진 필사본만 있는데, 160여 종의 약재가 12개월로 나누어 수록되어 있으며 이두로 된 향약명이 부기되어 있다.

이러한 향약 의서를 바탕으로 약재의 생산과 관리에 힘썼는데, 1393년(태조 2)에 교수관에게 채약정부採藥丁夫를 딸리게 하여 시기적절하게 약재를 채취하고 제생원에서 각 도로부터 향약을 수납하도록 했다. 『향약채취월령』이 편찬된 이후로는 각 지역에서 향약을 재배하여 절기마다 채취하는 한편, 약재를 규정대로 말리도록 독려했다. 이를 위해 채취인들의 관명과 인명 등을 기록하여 채취관의 책임을 명백히 하여 약재의 품질을 높이고자 했다. 이때 『향약채취월령』에 따라서 각 도에 있는 심약審藥들이 약재를 검사하도록 하고, 최종적으로 내의원이 향약의 지도를 맡도록 하여 향약의 채취와 수납 과정을 체계적으로 정비했다.

『향약집성방』의 탄생

집현전集賢殿 직제학直提學 유효통兪孝通, 전의감정典醫監正 노중례盧重禮 등이 중심이 되어 『향약제생집성방』을 증보하고, 여러 의서들을 취합하여 1433년(세종 15) 『향약집성방鄕藥集成方』을 완성했다. 이에 따라 내

『향약집성방』서문 『향약집성방』을 편찬하는 의의와 경과를 설명해놓았다.

용이 대폭 늘어났는데, 57개의 큰 항목 아래에 총 959개의 증상과 1만 706개의 처방, 1,416조의 침구법 및 향약본초 및 포제법炮製法 등을 합하여 85권에 달했다. 이 책은 내과·외과·산부인과·소아과 및 전염병을 비롯한 거의 모든 질병이 포함된 종합의서였다. 또한 포제법에 211종, 향약본초에 703종의 약재를 포함하고 있는데, 이는 본격적으로 향약이 조선에서 중요한 위치를 차지하게 되었음을 보여주며 동시에 약물학의 발전상황을 잘 보여준다.

『향약집성방』의 성과는 단순히 본초, 즉 약물학에만 있는 것은 아니었다. 무엇보다 조선에서 최초로 종합의서를 편찬했다는 사실이 중요하다. 물론 이전의 향약류 의서들의 전모가 밝혀지지 않은 상황이지만, 적어도 전해지고 있는 의서들에는 구급을 위주로 몇몇 질병을 중심으로 간단한 이론과 처방이 실려 있다. 『향약집성방』은 이와 다르게, 당시까지 알려져 있는 거의 모든 증상을 소개하고, 각 질병에 대한 의학적 이론을 설명하면서 치료법으로서 처방과 침구를 거론하고 있다. 물론 소개된 의학이론이 대부분 송나라 때에 편찬된 『성제총록聖濟總錄』· 『성혜방聖惠方』 등으로 국한되어 있지만, 종합의서의 편찬이라는 의의는 매우 크다.

『향약집성방』은 지방 의료에 많이 활용된 듯하다. 물론 한양에 설치된 중앙의료기관에서도 이용되었지만, 아무래도 중국에서 수입되는 약재를 이용하기 어려운 지방에서 활용도가 높았을 것이다. 그와 같은 점을 반영해서인지 『향약집성방』은 지방의 의생들을 교육하는 데 널리 이용되었는데, 대부분의 처방이 향약으로 구성되어 있는 것은 물론 종합의서로 구성되어 있기 때문에 교육을 위한 의서로도 충분히 가치가 있다. 이외에도 지방에 질병이 만연할 때 의사를 파견하지 못하는 경우에는 이 책을 인쇄하여 널리 보급했다고 한다.

『의방유취』 편찬

편찬 배경과 의의

세종은 집현전을 설치하고 옛 제도를 연구하여 국가체제를 정비하는데 참고하며, 서적의 편찬을 통해서 그 근거를 마련했다. 의학에서도 집현전 학사들을 참여시켜 의학연구의 향상을 꾀했다. 그 가운데 편찬된 것이 『향약집성방』인데, 실제로 활용도가 높은 반면에 부족한 점이 있었다. 『향약집성방』은 의학론과 함께 처방들이 잘 정리되어 있지만, 대부분이 중국 송

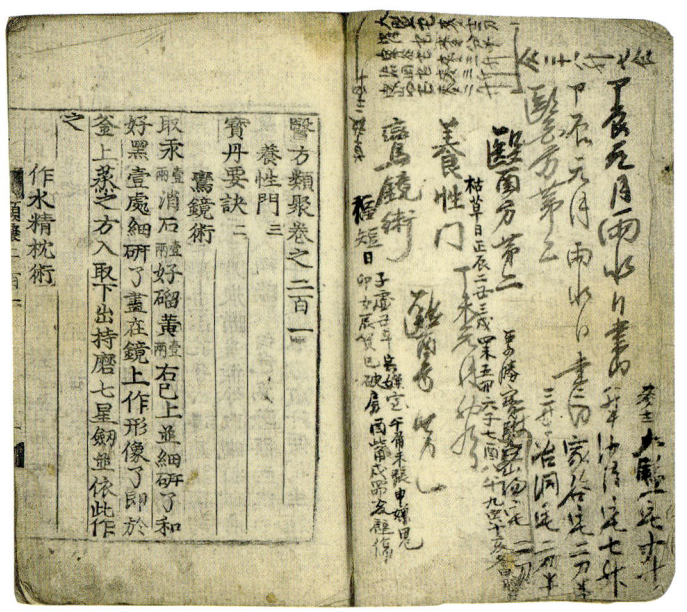

국내에 유일하게 남아있는 『의방유취』 권201 양생에 대한 여러 의서들의 내용을 정리해놓았다. 이 책은 보물 제1234호로 지정되었다.

宋대까지의 의서들의 내용을 중심으로 한 것이었다. 이후 중국에서 금나라와 원나라를 거치면서 발달한 다양한 의학적 성과와 치료법들은 정리되지 못했는데, 그러한 선진의학의 내용을 소개하고 정리할 필요가 있었다.

이는 1445~1448년에 걸쳐 집현전의 김예몽金禮蒙·유성원柳誠源 등과 의사 전순의全循義·김유지金有知 등이 365권의 『의방유취醫方類聚』로 정리하여 완성되었다. 이후 몇 차례의 교정을 거쳤으나, 워낙 분량이 많은 탓에 성종 때에 266권으로 축소되어 30부만 간행되었다. 게다가 여러 차례 전란을 겪으면서 소실되어 국내에는 1997년 발견된 단 한 권만이 남아있다. 『의방유취』의 유일한 전권은 임진왜란 당시 일본군 가토 기요마사加藤淸正가 가져가 현재 일본 궁내성 도서관에 254권이 보관되어 있다. 그러다가 1876년 강화도조약 체결 이후에 일본인 의사 기타무라 나오히로

喜多村直寬가 복간본覆刊本 266권 2질을 선물로 보냈고, 그중 1질이 연세대학교에 보관되어 있다. 이후 이를 바탕으로 1965년에 동양의과대학에서 필사하여 영인이 이루어졌고, 1980년대 중국에서 대량으로 출판되었으며 북한에서도 국역본이 나오면서 관심이 높아졌다.

『의방유취』는 의사학적 측면에서도 매우 중요한 의서이다. 고대 의서들이 대부분 전해지지 않는데, 그 편린들이 『의방유취』에 수록되어 있기 때문이다. 최근에 연구를 통해 『비예백요방備豫百要方』이 고려 때의 의서라고 밝혀졌으며, 중국 고대의 의서들을 복원하는 데 『의방유취』는 매우 중요하다. 이러한 점 때문에 『의방유취』는 동아시아 전근대 의학의 박물관이라고도 할 수 있다.

편찬과 간행 과정

세종의 명으로 1437~1439년 베이징에 사신과 역관이 파견되어 『내경』에서부터 당·송·원과 명 초기까지의 의서들을 폭넓게 수집하기 시작했다. 이것은 새로운 의서의 편찬을 알리는 일이었으며, 그 결과가 바로 『의방유취』였다. 『의방유취』는 1445~1448년 집현전의 김예몽·유성원·민보화閔普和·김문金汶·신석조辛碩祖·이예李芮·김수온金守溫 등과 의사인 전순의·김유지 등이 365권으로 편찬·완성했다. 엄청난 분량이 놀랍기도 하지만, 한편으로 굳이 책의 권수를 365로 정했던 것도 주목된다.

그러나 『의방유취』의 편찬이 빠른 시간에 진척되었기 때문에 부족한 점들도 있어서 결국 간행되지 못했다. 문종과 단종에 이어 왕위에 오른 세조는 양성지梁誠之와 임원준任元濬을 교정 책임자로 하여, 『의방유취』의 교정을 진행했다. 여기서 의서습독을 거쳤던 인물들이 주축이 되었으며, 세조 때 이루어진 여러 서적의 교정에서 『치평요람治平要覽』보다 우선적으로 진행되었다는 점에서 의의가 있다. 그럼에도 작업이 쉽지 않았는데, 1464년(세조 10)에는 교정을 잘못 보아 무려 74명이 징계를 받을 정도였다.

『의방유취』가 실제 간행된 것은 1477년(성종 8)으로, 분량은 266권 264책이며 세조 원년에 주조했던 을해활자乙亥活字로 총 30질이 간행되었다. 『의방유취』인용제서引用諸書에 따르면 『황제내경소문』을 비롯하여 153종의 의서를 망라하고 있으며, 총론과 함께 총 91문으로 질병을 분류하여 각 병증의 원인, 증상, 치료 원칙, 치료 방법에 따르는 약방과 단방單方, 침구법, 식치법食治法, 안마按摩, 도인導引, 금기禁忌 등을 출전의 연대 순서에 따라 열거했다.

『의방유취』의 이용

266권으로 편찬된 방대한 의서인 『의방유취』를 의료 현장에서 사용하기란 쉽지 않았다. 게다가 30부만 간행되었고, 주로 국가에서 설치한 의료기구에 배치되었다는 점에서 의학교육과 연구에 사용되는 정도에 그쳤을 것으로 보인다. 당시까지의 최신 의학이 정리되었기에 사장시킬 수 없었던 까닭으로, 『의방유취』가 완성된 지 16년 후에 허종許琮이 축약본이라고 할 『의문정요醫門精要』편찬을 시작했다. 이마저도 10여 년이 걸리는 대규모의 사업이었다. 그러나 『의문정요』가 현재 전해지지 않는 까닭에 그 내용을 자세히 알 수 없는데, 신용개申用漑의 발문을 통해서 보면 아무래도 의학연구에 집중되었던 것으로 보인다.

『의방유취』는 그만큼 방대한 의서였으며, 아울러 계통이 다른 의학적 이론들이 그대로 노출되어 있었다. 현재까지 알려진 바로는 주로 전문분야 의학에 먼저 이용되었던 것으로 보인다. 그 대표적인 사례가 바로 세조 때 임원준任元濬이 최종 완성한 『창진집瘡疹集』이다. 여러 차례 수정을 거쳐 완성된 『창진집』은 세종 때 1차로 편찬되었다. 『창진집』은 당시의 기록에 따르면 『의방유취』를 편찬하는 과정에서 창진瘡疹에 관계된 것을 추려서 만든 책으로, 천연두·홍역 등 발진성 질환에 대한 전문 의서로서 조선에서 최초로 간행된 것이다.

『의방유취』는 학문적 연구를 위한 기초 작업이라 임상에서 활용하기 어려웠지만, 『창진집』의 구성을 보면 이를 극복하기 위한 방향으로 개편되었음을 알 수 있다.

의사 양성

조선의 의과시험

조선에서는 원칙적으로 관리를 과거科擧와 취재取才를 통해 선발했는데, 과거에는 문무과文武科 이외에도 잡과雜科가 있었으며 의과는 잡과에 속했다. 다만 의과는 문무과와는 다르게 초시初試와 복시覆試만 있었는데, 초시는 전의감에서 18명을 선발했고, 복시는 전의감 제조提調와 예조 당상堂上이 9명을 선발했다. 의과에 합격한 사람은 종8품부터 차등적으로 관직에 임명되었고, 품계를 받지 못하는 경우 각 의료기구에서 임시직인 권지權知로 임명했다.

의과에서 치르는 시험과목은 『경국대전』을 통해서 법제화되었는데, 초시와 복시 모두 동일했다. 총 11개 과목으로, 『찬도맥纂圖脈』·『동인경銅人經』·『직지방直指方』·『득효방得效方』·『부인대전婦人大全』·『창진집瘡疹集』·『태산집요胎産集要』·『구급방救急方』·『화제방和劑方』·『본초本草』·

『경국대전』이었다. 성적은 각 과목을 통通·략略·조粗로 하여 점수가 높은 자를 합격시키고, 점수가 같으면 관직에 먼저 나아간 사람을 합격시켰다.

취재는 과거와 별도로 전문 분야의 생도生徒, 권지 등을 대상으로 시험하여 관직을 제수하는 것인데, 학문을 권장하는 방법이기도 했다. 취재는 태종 때에 처음 시작되었고 점수에 따라 관직을 임명했다. 이후 의료기구가 확대되고 의직醫職이 늘어나면서 의원 취재에서 침구의 취재鍼灸醫取才, 내의원 시험 등으로 확대되었다.

의원 취재의 시험은 세종 때 정해진 것을 보면, 『직지맥直指脈』·『찬도맥』·『상한유서傷寒類書』·『연의본초衍義本草』·『침구경鍼灸經』·『보주동인경補註銅人經』·『난경難經』·『부인대전』·『우마의방』 등과 『향약집성방』·『의방집성醫方集成』·『제생방濟生方』 등 25과목이었다. 의서 분량이 너무 많아 성종 때에 가서는 봄·가을에 6과목씩 시험을 보았다가, 다시 춘하추동에 3과목씩 나누어 총 12과목을 시험 보는 방식으로 정해졌다. 그 밖에 침구의 취재는 성종 때에 정해진 것으로 『찬도맥』·『동인경』·『침경지남鍼經指南』·『자오유주子午流注』 등 총 11개 과목이었는데, 과목의 특성상 7과목이 침구서였다.

의서습독관

습독관習讀官은 기술직의 전문 인력을 양성하기 위해 설치된 것으로, 이문吏文·군사·한어漢語·천문학·의약 등의 분야에 설치되었다. 세종 초에 의학제조醫學提調를 두어 의생들에게 습독을 장려하기는 했으나, 본격적으로 문관들에게 의서 습독이 시행된 것은 1434년(세종 16)이었다. "의술에서는 음양오행의 이치를 연구하여 알아야만 병을 진찰하고 약을 쓸 수 있다"는 논의로 시작된 의서 습독의 필요성은 특히 유의儒醫들이 의학을 더욱 발전시켰다는 사실이 근거가 되었다.

의서습독관 제도는 세조 때에 더욱 정비되었는데, 각 과별로 익혀야 할 의서가 선정되었으며, 공통과목으로 『본초』·『찬도맥』·『직지방』 등 기본적인 방서方書들이 선정되었다. 이와 함께 의서습독관을 권장하는 조치가 마련되었다. 25세 이하인 자를 선발하여 열흘마다 강의를 하고, 그 성적을 토대로 삼의사三醫司에 서용敍用하거나 혹은 현관顯官을 제수하는 한편 성적이 불량하거나 태만한 경우 징벌 조치를 내리도록 했다. 습독관을 권장하는 조치는 세조 때를 거쳐 성종 때에 이르기까지 몇 차례 계속되었다.

의서습독관 제도가 조선의 의학 발전에 미친 영향은 매우 컸는데, 16세기 후반 국가재정의 문제로 인해 제도가 사라질 때까지 다양한 방면에서 영향을 미쳤다. 우선 습독관 제도가 처음 만들어진 세종 때에는 이를 기반으로 『의방유취』처럼 국가 차원에서 의서 편찬사업이 이루어졌다. 또한 의서습독관을 거쳐 의학을 익힌 유학자들이 다수 육성됨으로써 많은 유의가 활동할 수 있는 배경이 되었으며, 조선 중기 『동의보감』과 같은 대표적인 의서의 편찬에도 유의들이 참여하게 되었다.

조선의 의녀제도

조선시대에는 최초의 여의사라고 할 수 있는 의녀제도를 신설했다. 유학의 생활규범에 따른 남녀유별이 강화되면서, 양반 가문의 여인들이 남자 의원의 치료를 꺼리는 경우가 많았기 때문이다. 이에 1406년(태종 6) 제생원의 건의로 의녀제도를 새로이 만들어, 제생원에서 어린 소녀들에게 의술을 가르쳐서 의녀로 교육하도록 했다. 당시 의녀로 교육하는 대상은 주로 관에 소속된 노비였다. 국가에서 관리하기 쉬웠던 점에서 우선적으로 선발된 것으로 여겨지는데, 처음에는 제생원에서만 선발하다가 의녀의 필요성이 높아지면서 점차 지방에서도 선발하여 서울에서 교육을 받고 다시 지방으로 보내져 의료에 참여하도록 했다.

이들은 처음 선발되면 우선 글자와 문장을 익히기 위해『천자문』·『효경』·『정속편正俗篇』 등을 배웠으며, 이후로 침구와 산부인과에 관한 내용을 배웠다. 초창기에는 침구법만을 가르쳤으나 1430년 이후로는 매월『산서産書』를 읽게 하는 등 산부인과 과목이 추가되었다. 이후 1478년(성종 9)에는 의녀가 공부해야 하는 의서로『직지맥』·『동인경』·『가감십삼방加減十三方』·『산서』 등이 정해졌고, 성적 여부로 진찰과 치료를 전문으로 하는 내의內醫, 간병을 주로 담당하는 간병의看病醫, 산과의 업무를 주로 보는 초학의初學醫 세 등급으로 구분하여 교육을 강화했다.

겸임교수인 문관들이 의녀를 교육하고, 여러 차례의 권장 조치를 통해 교육을 강화했음에도 의녀는 소수의 경우를 제외하고는 전문 의료 영역보다는 의원을 보조하는 역할을 담당했던 것으로 보인다. 그리고 의료 이외에 범죄자의 성별 감정, 양반 부녀의 심문, 여성의 부정을 조사하는 등의 임무도 담당했다. 또 의녀들에 대한 사회적 처우는 기녀·노비와 거의 비슷하게 취급되었고, 특히 연산군 때에는 기녀와 함께 연회에 참가하는 처지가 되면서 의녀에 대한 인식은 초라해지고 아울러 이들에 의한 의학적인 성과도 미미해졌다.

세조의 의약론

조선에서는 여러 차례 의학을 장려하도록 강조했고, 의학의 장려는 의료제도의 정비나 의서 편찬, 약재의 확대 공급 및 전매제 이외에도 의사 양성 등 다양한 방면에서 나타났다. 때때로 국왕들이 의학을 장려하는 훈시를 내렸는데, 특히 세조 때에는 경연經筵(국왕이 학습하는 자리)에서 의서가 강의되기도 했다. 뿐만 아니라 세조는 직접 의약론醫藥論을 짓고서 의관인 임원준任元濬을 시켜 주해하여 반포했는데, 여기서 치료의 원칙을 설명하고, 의사를 8등급으로 분류하여 의사로서의 능력과 함께 윤리적인 측면을 강조했다. 치료의 원칙은 무엇보다 증상의 한열寒熱을 명확히 구분하고, 환자의 기운이 현재 어떠한가를 파악하여 조기에 치료하는 것이었다. 만약 이미 환자의 기운이 다하고 마음이 상해서 병세를 되돌릴 수 없을 경우에는 차라리 약을 쓰지 않는 것이 좋다고도 했다.

한편 세조가 언급한 8등급의 의사들 가운데 가장 훌륭한 의원은 심의心醫였다. 심의는 환사에게 마음을 항상 편안하게 가지도록 가르쳐 환자의 마음이 흔들리지 않게 하여 치료한다. 둘째는 환자에게 알맞은 음식으로 치료하는 식의食醫이다. 그다음으로는 약 처방만을 고집하는 약의藥醫, 환

『조선왕조실록』 권31에 실린 세조의 의약론　세조가 의약론을 편찬한 사실과 그 내용을 전하고 있다.

자의 치료에 적절하게 대응하지 못하고 당황해하는 혼의昏醫, 환자를 자세히 살피지도 않은 채 잘못된 약을 함부로 사용하는 광의狂醫, 처방이 적당한지도 모르며 아울러 환자를 불안하게 하는 망의妄醫, 의원처럼 행동하지만 실제로는 의학을 모르는 사의詐醫가 있다. 그리고 맨 마지막 등급이 자신의 의견을 고집하여 환자를 죽이기까지 하는 살의殺醫이다.

가장 훌륭한 의사와 가장 나쁜 의사를 구분하는 요소를 결국 환자를 마음으로 대하는가, 자신의 의학적 판단을 객관적이고 합리적으로 분별할 수 있는가 등으로 정리한 것이다. 이는 의사의 윤리와 학문적 태도를 강조하는 것으로, 조선에서 처음으로 의사의 윤리를 강조하고 명문화했다는 점에서 의의가 있으며 현재에도 여전히 유효하다.

Episode

조선시대
만병통치약

조선시대에는 약재도 귀했지만 무엇보다 병을 진단하고 처방을 내릴 의원이 매우 부족했다. 국가에서 제도로 정한 의료기구가 한양과 지방에 마련되었고, 의원醫院에서 근무하는 의관이나 의생들이 치료를 담당했다. 하지만 실제로 의원을 이용할 수 있는 사람들은 극히 적었을 것이며, 게다가 궁벽한 지역에 사는 사람들은 의원에 가기도 쉽지 않았을 것이다. 따라서 백성들을 위해 조선 초기부터 구급방류의 의서들이 간행·보급되었다. 그래도 의약을 쓰기가 쉽지 않았는데, 이에 등장한 것이 만병통치약이었다.

만병통치약의 대표가 바로 태을자금단太乙紫金丹이라는 약이다. 연산군 3년(1487)에 이종준李宗準이 이 약을 소개했는데, 중국 약의 효과를 경험한 저자가 '신선神仙'이라는 글자를 덧붙이고 방문을 언해하여 『신선태을자금단방神仙太乙紫金丹方』을 간행한 것이다. 여기에 들어가는 약재는 산자고山茨菰·천금자千金子·문합文蛤·홍아대극紅牙大戟·사향麝香이며, 치료할 수 있는 증상이 무려 60여 가지나 되었다.

전문 분과의 발달

법의학의 발전

조선에서는 인명 사망 사건을 매우 엄중하게 처리하여 세종 때 검시檢屍 제도를 차츰 정비했다. 처음에는 검시 문안을 『무원록無冤錄』의 예에 따라 작성하도록 했고, 법률을 다루는 잡학인 율학律學의 취재 과목에 『무원록』을 포함시켰다. 이후 1438년(세종 20)에는 『무원록』에 음주音註를 더한 『신주무원록』을 반포했다. 이로써 한양을 비롯한 각 지역에서 이를 참고하여 시체가 있을 때에는 해당 관리가 시장屍狀을 검토한 뒤에 판결을 내리도록 했다.

『무원록』은 원나라 때 왕여王與가 송나라의 『세원록洗冤錄』・『평원록平冤錄』・『결안정식結案程式』을 참작하여 편찬한 검시 전문서였다. 명나라 때 중간된 『무원록』이 수입되고, 이에 근거하여 『경국대전』에서는 중앙 및 지방의 형률관刑律官에 의한 검시 절차가 마련되었다. 살인 사건이 발생한 지방관에서 1차로 검시하고 『무원록』의 양식에 따라 검안서檢案書를 만들어 상부에 보고하면, 2차로 인근의 지방관에서 다시 검시하여 상부에 보고하면 1・2차 검안서를 비교한다. 결과가 동일하면 사건이 종결되지만, 그렇지 않으면 형조와 관찰사가 계속 검사를 진행했다.

『무원록』은 판례가 주로 수록된 상권과 여러 종류의 사인死因을 규명하는 전문 내용이 수록된 하권으로 구성되어 있다. 그러나 문장 해석이 어렵고 중국 관례와 차이가 나는 까닭에 세종의 명령에 따라 최치운崔致雲 등이 주해를 더하고, 음과 훈을 붙여서 『신주무원록』을 간행했다. 이후 이두로 구결을 붙여서 1748년(영조 24) 구택규具宅奎가 수정하여 『증수무원록

增修無冤錄』으로 간행되고, 다시 언해를 붙여서 1792년(정조 16) 서유린徐有隣이 간행했다. 『무원록』을 통해서 전해진 법의학 지식은 조선시대 내내 계속해서 발전했으며, 갑오개혁으로 서구식 재판제도가 마련되는 상황에서도 여전히 이용될 정도로 일정 수준에 이르렀다.

산부인과와 『태산요록』

조선에서는 국가 운영의 경제적·사회적 기반으로서 인구의 확대를 중시하여, 의녀에게 『산서産書』를 익히게 하고 의원을 선발하면서 출산 전문 서적을 시험과목으로 책정했다. 아울러 출산과 관련된 서적들을 편찬함으로써 산부인과 학문을 육성하고자 했는데, 『향약집성방』을 거쳐서 『태산요록』으로 귀결되었다. 세종 때 명의였던 노중례盧重禮가 완성한 『태산요록』은 『성혜방聖惠方』·『천금방千金方』·『성제총록聖濟總錄』·『부인대전양방婦人大全良方』 등 총 16종의 의서를 바탕으로 만들어졌다. 그중에서도 가장 많은 영향을 끼친 것은 『향약집성방』이었는데, 노중례가 전년에 완성된 『향약집성방』의 편찬에 참여하고 있었기 때문이다.

두 권으로 된 『태산요록』은 상권에서 태아의 교양, 하권에서 영아의 육성에 보다 초점을 맞추고 있었다. 상권은 '태산문胎産門'으로 「태교론胎敎論」·「전녀위남법轉女爲男法」을 필두로 임산부가 취해야 할 여러 가지 방도를 싣고 있다. 아울러 출산 준비를 위한 여러 가지 방법들과 출산을 쉽게 하는 최생催生의 방법이나 난산難産에 대처하는 방법 등이 기술되어 있다. 하권은 '영아장호문嬰兒將護門'으로, 갓 태어난 아기를 돌보는 방법이 서술되어 있다. 가령 「거아법擧兒法」에서는 아이가 태어났을 때 바로 들어주지 않으면 아이가 복통을 앓을 수 있다고 했고, 「식구법拭口法」에서는 질병 예방을 위해 신생아의 입 속에 들어 있는 오물들을 빨리 제거할 것을 제시했다. 이 외에도 탯줄을 자르는 방법이나 신생아를 목욕시키는 법, 신생아가 삼킨 양수를 뱉어내기 위한 처방 등을 소개하고 있다.

그리고 태아에게 발생할 수 있는 여러 가지 질병의 치료법이나 질병의 변화 형태 등을 설명하여, 출산 전후의 급박한 상황에 적절하게 대처할 수 있도록 했다. 이후 성종 때에 의서습독관의 시험 서적인 『태산집요』나 1543년(중종 38)에 간행하여 널리 보급하도록 한 『태산집』을 비롯해 『태산요록』에 수록된 출산 관련 지식은 계속해서 다양한 의서로 간행되었다. 이와 같은 국가적인 노력을 통해 출산에 관한 지식은 의원이나 의녀뿐만 아니라 글자를 해득할 수 있는 계층에게까지 확산되기에 이르렀다.

소아 전염병과 『창진집』

산부인과와 함께 소아과 역시 국가적으로 중시되는 분야였으며, 그중에서도 특히 천연두 같은 소아들이 걸리기 쉬운 전염병에 관심이 집중되었다. 대표적으로 중국의 여러 의서들을 수집하여 새롭게 정리하여 『의방유취』를 편찬하는 동안, 세종은 내의원에 명령하여 창진에 관한 것들만을 따로 묶어서 『창진집』을 편찬하도록 했다. 세종 때 편찬된 『창진집』은 세조 때 임원준任元濬이 수정하고 이예손李禮孫의 수교를 거쳐 완성되었다.

『창진집』은 총 3권으로, 상권은 창진에 대한 학설을 모은 제가론諸家論이다. 중권부터는 실제 창진의 치료와 관련된 내용으로 예방법을 다룬 예방지제預防之劑, 발진을 빨리 가라앉히는 발출지제發出之劑, 발진을 소멸키고 농을 소독하면서 그로 인한 상흔을 치료하는 법을 다룬 화해지제和解之劑·구함지제救陷之劑·소독지제消毒之劑와 두창으로 인해 눈을 상하지 않게 하는 법을 다룬 호안지제護眼之劑가 있다. 하권은 발진이 난 자리에 생기는 딱지를 말려 떨어지게 하는 최건지제催乾之劑·멸반지제滅瘢之劑, 일반적인 치료를 다룬 통치지제通治之劑와 금기禁忌로 구성되어 있다. 제가론과 금기 조항을 제외하고, 창진의 발생에서부터 통치의 처방까지 총 9가지로 구분하여 정리되었다.

『창진집』은 『의방유취』에서 대부분의 내용을 가져왔지만, 창진에 대한 체계적인 이해와 함께 시간에 따르는 치료의 과정을 중심으로 새롭게 구성했다. 예방 → 발출 → 화해 → 구함 → 소독 → 호안 → 최건 → 멸반 등의 순서다. 이는 『의방유취』의 편제가 창진 → 개별 의서 → 의서내 항목의 순서로 되어 있어, 질병의 이해와 치료에 효과적으로 사용되기 어렵다는 점을 개선한 것이다. 즉 구체적으로 치료에 임할 수 있도록 임상적 효용성이

Episode

나병 치료

나병은 한센병으로, 나균이 눈이나 코 등에 침범하여 말초신경을 파괴하여 감각을 잃게 한다. 또 인체의 조직을 변형시키기 때문에 나병에 걸리면 매우 흉측한 모습으로 변한다. 보통 문둥병이라고 불렀는데, 서양에서는 천형병天刑病으로 불렸다. 나병에 걸리면 안면이나 사지가 문드러져 떨어져나가는 등의 증상이 나타나 다른 사람들에게 큰 두려움을 주었기 때문이었다.

조선시대에도 나병을 매우 두려워했는데, 1428년(세종 10)에는 나병에 걸린 딸을 물에 빠뜨려 강제로 죽인 사건이 발생하여 장 60대의 처벌을 내린 적도 있었다. 일반적으로 사람들이 나병환자를 꺼렸기 때문에 국가에서는 강제로 바닷가에 옮겨 살게 하는 등의 조치를 취하기도 했다.

그런데 세종 때 나병을 치료했다는 매우 특이한 기록이 남아 있다. 1445년(세종 27)에 제주안무사濟州按撫使의 보고에 따르면 나병 환자 69명 가운데 45명을 치료했다는 것이다. 또한 문종 때의 기록을 보면 제주에서 나병 환자 100명에게 고삼원苦蔘元을 먹이고 바닷물로 목욕을 시켜 절반 이상을 고쳤다고도 한다. 그러나 당시의 환자들이 실제 나병 환자였는지는 분명하지 않다.

제고되었던 것이다. 창진, 특히 두창에 대한 지식과 치료는 이후 16세기에 편찬된 『창진방』·『언해창진집』을 거쳐, 허준許浚의 『언해두창집요諺解痘瘡集要』 등으로 점차 완결되어갔다.

『향약집성방』은 정말 향약만 다루었을까?

『향약집성방』은 조선 전기 자주의학이 성립하는 데 매우 중요한 논거가 된다. 그렇지만 그것을 어느 정도까지 옳다고 할 수 있을까? 물론 세종은 향약의 비교 분석을 위해서 의사 노중례 등을 여러 차례 중국에 파견했고, 이를 토대로 『향약집성방』을 편찬한 것은 사실이다. 그러나 『향약집성방』에 기록된 처방들이 모두 향약이었다고 하기는 어렵다. 어차피 대부분의 약재(식물성·동물성·광물성을 구분해도 마찬가지이다)는 기후를 비롯한 환경조건에 크게 제약을 받기 때문이다. 결국 사용할 수 있는 향약은 한계가 있을 수밖에 없으며, 따라서 우리의 생각과 다르게 『향약집성방』은 향약만을 사용한 것이 아닐 수도 있다. 최근의 연구에서는 주로 향약을 사용했음이 밝혀졌지만, 아직 모두 밝혀지지는 않았기 때문에 조심스럽게 접근할 필요가 있다.

성종은 향약을 장려하자는 신하들의 의견에 동조하면서 "우리나라 백성의 성질은 중국과 다르니, 향약의 효험이 더욱 빠르지 않겠는가?"라고 말하기도 했다. 언뜻 우리 체질에 맞는 향약의 우수성을 말하는 것처럼 보이기도 하지만, 더 생각할 여지도 있다. 하물며 인간의 성질도 다른데, 약재의 성질이 다른 것은 당연하다. 약재의 성질이 다르면 여러 약재가 들어가는 처방도 변화가 있어야 하지 않을까? 물론 인삼 하나만을 사용하는 독삼탕獨蔘湯은 다르겠지만, 다양한 약재가 들어가는 대부분의 처방들은 각 약재 간의 조화가 유지되어야 약효를 발휘할 테니 말이다.

참고: 신동원, 2004, 『호열자 조선을 습격하다』, 역사비평사

쟁점과 토론

의녀제도,
남녀의 구별인가, 차별인가?

　　의녀제도는 1406년(태종 6) 제생원에 의녀를 두면서 처음 생겼다. 이는 궁중 여성들이 남성 의원의 치료를 거부하다가 병이 심해지는 일이 생겼기 때문으로, 평민이나 천인 중에서 선발한 여성들에게 기초 의학을 가르쳐 의료활동을 하게 했다. 하지만 연산군 때 의녀들을 연회에 참석시켜 이른바 "약방기생"이라는 말이 나올 정도로 의사로서의 대우를 제대로 하지 않았다. 그 외에도 의녀들은 여성 경찰이라고 할 다모茶母의 역할을 하기도 했다. 이는 조선이 남녀의 구별을 강조하는 성리학 사회였다는 점, 그리고 양반과 천민을 철저하게 구분하는 신분제 사회였다는 점 때문에 의녀의 역할과 처우가 걸맞지 않은 모습이 드러난 것이다.

　　그렇지만 전문적인 의학교육을 받은 의녀들이 여성의 치료를 행했다는 것은 매우 특기할 만한 사실이다. 또한 의녀들은 주로 산부인과에 대한 교육을 받았는데, 결국 의녀들을 통해서 조선의 산부인과 지식이 발달되었다고 평가할 수 있을 것이다. 그러나 한편으로 여성에 대한 관심이 산부인과에 한정되었는가 하는 의구심도 피할 수는 없다. 의녀에 대한 차별 대우, 의녀가 교육받은 의학이 매우 한정된 분야였음을 감안하면, 의녀의 존재는 결국 조선시대 여성에 대한 차별상을 보여주는 시금석일 수도 있다.

참고: 신동원, 2004, 『호열자 조선을 습격하다』, 역사비평사

5

조선 중기 '동의'의 성립

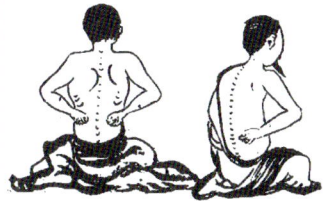

조선 중기에는

● 　조선 중기의 의학적 성과를 대표하는 것은 무엇보다 『동의보감』이라고 할 수 있다. 허준이 저술한 『동의보감』은 16세기 조선이 직면한 의학적 문제를 해결함과 동시에 조선의 의학이 독자적으로 성립했음을 선언한 것이었다. 향약과 고대 및 최신 중국의학 등이 뒤섞여 있던 조선의 의료 현장의 혼란을 체계적으로 정리함으로써, 조선은 물론 중국과 일본에서도 높은 평가를 받았다. 이와 함께 침구술로 대표되는 외과술에서도 여러 가지 독특한 치료법이 강구되어 발전되기도 했다.

한편 17세기 이후로 상품화폐경제가 차츰 성장하면서 조선에서는 이에 근간한 상업경제가 활성화되기 시작했다. 약재 조달이 공납제에 따른 세금 납부의 형태로 운영되면서 발생했던 방납의 문제를 극복하고, 약재 유통 분야에도 상업적 형태로 운영되는 시장이 형성되기 시작했다. 이로써 조선 후기에 상업적 의학이 형성될 조건이 마련되었다.

조선의학의 혼란

16세기 명의학 유입

조선 초 세종 때 향약의서와 『의방유취』가 편찬되었다면, 대규모로 의서가 간행되기 시작한 것은 성종 때였다. 『의방유취』가 성종 때에 간행되었으며, 『향약집성방』도 다시 간행되었다. 이와 함께 『경국대전』에서 정한 의과 과목의 중국 서적들을 비롯해 『신응경神應經』·『주부수진방周府袖珍方』·『구급이방救急易方』·『동원십서東垣十書』 등이 간행되어, 중국 의서가 본격적으로 유통될 수 있는 계기를 마련했다. 특히 『신응경』은 침구술 전문서였으며, 『동원십서』는 조선에서도 유행했던 동원 이고李杲의 학설을 담은 의서였다는 점에서, 이 책들이 조선의학에 미친 영향은 매우 컸다.

16세기 들어서는 더욱 광범위하고 다양한 의학이론을 담은 중국의서들이 각지에서 간행되기 시작했다. 조선 전기에는 주로 중앙의 관서에서 출판되던 것이, 조선 중기에는 각 지방관의 주도로 간행되어 지방에 보급된 것이다. 그리고 이 시기에 간행된 의서들은 주로 명나라 때 편찬된 의서로, 이들은 중국에서 새롭게 이론화된 의학이론에 근거하고 있었다. 『의방유취』에 금원 사대가를 비롯한 새로운 의학이 수용되었지만, 16세기에는 금원사대가金元四大家와 그들을 발전시킨 의학이론들이 대거 유입되고 있었다. 그런데 이 의학이론들은 서로 다른 계통을 이루며 그에 따른 독창적인 의견을 제시하고 있었다. 다양한 종류의 의학이론이 조선에 유입되면서, 의학적으로 정리할 필요가 있었다.

또한 같은 조선이라고 하더라도 의서 보급에 지역적인 편차가 컸다. 중앙과 지방은 격차가 더 컸는데, 의서가 일정하게 보급되지 않았기 때문이다. 게다가 선진적인 의학이론을 수용한 경우에도 저마다 견해 차이가 생겨날 소지가 매우 많았다. 조성趙晟과 같은 유의儒醫는 단계丹溪 주진형朱震亨을 계승한 왕륜王綸의 『명의잡저明醫雜著』를 주목하기도 했지만, 대부분은 『향약집성방』 내지는 구급방류救急方類 의서의 영향력이 아직도 강했다. 결국 16세기 조선에서는 향약의 전통의학과 금원사대가 이전의 중국의학, 그 이후 주진형과 이고 등을 중심으로 한 중국의학이 다양한 층위를 형성하고 있었다.

퇴계와 고방·신방

16세기 조선에는 다양한 의학론과 그에 따르는 처방이 존재하고 있었다. 그것은 크게는 두 갈래, 다시 나누면 세 가지로 구분되었다. 우선 고유의 향약을 사용하는 의학으로, 『향약집성방』으로 대표되는 향약 전통이었다. 다른 하나는 중국의 의학으로, 이는 다시 송대까지의 의학과 이후 금원사대가를 거치면서 이고·주진형으로 대표되는 훨씬 이론화된 의학론으로 16세기에 명나라로부터 대거 유입되었다. 게다가 이 의서들은 중앙관서와 지방에서 여러 차례 다시 간행되거나 새롭게 간행되어 유통되었다.

16세기 후반까지 대략 70여 종에 달하는 다양한 의서가 간행되는 것은 의학지식의 보급에 긍정적인 역할을 했지만, 반면에 각기 다른 의학이론이 양립하는 상황을 낳았다. 결국 의사들 사이에서는 서로 다른 의학적 견해를 갖게 마련이었고, 또한 의학적 치료가 필요한 사람들에게는 혼란으로 다가 오기도 했다. 『활인심방活人心方』으로 잘 알려져 있듯이, 의학적 조예를 갖고 있었던 퇴계 이황李滉은 그와 같은 상황을 "지금의 의술이 다 신방新方을 쓰므로 지난날 고방古方의 약藥과는 전혀 달라서 대개가 의문스럽다"라고 말하기도 했다.

고방과 신방이 구체적으로 무엇을 말하는지 알 수는 없지만, 분명한 것은 16세기 명나라의 의학이 대거 유입되는 상황에서 여러 의학론 사이의 갈등이 점차 표면화되고 있었고, 퇴계와 같은 인물들도 이를 인지하고 있었다는 점이다. 따라서 이를 재정리할 필요성이 대두되었고, 그 결과가 『의림촬요醫林撮要』를 거쳐 『동의보감東醫寶鑑』으로 정리되어갔다고 할 수 있다.

양예수와 『의림촬요』

조선 전기 의학의 집성은 『향약집성방』과 『의방유취』로 완성되었는데, 향약으로 대표되는 조선의 의학과 중국에서 들어온 선진의학을 각각 정리했다는 점에서 의미를 갖는다. 여기에 명나라 때 전래된 의학을 포함하여, 이들을 하나로 묶어내고자 했던 것이 『의림촬요』이다. 『의림촬요』는 역대 의학성씨歷代醫學姓氏·외감外感·내상內傷·온병瘟病·부인婦人·소아小兒·잡방雜方으로 구성되어 있다.

『의림촬요』는 현재 초간본은 전해지지 않지만, 정경선鄭敬先이 편찬하고 양예수가 교정한 8권이 1589~1592년(선조 22~25) 사이에 간행되었으며, 1608년(광해군 즉위년)에 이락李絡과 이희헌李希憲이 『의림촬요속집醫林撮要續集』을 발간했다. 그리고 다시 1777년(정조 원년)경에 12권으로 발간되었다가, 정조 초년에 간행한 13권 본이 현재 전해지고 있다. 초기 『의림촬요』의 찬자는 정경선이지만, 교정을 한 양예수는 뒤이어 『동의보감』의 편찬에도 참여한 당대 최고의 의사였다. 그는 중국 사정에 뛰어나 조선에서 파견하는 사신을 따라 중국을 왕래하면서 중국의 선진의학을 여러모로 받아들이고 있었다. 이를 바탕으로 전기에는 보이지 않던 『단계심법부여^{丹溪心法附餘}』·『명의잡저^{明醫雜著}』·『의학입문^{醫學入門}』·『만병회춘^{萬病回春}』 등의 의서를 접하고, 이를 『의림촬요』에 정리하여 넣었다. 이뿐만 아니라 실제 처방에서 향약의 사용을 적극적으로 담고 있었다.

『의림촬요』는 향약의 계승과 선진 중국의학의 수용 이외에도, 의학사에 중요한 영향을 미쳤다. 여기에 수록된 '역대의학성씨'는 고대 이래 뛰어난 의학자의 업적을 기록한 것으로, 중국 명나라 때 웅종립^{熊宗立}이 편찬한 『명방유증의서대전^{名方類證醫書大全}』에서 처음 나타나며, 특히 이천^{李梴}이 간행한 『의학입문』에서 전형적인 모습이 나타난다. 그 영향을 받아서 『의림촬요』에서도 이와 같은 의사학적 맥락을 정리했는데, 무엇보다 중국의 의학자 이외에 '본조명의^{本朝名醫}'라고 하는 항목을 추가했다. 이는 의학의 역사에 대한 새로운 인식이며, 아울러 우리나라 의학 전통에 새로운 의미를 부여한 것이다.

『동의보감』의 출현

『동의보감』과 허준

『동의보감』의 편찬자로 유명한 허준^{許浚}은 유희춘^{柳希春}의 천거로 내의원에 등용되었다. 이후 『찬도방론맥결집성^{纂圖方論脈訣集成}』을 편찬하면서 주목을 받기 시작했고, 1590년에는 뒷날 광해군^{光海君}에 오르는 왕자

Episode

퇴계의 도인법

퇴계 이황은 조선이 자랑하는 대표적인 성리학자이다. 그러면서도 명나라의 주권朱權이 지은 『활인심방』을 직접 필사하고 도인법導引法을 수행한 것으로 유명하다. 도인법은 현대의 스트레칭과 유사한 방법인데, 몸의 기운이 잘 순환할 수 있도록 함으로써 건강을 유지하는 것이었다. 학문 탐구에 매우 열심이었던 퇴계는 운동 부족과 함께 만성적인 소화불량 내지는 장 질환을 갖고 있었다. 그래서 도인법을 통해 건강을 되찾고자 했던 모양이다.

그렇다고 해서 『활인심방』이 순전히 도인법만을 소개한 것은 아니었다. 책의 첫머리에는 매우 중요한 처방을 하나 싣고 있었는데, 중화탕中和湯이었다. 이름은 탕약이었지만 실제로는 마음을 수양하기 위한 심신 수련의 방법을 가리키는 것이었다. 그것에 따르면 사람마다 30가지의 약재가 있으니, 그것을 잘 헤아려서 복용하라는 것이다. 처방법은 다음과 같다.

이 30가지의 약재를 씹어 가루로 만들어 심화心火 1근과 신수腎水 2사발에 약한 불로 끓여 절반이 되게 하여 날씨에 관계없이 따뜻하게 하여 복용한다.

이때 퇴계가 거론한 약재는 '사무사思無邪(생각함에 간사함이 없어야 한다는 『예기』의 구절)'나 '수본분守本分(자신의 본분을 지켜라)' 같은 성리학에서 강조하는 마음가짐과 행실을 표현하는 30가지의 격언이었다.

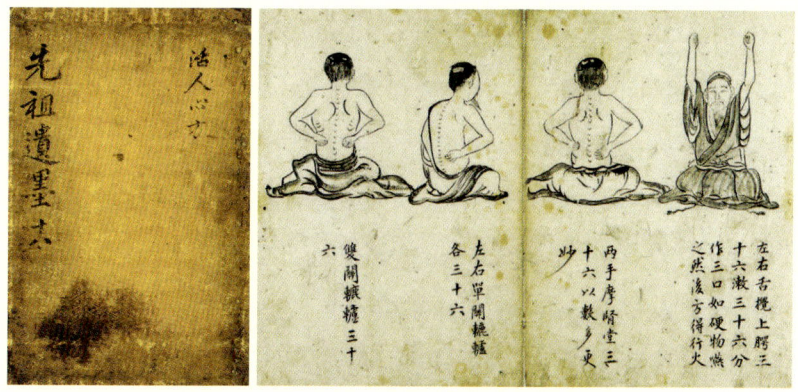

퇴계의 『활인심방』 몸의 기운이 잘 순환되도록 하는 도인도(導引圖)의 한 장면이다.

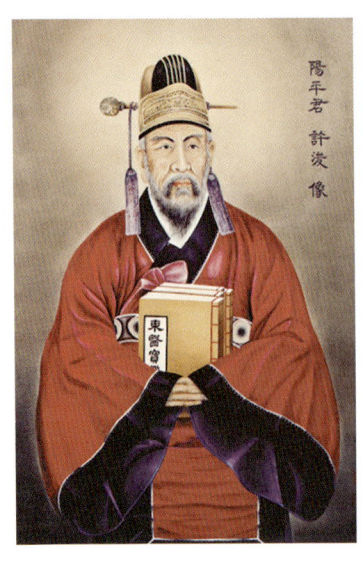

허준(한국문화정보원 표준영정)

의 두창을 치료함으로써 당상관堂上官 통정대부通政大夫가 되었다. 그리고 1592년 임진왜란이 발발했을 때 선조의 피란을 호종하면서 공훈을 받았고, 몇 차례의 승진과 더불어 호성공신扈聖功臣에 올라 양평군陽平君의 작위를 받았다. 선조의 승하로 인해 귀양살이에 오르기도 했으나, 귀양이 풀려 조정에 다시 등용되면서 바로『동의보감』을 지어 올렸고, 역병에 관한 책을 편찬했으며 후학을 가르치다 1615년(광해군 7) 세상을 떠났다.

허준은『동의보감』이외에도 여러 가지 저술을 남겼는데, 첫 저작이『찬도방론맥결집성』이다. 이는 중국 육조六朝의 고양생高陽生이 쓴 진맥에 관한 책인『맥결脈訣』의 오류를 바로잡은 것으로, 이를 통해 학자로서 위상을 드러냈다. 그리고『동의보감』을 집필하는 과정에서 언해 의서인『언해태산집요諺解胎産集要』·『언해구급방諺解救急方』·『언해두창집요諺解痘瘡集要』를 펴냈다. 이 의서들은 조선 전기에 편찬된 주요한 전문 의서인『태산요록』,『구급방』·『창진집』을 이어서, 이후 명나라 때에 수입된 의학이론을 중심으로 새롭게 정리한 것이었다.

허준의 업적에서 빼놓을 수 없는 것이 전염병 의서인『신찬벽온방新纂辟溫方』과『벽역신방辟疫新方』이다. 조선시대 내내 유행했던 전염병인 온역에 대해서는 16세기에 전문서로서『간이벽온방簡易辟瘟方』이나『분문온역이해방分門瘟疫易解方』이 도달했던 학문적인 수준을 넘어, 질병의 전이 과정에 따른 분석과 치료를 제시했다.『신찬벽온방』과 함께 1613년(광해군 5)에 편찬된 『벽역신방』은 당독역唐毒疫으로 불린 성홍열에 대한 뛰어난 보고서였다. 이는 동아시아에서 성홍열을 유사질병과 최초로 구별한 것이었으며, 또한 세계적으로도 가장 일찍 정확하게 기록한 것 중의 하나이다.

『동의보감』에 나타난 인간과 질병

　『동의보감』은 1610년 허준이 집필을 완성하여, 1613년 내의원에서 목활자로 간행되었다. 구성 면에서 이전에 나온 다른 의서들과는 구별되는 특징을 보이는데, 중국이나 조선의 의서들이 모두 각각의 질병을 중심에 두고 전개된 반면에 『동의보감』은 내경·외형·잡병·탕액·침구의 순서로 구성되어 있다. 이는 질병을 중심에 두었던 기존의 의학을 인간을 중심으로 보는 것으로 전환하여, 인간에 본질적으로 내재한 질병과 잡병으로 구성하는 새로운 질병론을 구체화한 것이다. 또한 『동의보감』은 조선 중기 심화되는 성리학적 수양에 근간한 인간 이해에 바탕을 둔 의학적 인간론을 재구성함으로써 의학과 사회적 인간 개념을 결합시켰다. 그리고 도가의 학술내용을 접합시켜 양생사상이 의학에서 중요한 요소가 되는 데 큰 영향을 미쳤다.

　한편 조선 전기의 의서들은 당·송대의 의학을 중심으로 하였지만, 『동의보감』은 새롭게 들어오는 명나라의 최신 의학들을 자신의 체계에서 새롭게 소화하고 있었다. 즉 『의학입문』·『의학정전』 등으로 대표되는 명나라 의학은 이론화된 금원사대가의 영향을 많이 받기도 했다. 『동의보감』은 명나라 의가들을 통해 금원사대가 이후 분기된 의학론을 차례로 정리했는데, 특이한 점은 『소문』과 『영추』를 중시했다는 사실이다. 조선의 의서들이 당·송 이후의 의서들을 중심으로 논의를 전개했던 반면에, 『동의보감』에서는 무엇보다 『소문』과 『영추』를 입론의 시작으로 하여 동아시아 의학이 이들에서 시작되었음을 밝히고 있다. 그리고 역사적으로 중요한 인물이나 저작의 논의를 싣고서, 근래의 저작에서 뽑은 내용을 이어나갔다. 즉 의학 연구에서 계통적인 방식을 채택함으로써 의학의 다양한 내용을 가지런히 정리할 수 있었다. 아울러 『황제내경』에 대한 중시는 조선의 의학이 더욱 이론화될 수 있는 배경을 만들어 조선 후기에 사상의학 등의 의학이 발전할 수 있는 계기가 되었다.

한국의 전통의학, '동의'

선조가 처음에 허준을 비롯한 의사들에게 『동의보감』을 집필하도록 했을 때 강조한 것이 세 가지였는데, 그것은 수양을 우선하고 중국 처방의 요점을 정리하며 향약을 사용하라는 것이었다. 첫 번째를 제외하고 나머지 사항들은 이미 조선 전기에 편찬된 『의방유취』와 『향약집성방』에서 계속 추구되었던 사업이었다. 특히 조선의학의 속성이 강했던 『향약집성방』의 경우에도, 의학이론은 『태평성혜방』· 『성제총록』 등 중국 의서의 내용을 그대로 인용하고 다만 약물과 처방에서 국산 약으로 이루어진 처방만을 모은 것이었다.

그러나 『동의보감』은 이와 달리, 향약의 사용 이외에도 중국 의학이론의 대부분을 체계적으로 재정리했는데, 허준은 「집례」에서 조선 의학의 유구한 역사를와 독자성을 강조하여 '동의東醫'라고 표현했다.

> 왕절재王節齋가 "이 동원東垣은 북방의 의사인데, 나겸보羅謙甫가 그 법통을 전수받아 강소성과 절강성에 이름을 떨쳤다. 주 단계丹溪는 남방의 의사로, 유종후劉從厚가 그 학문을 이어 섬서성에서 이름을 떨쳤다"고 말했

으니, 의학에 남북이라는 명칭이 생긴 지 이미 오래되었다. 우리나라는 치우쳐 동방에 자리잡고 있지만 의약의 도가 선처럼 끊어지지 않았기 때문에, 우리나라의 의학도 가히 동의라고 할 만하다.

이는 중국의 동원 이고로 대표되는 북의北醫와 단계 주진형으로 표현되는 남의南醫에 대등하다는 자부심을 내비친 것이다. 허준이 남의와 북의로 평가한 이고와 주진형, 그 뒤를 이은 나겸보·유종후는 중국의학사에서 중요한 위치를 차지하는 의사들이었다. 결국 동의라는 표현은 이들에 비해서 전혀 뒤떨어지지 않는다는 자신감에서 나올 수 있었다.

『동의보감』의 영향

『동의보감』은 임상적 활용에 매우 편리하게끔 구성되어 있었다는 점 때문에, 조선뿐만 아니라 중국과 일본에서도 여러 차례 간행될 정도로 동아시아의 베스트셀러였다. 그 배경은 허준이 "거울에 비친 듯이 명확하게 나타난다"고 자신했던 편집의 특징에 있었다. 이를 두고 『동의보감』의 서문을 쓴 이정구李廷龜는 세 가지를 들고 있었다. 즉 고대에서부터 폭넓은 자료를 취하면서, 근본적인 원리를 찾아내고 핵심적인 것만을 거론함으로써 의학의 요점을 정확히 뽑았다는 점이다. 그리고 내경·외형·잡병 등의 항목 아래에 다시 항목들을 분류하여 의학의 이론을 명확히 설명하고, 맥을 보는 법, 증상에 대한 설명, 치료 방법, 도인법, 침법 등에 이르기까지 빠지지 않고 구체적으로 정리되어 있어서, 환자의 치료에 매우 효과적이었다는 점이다. 마지막으로 증상에 따른 유형의 구별이 명확하기 때문에 치료법을 찾기에 수월하다는 점이다.

1613년 초간본이 나온 이후 국내에서 대여섯 차례 간행되었으며, 중국에서는 30여 차례, 일본에서는 두 차례 간행되었다. 조선에서 편찬된 책이 동아시아에서 이렇게 읽힌 것은 유례가 없는 일로, 정조는 조선의 책이 중국에서 간행된 것으로는 『동의보감』 이외에 들어본 적이 없다고 말하기도 했고, 베이징을 다녀온 박지원朴趾源이나 홍대용洪大容은 『동의보감』이 중국에서 매우 귀하게 여겨지는 상황이었다고 말했다. 이러한 평가 이외에 조선 후기 실학자인 이덕무李德懋는 『동의보감』을 『성학집요聖學輯要』·『반계수록磻溪隨錄』과 함께 조선의 3대 저술로 꼽기도 했다.

조선의 의학계에서 『동의보감』의 영향은 더욱 커서, 이를 계승하는 의서가 조선 후기에 계속해서 편찬되었다. 강명길의 『제중신편』, 황도연의 『의종손익』은 『동의보감』을 따르면서 일부 내용을 더하거나 빼는 형식이었다. 또한 정조가 편찬한 『수민묘전』, 이이두의 『의감산정요결』, 이규준의 『의감중마』 등 조선 후기에 편찬된 중요한 의서들은 대부분 『동의보감』

Episode

양예수와 허준

이제는 널리 알려져 있지만, 여전히 양예수와 허준 사이의 관계를 오해하는 사람들이 많다. 드라마틱하게 서술되어 스테디셀러가 된 이은성의 소설 『동의보감』과 드라마 때문이다. 그리고 허준의 스승으로 등장한 유이태 역시 실존 여부가 불투명한 인물이다. 물론 조선 숙종 때 명의 유이태가 있지만, 이는 허준 이후의 인물이다. 그럼에도 여전히 당대의 뛰어난 의사였던 이 인물들의 갈등 구조가 주는 이야기는 흥미롭다. 그러한 점에서 악역으로 그려진 양예수는 매우 불행한 의사라고 할 수 있다.

그러나 그와 같은 이야기와는 별개로 양예수와 허준은 한국의학사에서 높게 평가되어야 하는 의사이다. 특히 양예수는 조선에 본격적으로 금원사대가의 이론을 도입하여 재해석했다는 점에서 조선 의학이 한 단계 도약할 수 있는 계기를 만든 인물이다. 그럼에도 양예수와 그가 지은 『의림촬요』가 온당한 평가를 받지 못하는 것은 안타까운 일이다.

을 기본 교재로 삼았다. 이 의서들 이외에도 25책이라는 분량으로 인하여 민간에서는 계를 조직하여 『동의보감』을 구입하거나, 혹은 필요한 부분을 필사하여 널리 사용했다.

이처럼 조선에서는 『동의보감』의 영향력이 너무 컸던 나머지 이후 대부분의 의서들이 『동의보감』에 근거함으로써, 오히려 『동의보감』을 극복하고 새로운 의학사상이 출현하는 데 오랜 시간이 걸리게 되었다는 아이러니도 존재한다.

치료기술의 다양화

외과술의 발전

전통의학인 한의학에는 분과에 따른 전문의가 있었던 것은 아니지만, 세종 이후 침구의鍼灸醫·나력의瘰癧醫·치종의治腫醫와 같은 외과 분야의 전문의사가 있었다. 우선 침구의는 1438년(세종 20) 침구를 전문으로 하는 의생을 매년 선발하여 전의감·혜민서·제생원에 1명씩 배정했는데, 독립된 분과로서 최초의 전문의였다. 이후 침구의는 보다 전문화되어 1485년(성종 16)에 편찬된 『경국대전』에서는 다른 의원들과 다르게, 『찬도맥纂圖脈』을 비롯하여 『침경지남鍼經指南』·『자오유주子午流注』·『옥룡가玉龍歌』 등의 의서를 시험하도록 했다. 한편 1433년(세종 15)에는 나력(임파선에 생기는 종창)을 전문으로 치료하는 생도들을 갖추었으며, 1461년(세조 6)에는 혜민서에 나력의 권지權知를 두도록 하는 등의 조치가 잇달았다.

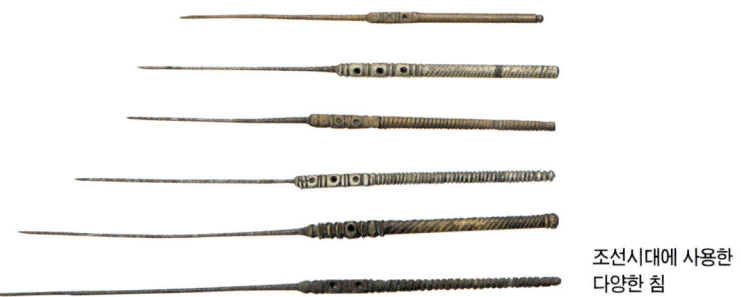

조선시대에 사용한
다양한 침

　16~17세기 의료기술의 발전에는 특기할 점이 있었다. 그것들은 침구술로 대표될 수 있으며, 그와 함께 치종술이 발전했다. 치종의는 『경국대전』에서 의서의 해독과는 상관없이 악창惡瘡과 창종瘡腫의 치료 성과에 따라 등용시키도록 하면서 나타났다. 그러던 것이 1603년(선조 36)에 치종청治腫廳이 다시 설치되고 치종의가 배치되면서 보다 활발해졌다. 이와 함께 일반적인 침구술도 널리 유행했는데, 대표적으로 유성룡柳成龍은 이천이 지은 『의학입문』을 발췌하여 『침구요결鍼灸要訣』을 간행하기도 했다.
　이상에서 거론된 침구술의 발전은 외과적 치료가 더욱 다양화되었다는 측면도 있어서, 일본·청나라와 임진왜란·병자호란 등을 거치면서 외과술이 발전하게 되었다고 여기기도 한다. 그러나 한편으로는 의약을 구하기 쉽지 않은 상황에서 자연스레 취할 수 있는 치료법이었다는 점에서 국가의 정책적 의료가 조선의 전역에 영향을 미치기 어려웠다는 조선의 의료적 상황과도 맞물려 더욱 촉발되었다고 할 수 있다.

허임과 『침구경험방』

　허임許任은 선조·광해군 때의 침의로서 여러 왕들을 치료했으며, 인조 때 자신의 경험을 토대로 침구의 보사법補瀉法을 발전시켜 『침구경험방鍼灸

經驗方』을 저술했다. 여기서 그는 당시 혈자리를 잘못 취하는 방법을 비판했을 뿐만 아니라, 보허사실補虛瀉實에 근거한 보사법을 제시했다. 그가 동원한 보사법은 호흡보사呼吸補瀉·개합보사開闔補瀉·영수보사迎隨補瀉·애구보사艾灸補瀉 등이었다.

호흡보사는 환자의 호흡을 기준으로, 숨을 내쉴 때 침을 꽂고 숨을 들이쉴 때 침을 뽑아서 침이 들어가는 방향과 기氣의 흐름이 일치되면 보법이고, 반대의 경우는 사법이다. 한편 개합보사는 침을 뽑고서 침구멍을 가볍게 누르면서 구멍을 막아 경기經氣가 밖으로 흘러나가지 않게 하는 것이 보법이고, 반대로 침을 돌리면서 뽑으며 침구멍을 누르지 않아 사기邪氣가 빠져나가게 하는 것이 사법이다. 영수보사는 경맥이 흐르는 방향을 따라 침을 꽂는 것이 보법이고, 거슬러 침을 꽂는 것이 사법이다. 애구보사는 뜸을 쓰는 방법인데, 뜸의 불길이 점차 커지면서 천천히 깊게 타들어가서 마지막에 화상을 입히는 것이 보법이고, 입으로 불길을 불어주어 불이 빨리 타게 하여 환자가 뜨거움만 느끼고 살갗까지 타지 않도록 하는 것이 사법이다.

이러한 방법은 『황제내경』의 호흡법과 개합법, 『영추』에서 소개한 뜸에 의한 보사법, 명나라 유순劉純이 지은 『의경소학醫經小學』(1388)에서 제시된 호흡보사 등을 자신의 치료 경험에 맞추어 변화·발전시킨 것이다.

이형익의 번침술

이형익李馨益은 침을 뜨겁게 달구어, 사수邪祟라는 정신질환을 치료하는 기술을 개발하여 인조의 총애를 받기도 했다. 1637년(인조 10)에 침술에 정통하다고 하여 등용되었으나, 그의 번침술燔鍼術이 당시에는 사용하지 않는 방법이라 관료들과 의사들 사이에서는 인정받지 못했다. 그러나 인조의 총애를 받아 왕에게 계속 시술할 수 있었다.

번침燔鍼은 침을 불에 달구는 것을 말하는데, 화침火鍼이라고도 한다. 『영추』에서는 "침을 달구어 겁탈하듯이 찌른다"라는 방법이 있는데, 침을 불로 달군 뒤 재빨리 시술할 부위에 꽂았다가 빨리 뽑아주는 치료법이었다. 한편 명나라 때 오학고吳鶴皐는 『소문』에 대한 주석에서 "번침은 침을 꽂은 뒤 불로 달구어 따뜻하게 해주는 것으로 침을 빨갛게까지 할 필요는 없다"라고 했다.

이형익의 번침술은 특히 사수 치료에 사용하는 13개 혈자리를 위주로 했다. 그 원리는 화력火力을 운행하는 것이 중심인데, 주로 열증熱症 열열로써 치유하는 것이라고 설명하고 있었다. 그러나 침을 상당히 뜨겁게 달구어서 사용했기 때문에 침을 맞는 사람에게는 매우 큰 고통이 따를 수밖에 없었던 것으로 보인다. 어쨌든 이형익은 인조 사후에 중신들의 탄핵을 받아 유배되어, 그 기술이 후대에 계속 이어지지 못했다. 그럼에도 조선 중기 다양한 치료기술이 여러 방면에서 개발되고 있었음을 보여준다.

치종청과 임언국, 백광현

침구학의 발전은 치종술의 발전과도 관계가 있다. 15세기에도 이미 치종治腫을 장려하고 있었지만, 16세기 중엽 이후부터 17세기 중엽까지 특히 발달했다. 대표적으로 1559년(명종 14)에 임언국任彦國의 『치종비방治腫秘方』을 간행했는데, 화정火丁·석정石丁·수정水丁·마정麻丁·루정縷丁 등 오정五丁 및 배종背腫 등 종기들을 나열하고 그와 관련한 증상, 치료법, 약물 처방이 기록되어 있다. 또한 농양膿瘍의 수술법으로 농양침파법膿瘍鍼破法·결렬법決裂法·절개수술법切開手術法 등을 제시했으며, 염탕침인법鹽湯沈引法·염탕목욕법鹽湯沐浴法 등의 요법도 기록되어 있다.

뒤이어 등장한 백광현白光炫은 17세기 중엽 현종·숙종 때의 어의로, 당시에 치종의로 이름이 높았다. 효종의 왕비인 인선왕후의 목뒤에 난 창瘡의 창근瘡根에 대침大針을 가지고 천자형川字形으로 각 4촌씩 째서 치료했고, 숙종의 후종喉腫·제종臍腫을 침과 뜸으로 치료했다고 한다. 그의 정달결렬법疔疸決裂法은 단번에 대침으로 창근을 째고 독을 제거하여 뿌리를 뽑아내는 종창에 대한 근본적인 수술법이었으며, 수술도구로 종침腫鍼·곡침曲鍼·삼릉침三稜鍼·산침散鍼 등 다양한 침을 사용했다. 그의 의술은 아들인 흥령興齡과 제자인 박순朴淳 등에게로 이어졌다. 후대에 장지연張志淵은 백광현의 수술법을 "지금의 서양의사의 수술이다"라고 평가하기도 했다.

민간의학의 확대

방납의 폐단과 대동법

조선 전기에 제도화된 약재의 조달 방식은 크게 두 가지로 집약된다. 국내에서 생산되지 않는 약재들은 중국이나 일본을 통해서 수입했고, 국내에서 생산되는 향약재는 공납제를 통해 약재 생산지에서 국가 조세의 한 방법으로 징수했다. 그러나 약재 공납에 문제가 발생했다. 이른바 '임토작공任土作貢'의 원칙에 따라 약재 공물이 부과되었지만, 환경의 변화에 따라 각 지역의 산물이 변화함으로써 이제는 그 지역에서 생산되지 않는 약재를 다른 지역에서 구입하여 국가에 납부하는 방납防納의 폐단이 발생했다. 또한 공물을 부과했던 군현의 대소와 호구의 다소多少가 변화되고, 읍호邑號

의 승강에 따라 지방 행정구역이 변화했는데도 이러한 변화를 반영하는 공안貢案이 개정되지 못하고 있었다.

게다가 상품화폐경제의 발전이 전국적으로 이루어지지 못한 상황이므로, 방납하는 과정에서 약재 가격이 급격하게 상승할 가능성도 높았다. 1693년(숙종 19)에 이현일李玄逸은 임금 앞에서 강원도 영해부에 할당된 인삼을 방납하면서 그 가격이 무려 10여 배 이상 높아진 사실을 지적했다. 이현일이 지적한 영해부의 경우 공납으로 책정된 인삼을 방납했는데, 이때 인삼 가격을 면화로 지불했지만 영해에서 면화가 나지 않기 때문에 면화를 구입하는 비용까지 더해져 인삼 방납에 소용되는 비용이 더 커졌던 상황을 말해준다.

17세기에 들어 방납의 폐단을 개혁하기 위해 대동법大同法을 시행하여 조선의 상품경제는 크게 발전하게 되었다. 방납의 형태에서도 일부 보였던 의약재가 상품으로서 유통될 가능성이 열렸으며, 그에 따라 민간에 의약업이 활성화되기 시작했다. 그러나 약재에 대한 대동법은 완전히 시행되지 못했는데, 약재 방납이 큰 이익을 낳았던 터라 방납인과 그에 연계된 정치인들의 반대가 심했기 때문이었다.

가짜 인삼의 유통

대동법이 실시되어 방납의 폐단이 점차 사라지고 있었지만, 약재의 방납은 여전히 지속되었고 약재 가격은 계속 상승했다. 약재 유통은 큰 이익을 남길 수 있는 수단이었으니, 이에 편승하여 부를 축적하려고 약재를 속여서 파는 현상이 두드러지게 나타났다. 대표적인 사례가 바로 가짜 인삼을 만드는 것이었다. 인삼은 조선에서 가장 선호되면서도 가격이 비싼 약재였고, 수요에 맞춘 공급이 어려웠다. 이러한 이유로 가짜 인삼을 제조하는 일이 벌어진 것이다.

　숙종 때에는 가짜 인삼이 국왕에게 직접 바쳐지는 진상품에까지 섞여 들어가서 큰 문제가 발생했다. 당시의 기록을 보면, 영동嶺東과 영남嶺南에서 진상進上하는 인삼 가운데 작은 것을 몇 개 붙여서 큰 인삼을 만들었다고 한다. 또한 서북 지역에서는 작은 인삼을 찌거나 삶아서 연하게 만들어, 길경桔梗의 머리 부분 등에 그것을 입힌 뒤 풀칠하여 가짜 삼을 제조했다고도 한다.

　길경 등을 이용해 만든 가짜 인삼이 진상에 올라올 정도였다면, 당시 조선에서 가짜 약재가 얼마나 많이 유통되었을지 짐작할 만하다. 게다가 이와 같은 현상은 특정 지역에서만 벌어지는 것이 아니라, 전국에 걸쳐 나타났다. 진상 약재의 경우 매번 심약審藥이나 관찰사를 통해 양질의 것을 올리도록 독촉하고 있었음에도 벌어진 일이었으니, 사설 약방이나 약계에서는 그 폐해의 정도가 더 심했을 것이다. 물론 형신刑訊과 정배定配로 엄하게 처벌하는 규정을 마련했지만, 진상 약재가 아닌 사설 약방 등에서도 그대로 적용되었을지는 의문이다. 이러한 연유로 정부에서는 사약계私藥契를 금지하는 조치를 내렸지만, 그것이 제대로 이행되기는 어려웠을 것이다.

약계의 등장

　17세기 중반 이래 국가의 대민 의료체계 운영이 약화되는 한편 사적私的 의료가 확대되었다. 사적 의료의 성장은 결국 의료에 대한 욕구가 점차 확대되면서 나타나는 현상이었지만, 혜민서로 대표되는 국가의 대민 의료 약화에 기인하기도 했다. 즉 대민 의료에서 의약 전매를 담당하는 혜민서의 기능이 약화될수록, 사적 의료는 더욱 활성화되었던 것이다. 이에 따라

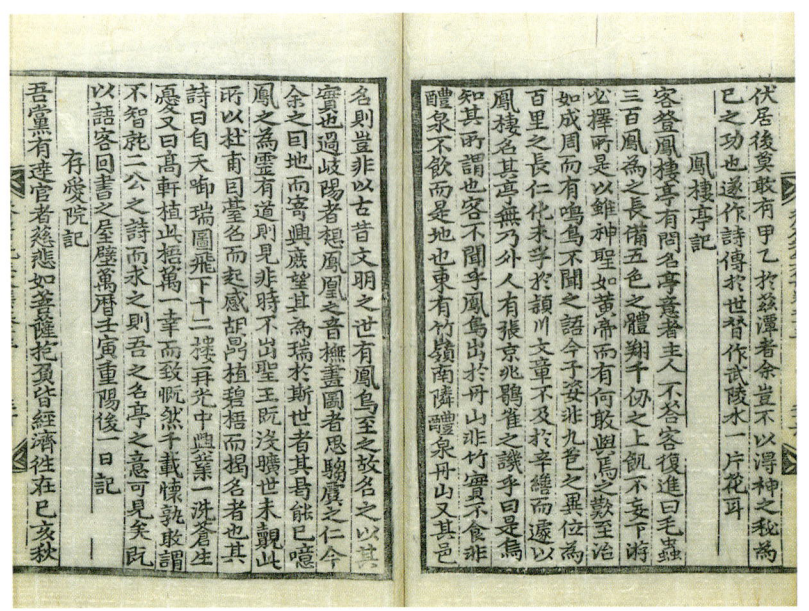

『창석집(蒼石集)』「존애원기(存愛院記)」 상주 지역의 양반들이 운영한 약계인 존애원 설치와 운영에 대한 것이 일부 기록되어 있다.

민간에서는 필요한 약재를 촌락공동체를 중심으로 구비하여 공동으로 사용하는 약계藥契가 곳곳에서 생겨났다.

 대표적으로 강릉의 약계는 그 지역 양반 25명이 계를 조직하여 약국을 운영하면서 계원들에게 필요에 따라 약을 지급했는데, 1603년에 결성되어 1842년까지 운영될 정도로 지속성이 강했다. 또한 17세기 초반 상주 지역에서 50인에 달하는 양반들이 공동으로 자금을 내어서 중국의 약재인 당재唐材를 마련하는 한편 향약재는 직접 채취하여 존애원存愛院이라는 약국을 운영했다. 이처럼 약계가 운영될 수 있었던 것은 향약을 이용하는 측면도 있었지만, 방납의 운영을 통해서 많은 약재상이 등장했기 때문에 가능한 일이었다. 마침내 약계는 일부 지방만이 아니라, 전국적으로 퍼져 나가는 현상이 되었다.

한편 지역공동체에 의한 약계의 운영 이외에도 상업적으로 운영되는 약계도 속속 등장하기 시작했다. 이에 대한 명확한 기록은 현재 남아있는 자료가 없지만, 17세기에는 지역에 점포를 차리고 운영하는 상주 약국 이외에도 장시를 따라다니면서 약을 파는 떠돌이 약장수도 다수 존재하고 있었다. 이들 약계가 확대되자 조선 정부에서는 제도화한 의료제도가 붕괴될 가능성을 걱정하고 있었다. 즉 사적으로 만들어진 약계가 이익을 꾀하게 되면, 혜민서와 전의감을 중심으로 하는 의료체계가 붕괴될 수 있다고 지적했던 것이다. 또한 약재 가격이 상승하여 일반 민들의 경우 질병을 치료하기 어려워질 뿐만 아니라, 제대로 만들지 않은 약이 대량으로 유통되어 혼란을 가져올 수 있다는 견해에서 불허하는 입장을 취했지만, 약계를 통한 민간의약업은 계속 확대되었다.

교양인의 지식, 의학

유의

조선 전기 이래로 유학자들 가운데 의학에 관심을 갖고 실제로 의술을 실천한 인물들도 있었다. 그 추세는 16세기 이후 더욱 강화되었는데, 이는 16세기에 들어온 중국 명나라 의학의 발전과도 관계가 깊다. 당시 들어온 상당수의 의학은 단계 주진형의 의학이론을 위주로 했는데, 그의 이론인 '음부족양유여론陰不足陽有餘論'은 성리학적 수양론과 일치하는 점이 있었다. 그런 까닭에 이황이 편찬한 『이학통론理學通論』에도 주진형이 언급되었다.

사상적인 측면 이외에 실제 현실에서도 의학은 수요에 비해 공급이 모자란 상황이었고, 지식인인 유학자들이 의학에 참여하는 빈도가 증가했다. 유학자들의 활동은 의서 편찬과 의술의 실천으로 나타났다. 대표적으로 유성룡柳成龍(1542~1607)은 명나라의 이천李梴이 편찬한 『의학입문醫學入門』을 위주로 조선의 의료 현실을 감안하여 『의학변증지남醫學辨證指南』과 함께 침 치료를 전문으로 하는 『침경요결鍼經要訣』을 편찬했다. 한편 형제 사림으로 유명하던 김안국金安國은 경상도 관찰사 시절, 『벽온방辟瘟方』·『창진방瘡疹方』 등의 의서를 언해諺解하여 보급하고, 나중에는 『분문온역이해방分門瘟疫易解方』 편찬하는 작업에도 참여했다. 한편 그의 아우인 김정국金正國 역시 황해감사黃海監司 재직 시절에 『촌가구급방村家救急方』을 편찬했다.

박영朴英(1471~1540)은 의학에도 정통한 유학자였는데, 『경험방經驗方』·『활인신방活人新方』을 저술했을 뿐만 아니라 직접 의료활동을 벌였다. 의술을 실천하는 경우는 아무래도 지방에서 두드러졌는데, 안동 사람 이정회李庭檜는 지역 유학자들과 의학에 대해 토론할 뿐만 아니라, 자신이 직접 의학을 가르치기도 했다. 의학습독관을 거친 그의 경력이 매우 중요한 역할을 했을 것이다. 또한 정체를 분명히 알 수 없지만, 안동에 있었던 의원의 운영에도 직·간접적으로 참여했고 의원에 있는 약재를 검사하는 작업을 감독하기도 했다. 성주로 유배 갔던 이문건李文楗(1494~1567)은 성주의 의생醫生을 교육하고, 지방 거주민뿐만 아니라 목사와 같은 지방관을 진료하기도 했다. 게다가 유배 온 신분임에도 불구하고 경계를 넘어 다른 지역의 지방관을 치료하기 위해 다닐 정도였다.

조탁과 『이양편』

『이양편二養編』은 조탁曺倬(1552~1621)이 임진왜란이 일어나기 이전에 집필을 끝냈지만 전쟁 중에 잃어버렸다가, 그가 강릉부사로 있을 때인 1608년 다시 집필한 것으로 알려져 있다. 조탁의 호는 이양당二養堂·치재恥齋로, 1588년(선조 21) 사마시에 합격하여 의금부 도사가 되었고, 임진왜란 때에는 왕을 호종扈從하면서 당시 피폐하고 문란한 사회상에 대해 만여언萬餘言에 달하는 시무10책時務十策을 올리기도 했던 인물이다.

어려서부터 오랫동안 질병으로 고생했던 조탁은 질병의 원인을 생각하다가, 욕망을 좇는 것이 가장 큰 이유임을 깨닫고는 양심養心과 양생養生의 두 가지 방면에서 지침이 될 내용을 기록했는데, 이것이 바로 『이양편』이다. 내용은 크게 양심과 양생으로 나뉘어 있는데, 상편은 모두 6권으로 입교立敎·명륜明倫·격치格致·성정誠正·수제修齊·치평治平으로 구성되어 있다. 이는 『소학小學』과 『대학大學』의 편차를 따른 것이다. 하편은 3권으로 치망恥忘·치순恥徇·무치無恥인데, 천지운기天地運氣·내경內景·정기신精氣神·오장육부五臟六腑·이목구비耳目口鼻의 욕구 등으로 구성되어 있다.

『동의보감』이 주진형에서 시작된 성리학적 수양론을 강조한 것은 익히 알려진 사실인데, 조탁은 『동의보감』에서 양생과 관련된 부분들을 가져다가 하편의 첫머리인 「치망」에 담았다. 의학의 한 요소인 양생론에 초점이 맞춰져 있다는 점에서는 분명 한계를 보이지만, 의학이 일반 유학자들에게 무시할 수 없는 중요한 요소가 되어가고 있음을 보여준다. 그리고 그 핵심에는 『동의보감』이 있었다고 할 수 있다. 한편 「치순」에서는 이목구비와 사지에서 비롯되는 다양한 인간의 욕구를 경계하면서, 주로 유학 경전을 토대로 설명하고 있었다. 마지막으로 「무치」조에서는 양생의 격언과 사계절에 따른 양생법, 운기運氣 등을 다루었다.

홍만선의 『산림경제』

홍만선洪萬選(1643~1715)은 당쟁이 치열한 시기를 살았던 인물로, 아버지인 주국柱國이 제2차 예송禮訟에 연루되어 파직당하고 몇 년 후에 임종하면서부터 은거하여 살고자 했다고 한다. 그러는 과정에 홍만선이 저술한 책이 바로 『산림경제山林經濟』이다. 즉 산림에 은거하여 살기 위해서 필요한 것들을 여러 책에서 인용하여 분류하고 정리한 것으로, 전4권 4책에 총 16지志로 구성되어 있다. 그것들은 복거卜居·섭생攝生·치농治農·치포治圃·종수種樹·양화養花·양잠養蠶·목양牧養·비선備膳·구급救急·구황救荒·벽온辟瘟·벽충辟蟲·이약理藥·연길涓吉·잡방雜方 등이다. 대체로 경제생활과 함께 의학적인 내용을 담고 있으며, 의학의 내용은 대부분 『의학입문』·『동의보감』·『고사촬요故事撮要』·『거가필용居家必用』 등에서 인용되었다.

병을 물리치고 수명을 연장할 수 있는 보양保養·복식服食의 방법을 다루고 있는 섭생에서는 성리학적 수양법 이외에도 도인導引·구선도인결臞仙導引訣·신침법神枕法 등이 있다. 이중 신침법은 잣나무로 만든 목침 내부에 30여 가지의 약재를 채워서 베개를 만드는 방법으로, 1년이면 모든 병이 다 낫고 몸에 향기가 가득해지며 4년이 되면 흰머리가 다시 검어지고 빠졌던 이가 다시 나며, 이목耳目이 총명해진다고도 했다.

한편 구급에서는 액사縊死·익사溺死·동사凍死·상한傷寒 등 130여 종에 달하는 사고에 대한 구급방을 다루고 있다. 이 외에 전염병을 물리치는 방법을 기록한 벽온과 해충들을 물리치는 방법을 기록한 벽충, 일상 치병治病에 필요한 각종 약재 176종의 소개와 태을자금단방太乙紫金丹方·채약법採藥法·건약법乾藥法·복약법 등으로 구성되어 있는 치약治藥이 있다. 한편 수해水害나 한재旱災를 만나 흉년이 들었을 때 기한飢寒을 면하기 위한 방법으로 산야山野의 초근목피草根木皮를 이용하는 방법을 설명하고 있는 구황도 있다.

유학자의 생활지식이 담긴 『임원경제지』

양반 사족으로서 일상의 생활지식을 정리한 책으로는 이미 조선 전기에 명나라에서 들어온 『산거사요山居四要』가 널리 유행한 것을 시작으로, 1554년(명종 9)에 어숙권魚叔權이 편찬한 『고사촬요攷事撮要』에 실려 있고, 이후 『산림경제』에는 의학적인 내용을 더욱 풍부하게 담았다. 조선 후기에는 생활지식에 대한 필요성이 증대하여 의서들이 증보·간행되기에 이르렀다. 『고사촬요』가 몇 차례 간행된 이후 18세기 후반 서명응徐命膺이 『고사신서攷事新書』를 펴냈고, 유중임柳重臨은 『증보산림경제增補山林經濟』를 내놓았다. 이 서적들을 통해서 일상에 필요한 구급방과 함께 약물에 관한 지식이 널리 퍼지게 되었다.

4권인 『산림경제』나 15권의 『고사신서』·『증보산림경제』를 넘어서는 총 113권의 거대한 총서가 나왔는데, 서유구徐有榘가 편찬한 『임원경제지林園經濟志』이다. 16가지 분야로 나누어 향촌에서 사는 데 필요한 지식을 정리했는데, 이 가운데 의학에 관한 것은 보양지葆養志와 인제지仁濟志에 수록되었고 여러 편에서 본초학에 관련된 내용이 서술되었다. 이들은 각각 『소문』·『영추』·『상한론』·『신농본초』·『본초연의本草衍義』 등을 비롯한 중국의 의서와 본초서, 그리고 조선의 『의방유취』·『동의보감』 및 박운朴雲의 『위생방衛生方』·『광제비급』·『제중신편』 등에서 인용되었다.

「보양지」에서는 정기신精氣神·기거음식起居飮食 등과 같은 주로 양생에 관련된 내용이 서술되어 있으며, 「인제지」에는 내인內因·외인外因·내외겸인內外兼因·부과婦科·유과幼科·외과外科 등 질병 치료에 대해 서술되어 있다. 각 조항의 아래에는 병증을 위주로 한 세목을 두고, 각각 형증形證·치법治法·탕액湯液·폄설砭焫 등의 순서로 병증을 설명하고 치료법을 기록했다.

『임원경제지』는 양반 사족의 전원생활에 필요한 약물 및 본초학 지식을 집대성한 조선 후기의 최대 전서라고 할 수 있다. 그러나 분량이 너무 많아서 인쇄되지 못하고 단지 사본으로만 전해지고 있다는 점에서 당시에 어느 정도 영향을 미쳤을지는 의문이다. 그렇다고 할지라도『임원경제지』와 같은 형식의 서적들을 통해 조선 중기 이래로 의학이 가정의학으로서 자리매김하는데 큰 역할을 했음을 추정할 수 있다.

쟁점과 토론

『동의보감』은 독창적인가, 아니면 단순한 처방 모음집인가?

『동의보감』에 대해서 조선의학을 정립했다고 높이 평가하는 경우도 있지만, 간혹 중국 의서들을 단순히 짜깁기한 책이라고 평가절하하는 경우도 있다. 이는 『동의보감』에서 그 출전을 밝혀놓아 오해를 불러일으킨 것이라고 할 수 있다.

실제로 대부분의 의서들이 출전을 명확히 밝히지 않고 서술했다는 점을 고려한다면, 『동의보감』에서 출전을 밝혀놓았다는 것은 오히려 정직한 학문적인 자세를 취했다고 평가해야 할 것이다. 동아시아 전근대 의학이 과거 지식을 축적하면서 구성되었다는 점을 생각해보면, 『동의보감』에서 선택하고 있는 가장 기본적인 교재가 무엇인지 파악하는 것이 이 책을 이해하는 데 도움이 된다고 할 수 있다.

『동의보감』에서는 다양한 종류의 서적들이 언급되어 있다. 때로는 도가류·불가류의 서적들도 인용하고 있지만, 거의 대부분 『내경』을 인용하고 있다고 해도 과언은 아니다. 모든 항목의 근간과 시작은 『내경』에서 비롯하는데, 이를 통해서 보면 『동의보감』은 『내경』을 근간으로 16세기까지 축적된 동아시아 의학지식을 다시 재구성하고자 했다고 볼 수 있다. 과감하게 말한다면, 17세기 『내경』의 재발견이라고 해야 하지 않을까?

참고: 신동원, 2004, 『호열자 조선을 습격하다』, 역사비평사

조선에도 해부학이 있었나?

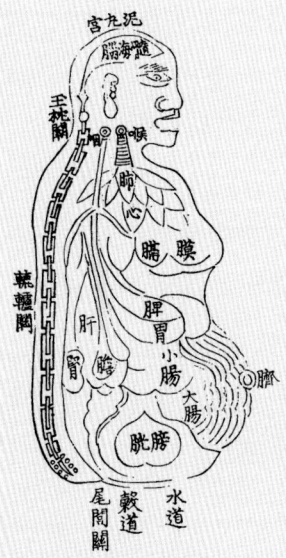

『동의보감』 신형장부도

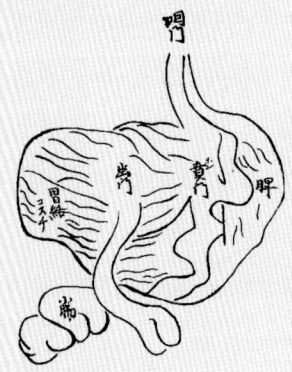

『돈이쇼』 해부도

조선, 나아가 중국과 일본을 포함하여 동아시아에서 인체 해부도를 남겨놓은 사례는 매우 드물다. 중국에서는 인체 해부가 전한과 후한 사이에 있는 신新에서 행한 적이 있었으며, 나중에 송나라 때 두 차례가 실시했다고 전해진다. 그러나 그때 그려진 해부도는 대부분이 현재 남아있지 않고 일부분만이 전해지는데, 대표적인 것이 14세기 전반 일본에서 편찬된 『돈이쇼頓醫抄』의 해부도이다.

조선에서는 『의방유취』에 오장도가 그려져 있지만 매우 추상적인 형태이며, 그나마 인체의 전부를 그려내고 있는 것은 『동의보감』이 최초이다. 그러나 『동의보감』의 신형장부도身形藏府圖는 실제로 인체를 해부한 뒤 그린 것이 아니라, 허준과 편찬에 참여했던 당시의 지식인들이 생각하는 인체의 기본적인 구조를 기氣의 흐름이라는 관점에서 추상화한 것이다. 이로 인해 소설이나 드라마로 제작된 『동의보감』 관련한 콘텐츠에

쟁점과 토론

서는 허준이 실제로 해부를 행했던 것처럼 오해를 불러일으키는 경우가 생기기도 했다.

　　　　조선에서 실제로 해부를 행한 의사는 아마도 전유형全有亨이 유일한 것으로 보인다. 이익李瀷이 저술한 『성호사설』에 따르면, 전유형은 임진왜란 시기에 죽은 시체들을 해부한 뒤 명의가 되었다고 한다. 아마도 당시 사람들도 인체의 내부를 살펴봄으로써 치료에 효과를 볼 수 있었다고 여긴 듯하다. 그럼에도 유학적 관념 혹은 일종의 금기 때문에 인체 해부는 정당화되기 어려웠고, 전유형 역시 금기를 어긴 대가로 결국 인조 때 일어난 이괄의 난으로 죽음을 면치 못했다고 이익은 전한다.

참고: 신동원, 2001, 『조선사람 허준』, 한겨레신문사

6

조선 후기 의학의 다양화

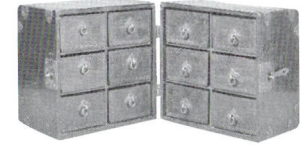

조선 후기에는

- 조선 후기에는 사회 전반에 걸쳐 여러 가지 변화가 있었는데, 조선 전기에 구상된 사회체제의 근간이었던 신분제도나 경제제도 등이 뿌리에서부터 흔들리고 있었다. 경제 면에서는 무엇보다 상품화폐의 유통이 확대되고, 이에 근간한 상업적 경영들이 다수 나타났다는 점을 지적할 수 있는데, 이는 의학에도 영향을 미쳤다. 방납과 대동법 등을 통해서 차츰 상업적 목적을 띤 약재 유통이 활발해지고, 아울러 약재의 생산과 소비도 상업적 이익을 추구하는 방향으로 나아갔다. 약국의 등장, 상업적 의사의 성장, 인삼 재배 등이 바로 그 사례다.

한편 의학에서도 다양한 변화가 일어나고 있었다. 여전히 『동의보감』이 조선 의학의 주류를 이루고 있어, 이 시기 편찬된 상당 수 의서들의 기본 교재로 쓰였다. 그러나 이제마의 사상의학, 이규준의 부양론 등 새로운 의학이론이 등장하고, 한편에서는 운기의학 등이 유행했다. 신분제가 붕괴하는 과정에서 몰락한 지식인 계층이 의료 활동에 참여하여 의사가 늘어나고, 상업적 의학이 가져온 경쟁이 의학의 발전에 영향을 미친 결과였다.

조선의 주류 의학이 된 『동의보감』

『동의보감』의 유행

『동의보감』은 조선의학에 많은 영향을 미쳤다. 가령 『산림경제』에서 보듯이 대표적인 처방이 인용되기도 했으며, 다른 한편으로 『동의보감』에서 필요한 부분만을 편집 간행하거나 필사하기도 했다. 이로 인해 조선 후기에는 『동의보감』의 일부분을 다룬 다양한 필사본이 있었는데, 크게는 두 가지 형태로 구분할 수 있다. 첫 번째는 양생을 위주로 하여 대부분 『동의보감』의 「내경」편을 편집한 것이다. 『동의보감』은 수양론을 우선으로 다루었고, 당시 성리학을 공부한 유학자들 역시 수양론에 관심이 높았기 때문이다. 한편으로 일반적인 질병 치료에 사용하기 위해 『동의보감』의 「잡병」편을 위주로 편집한 것이다. 이는 대부분 실제 임상에서 활동하는 의사들이 만든 필사본이다.

『동의보감』의 일부 처방을 기록하거나 혹 일부 편을 그대로 필사하여 사용하는 것 이외에도, 『동의보감』을 기준으로 한 다양한 의서가 편찬되기도 했다. 우선 주명신周命新의 『의문보감醫門寶鑑』을 들 수 있는데, 주명신은 『동의보감』의 체계를 따르면서 필요한 부분에서 독자적인 의학관을 제시했다. 대체로 이고·주진형 등 역대 의가들과 함께 『유경類經』을 지은 장경악張景岳의 의론을 적절히 조화하여 『동의보감』 체계와 절충한 것이다. 그리고 『동의보감』에서 가장 긴요한 것을 뽑고, 거기에 자신의 경험을 참작하여 처방을 가감한 것들을 모아서 지은 이이두李以斗의 『의감산정요결醫鑑刪定要訣』도 있다.

또한 이경화李景華가 함경도 관찰사 이병모李秉模의 부탁을 받고 지은 4권의 『광제비급廣濟秘笈』이 있다. 18세기 후반에 나온 이 책에서는 함경도 지역에서 필요한 구급을 중심으로 잡병·부인·소아를 다루고 있다. 『동의보감』에서 가장 큰 영향을 받았고, 『동의보감』에서 제시한 단방單方 처치를 주로 인용했다. 이를 통해 지방에서도 임상의 기본서로서 『동의보감』이 널리 활용되었음을 알 수 있다.

강명길의 『제중신편』

조선 후기 널리 사용되었던 『동의보감』의 문제점을 보완하기 위해서 1799년(정조 23)에 국왕의 명령으로 내의원의 수의首醫였던 강명길康命吉이 『제중신편濟衆新編』을 편찬했다. 『동의보감』이 상세한 내용에도 불구하고 일부 내용들이 중첩되거나 미처 기술되지 못한 부분이 있었다. 이 책은 그러한 부분을 보완하면서 『동의보감』에 없는 양로養老와 약성가藥性歌를 새로 넣고 내의원에서 사용하는 방문을 선택하여 의사들이 실제 진료에 사용할 수 있도록 편집했다.

8권으로 된 『제중신편』은 1권부터 7권까지는 대체로 『동의보감』의 체제를 따르고 있는데, 다만 순서에 있어서 외감外感에 해당하는 풍한서습조화風寒暑濕燥火의 내용이 권1에 있고 이후 내상內傷·허로虛勞를 시작으로 『동의보감』의 「내경」 편과 「외형」 편, 그리고 나머지 「잡병」 부분을 다루고 있다. 권6에서 부인, 권7에서는 소아와 함께 두진痘疹·마진痲疹을 다루며, 양로의 내용도 담겨 있다. 한편 권8에는 중요한 약물의 약성, 효능 등을 4언4구의 형태로 암기하기 쉽게 작성한 약성가가 있다. 여기서는 『만병회춘萬病回春』과 『수세보원壽世保元』에서 총 303수를 인용하고 강명길이 새로 만든 83수가 추가되었는데, 한글로 약품명을 기록한 것이 276수였다.

『제중신편』의 내용은 많은 부분이 『동의보감』에서 가져온 것이지만, 임상에서는 인체를 중심으로 이해했던 『동의보감』과는 달리 주로 질병을 중심으로 의서를 구성했다. 그리고 생리·병리·경락이론·운기 내용들을 과감하게 정리하여 임상의 효율성을 높이려고 했으며, 일반화된 질병의 경우에는 병리를 비롯한 일반 설명을 생략하여 질병의 치료에 집중했다. 한편으로 『동의보감』의 내용을 간략하게 정리하면서도 내용의 오기 등을 수정했고, 당시의 사회적 필요성에 따른 의학 내용을 전면에 반영했다. 그것이 바로 약성가와 양로 항목인데, 약성가는 일반의 높은 의료 욕구를 해결하고 양로는 노인병 치료에 대한 새로운 길을 열었다. 특히 양로 항목은 『제중신편』의 편찬을 명령한 정조의 의도가 큰 것으로 보이는데, 알려진 바와 같이 정조가 연로한 영조의 병을 치료하는 데 오랫동안 참여했다는 점에서 양로의 중요성을 피력한 것으로 보인다.

정조의 『수민묘전』

정조는 동궁 시절 10년 동안 영조의 질병에 시탕侍湯을 하는 과정에서 의학을 익혔는데, 『소문素問』과 『난경難經』을 비롯하여 역대의 처방을 골고루 열람했다고 한다. 또한 당시에는 명대에 성행했던 온보학파의 저술들이 국내에서 널리 이용되고 있었는데, 대표적인 것이 손일규孫一奎의 『적수현주赤水玄珠』와 장개빈의 『경악전서景岳全書』였다. 이처럼 정조의 임상적 경험과 조선의 의학적인 변화, 그리고 『자휼전칙』 간행에서 드러나듯

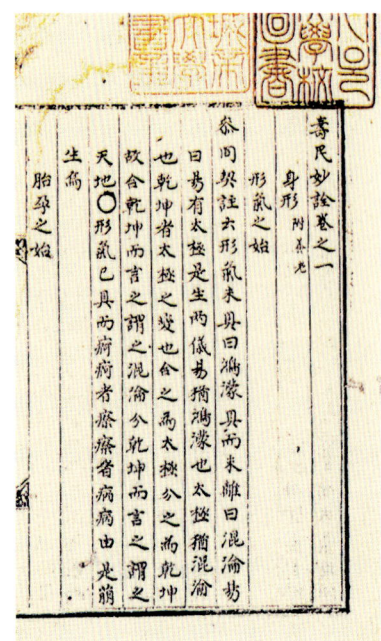

『수민묘전』 정조가 직접 지은 의학서이다.

대민 의료에 대한 적극적인 관심이 결합되어 간행된 것이 『수민묘전壽民妙全』이다. 이는 조선시대 국왕이 직접 편찬한 최초이자 마지막 의서로서 매우 큰 의의를 갖는다.

『수민묘전』은 총 5권 가운데 2권만이 현재까지 전해지고 있다. 이 가운데 1권은 『동의보감』의 「내경」편을 정리한 것이고, 2권은 「외형」과 「잡병」편의 일부를 정리한 것이다. 서문에 따르면 치료에 해당하는 탕액과 침구 등은 5권에서 따로 정리했다고 했으므로, 아마도 3권과 4권은 주로 「잡병」편에 해당하는 내용을 담았으리라 추정된다. 이처럼 대부분의 체제나 내용은 『동의보감』을 따랐지만, 정조는 내용을 추가하거나 재정리하는 방식을 통해 새로운 의서로 편집했다. 그 특징을 살펴보면 다음과 같다.

우선 『동의보감』에 있는 도교적 내용, 특히 연단煉丹과 관련된 내용을 삭제했는데, 『소문』에 들어있는 내용일지라도 그대로 적용되었다. 둘째, 용어나 병증을 다룬 내용을 제외하고 실제 임상과 연결되지 않는 부분은 대부분 삭제했다. 셋째, 질병의 원인에 대한 분명한 정론이 있으면, 다른 병인을 다룬 기술은 삭제했다. 넷째, 중복되는 내용과 오장육부의 해부와 관련된 그림과 글을 삭제하여 해부학 내용은 대부분 사라졌다. 조선 후기 확고해진 의학적 내용과 임상을 중시하는 입장에서 『동의보감』을 재정리했던 것으로 보인다.

『방약합편』과 의서의 간명화

『동의보감』은 조선 후기 임상에 가장 큰 영향을 미쳤지만, 25권이나 되는 방대한 분량이 항상 비판의 대상이 되었다. 그래서 활용성을 높이기 위해『광제비급』·『제중신편』·『수민묘전』 등 축약본의 형태를 취한 다양한 의서가 편찬되었다. 그럼에도 여전히 불편함은 사라지지 않았다. 이러한 문제점을 극복하여 간략하면서도 활용도가 높았던 것이 황도연·황필수 부자가 편찬한『방약합편方藥合編』이었다. 때문에 처음 편찬된 이후로『방약합편』은 이후 십여 차례 계속해서 출판되어, 현재에도 가장 널리 이용되는 의서가 되었다.

『방약합편』을 쓴 황도연은 19세기 최고의 의사로서, 49세에『동의보감』의 번잡함을 덜어내어『부방편람附方便覽』을 지었고, 54세에는『의종손익醫宗損益』을 지어 간명한 의서 출간의 흐름 중 최고봉에 올랐다. 이듬해에는 그중에서도 요점만 추려『의방활투醫方活套』를 펴냈다. 이 역시 당시에 매우 인기를 얻어 재출간 요청이 쇄도하자, 황도연은 이 책을 증보하여『방약합편』을 내놓았다.『방약합편』의 인기는 대단했지만, 한편으로 이 책 한 권 읽고서 의사 노릇을 하는 자질 없는 돌팔이를 양산한다는 불만이 생길 정도였다. 그리고 그것이 결국 한의학의 발전을 막았다는 비난을 받기도 했다.

그럼에도『방약합편』이 인기를 얻을 수 있었던 것은, 우선 광범위한 이론이 지닌 산만함을 해소하고 핵심적인 이론으로 집약시켜 의학에 대한 이해를 높였다는 점, 또한 시대적인 적절성을 잘 따랐다고 하는 점이다. 즉 전통의학이 중시하는 원전의 내용은 현실에 꼭 들어맞기 어려우므로 그 원리를 파악하여 시대적인 요청에 부합해야 하는 과제가 있었는데, 황도연은 그 점을 의서의 간명화에서 찾았던 것이다. 또한 본초의 활용도에서도

『제중신편』과 마찬가지로 약성가를 함께 실어 이해를 높이고자 했다. 즉 『의종손익부여醫宗損益附餘』를 편찬한 이후 그 약성가를 7언 2구로 축소하여 『손익본초損益本草』로 명명하고, 이를 『의방활투』와 병합하여 『방약합편』을 완성했던 것이다.

마진학의 발전

소아과의 발전

영조 이후에 여러 가지 소아과 전문 의서들이 출판되기 시작했는데, 이는 당시 사회적으로 소아과 질병 치료가 매우 중요하게 여겨졌음을 알려준다. 당시에는 소아과에 대한 광범위한 저술과 함께 특히 마진에 대한 전문 서적이 주로 간행되었다. 그중에서도 소아과 전반에 걸친 연구 저술로는 조정준趙廷俊의 『급유방及幼方』을 꼽을 수 있다.

1749년(영조 25)에 간행된 최초의 소아과 전문 서적인 『급유방』은 이천의 『의학입문』과 전을錢乙의 『소아약증직결小兒藥證直訣』을 위주로, 조정준 자신의 경험을 첨가하여 저술한 책이다. 그는 특히 조선의 풍토가 중국과는 다르기 때문에, 중국의 치료법을 그대로 적용하는 것은 위험하다는 의학 사상을 피력했다. 그러한 바탕 위에 동방육기론東方六氣論을 필두로, 소아의 생리, 해독법解毒法, 목욕시키는 법, 젖 주는 법, 아이를 보호하는 법 등과 진단, 치료에 관한 내용을 이론에서 처방까지 자세하게 정리했다.

『급유방』에서는 당시 만연하던 소아 전염병인 마진痲疹·반진癍疹·두창痘瘡 등에 대해 자세히 다루었으며, 이와 함께 소아에게서 나타나는 다양한 질병에 대해서도 정리했다. 복통·곽란癨亂·회충·부종·황달·대소변 불통·감질疳疾·이질·설사 등의 항목을 넣어, 단순히 소아 전염병 의서가 아니라 넓은 범위에서 소아과 전문 의서로서 널리 읽혔다.

마진 연구

조선 후기 전통의학 방면에서 크게 발전을 이룩한 것이 마진에 관한 연구였다. 마진 연구 이전에도, 두창을 중심으로 조선 전기 때 간행된 임원준 등의 『창진집』, 조선 중기 때 간행된 허준의 『언해두창집요』, 박진희朴震禧의 『두창경험방痘瘡經驗方』 등이 있었다. 두창이 주로 천연두라고 한다면, 조선 후기에 연구가 활발했던 마진은 홍역이었다. 물론 조선 전기에 두창에는 천연두 이외에도 홍역을 포함하는 다양한 종류의 발진성 질환이 포함되어 있었지만, 마진 연구를 통해 두창과 마진이 의학적으로 분명하게 구분되면서 각각의 치료에 점차적인 개선이 이루어졌다. 그 대표적인 성과가 이헌길李獻吉의 『마진방痲疹方』과 정약용丁若鏞의 『마과회통麻科會通』이다.

이헌길은 정약용의 마진을 치료한 인물이기도 한데, 『마과회통』에 이헌길의 처방이 많이 이용되어 있어 그가 마진 치료에 탁월했음을 알 수 있다. 다만 그에 대한 전적이 거의 없는 까닭에 자세한 내용은 알 수 없다. 한편 1786년(정조 10) 유이태劉爾太는 『마진편痲疹篇』을 저술했는데, 자신의 경험을 토대로 대체적인 치료법을 설명하고 변증과 치료법을 상술했다. 특히 두진痘疹을 음증陰證으로 보고, 마진을 양변陽病으로 파악하여, 마진으로 인해 처음에 오한이 있더라도 덥게 하지 않고 기혈이 쇠약하더라도 보제補劑를 함부로 사용하지 않도록 했다. 그는 마진을 치료할 때 주로 청폐淸肺·청열淸熱의 방법을 써야 한다고 주장했다.

이 외에도 이원풍李元豊은 중국의 마진서와 조선의 의서인『동의보감』·『급유방』등을 채록하여『마진휘성痲疹彙成』을 저술했으며, 편찬자는 알 수 없으나 영조 때 것으로 보이는『마진기방痲疹奇方』도 있다. 또한 자세한 내용은 알 수 없지만, 정조 때에 편찬된 것으로 추정되는 임서봉任瑞鳳의『임신진역방壬申疹疫方』도 마진 전문 의서로 추정된다. 이처럼 다양한 종류의 마진 전문 의서가 간행된 데에는 아무래도 조선 후기 소아과에 대한 인식이 새롭게 제고된 측면과도 깊은 영향이 있는데, 1783년(정조 7) 굶주리는 아이들을 구제하기 위한 방침으로 간행된『자휼전칙字恤典則』의 편찬이 대표적이다.

정약용의『마과회통』

조선 후기 대표적인 실학자인 정약용은 1표2서인『경세유표經世遺表』·『목민심서牧民心書』·『흠흠신서欽欽新書』로 대표되는 경세학經世學 이외에도 다양한 분야에서 저술을 남겼는데, 의학에서는『촌병혹치村病或治』와 함께 마진학 전문의서인『마과회통』을 저술했다. 정약용은 어렸을 때 마진으로 생사를 알 수 없는 상황에서『마진방』을 저술한 몽수蒙叟 이헌길 덕분에 살아난 경험이 있다. 이헌길의『마진방』을 중심으로 조선에 들어온 중국의 여러 마진 전문 서적을 참고하면서 고증학적인 방법을 이용하여『마과회통』을 저술한 것이었다.

『마과회통』은 중국 마진서의 서문 등을 발췌하여 각각의 의사들을 평한 총론에 이어 원증편原證篇·인증편因證篇·변사편辨似篇·자이편資異篇·아속편我俗篇·오견편吾見篇·합제편合劑篇 등으로 되어 있다. 각각 마진의 원인과 경과, 마진이 있을 때 나타나는 여러 증상, 유사질환과의 감별 등에 대해 인용서목을 일일이 열거하여 기술했고, 특히 아속편과 오견편에

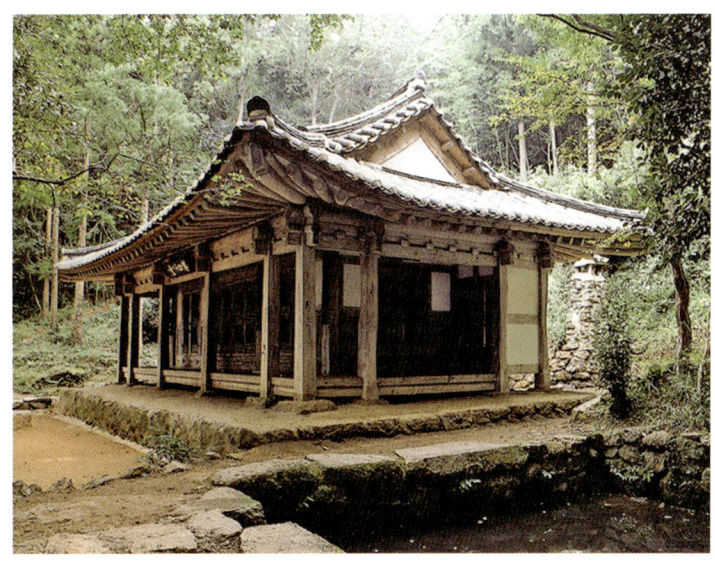

강진 정약용 유적(초당 및 연지)

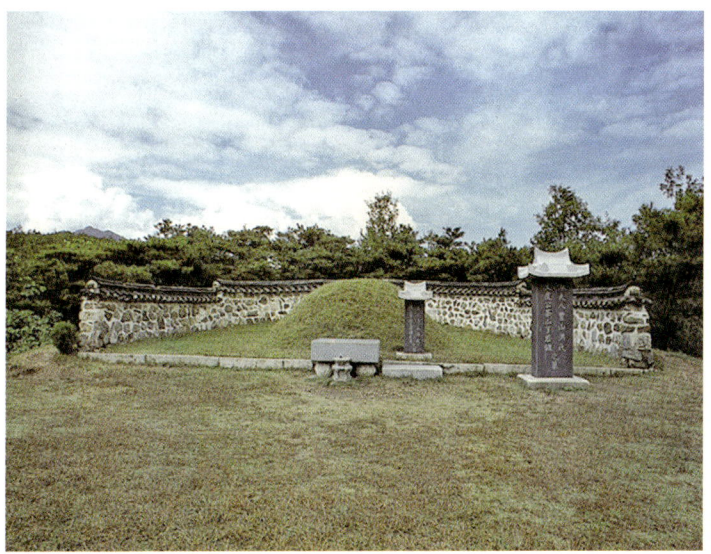

정약용선생묘(경기 남양주)

서는 우리나라에서 유행한 마진을 중심으로 그 증세를 관찰하여 치료 방법을 기술했다. 특히 부록인 종두요지種痘要旨에서는 제너의 우두법을 소개했다.

정약용은 30대 중반 곡산부사로 있을 때 『마과회통』을 처음 저술하기 시작했는데, 그가 죽기까지 무려 7차례에 걸쳐 수정과 증보를 가했다고 한다. 이는 그가 인용하고 있는 중국의 의서들이 새롭게 출간될 때마다 수정한 것으로, 정약용의 문헌학적 연구 태도를 알 수 있는 면모이기도 하다. 한편 1801년 신유박해로 정약용이 귀양을 가게 되자, 홍석주洪奭周가 『마

Episode

정약용이 아들에게 보낸 편지

정조가 죽은 뒤 신유박해 때 경상도 장기로 유배를 떠났다가 다시 강진으로 옮겨진 다산 정약용은 가족들과 편지로 소식을 전하고 있었다. 그 편지 가운데 아들에게 과거 준비를 독촉하면서, 가세가 기운 상황에서 어쩔 수 없이 의술로 연명을 하고 있었던 아들을 비난하는 글이 눈에 띈다. 다산 자신 역시 『마과회통』과 같은 의서를 저술하고 있었음에도, 의술은 결국 유의儒醫적인 태도를 갖고 백성들에게 인정을 베푸는 수준에서 해야 할 일이지 그것을 통해서 생리를 도모하는 것에 대해서는 매우 반대했다. 그 편지의 일단을 소개하면 다음과 같다.

그런데 지금 너는 소문을 내고 문을 크게 열어 놓고 있으므로 온갖 종류의 사람들이 날마다 거리를 메워 찾아들고, 물고기 같고 짐승 같은 한량 잡배들과 내력을 묻지도 않고 근본과 행실을 자세히 모르면서 모두 잠깐 만난 처지에 친구가 되고 있는가 하면 그 관곡館穀까지 전당 잡히고 있다 하니 이것이 무슨 변고란 말이냐? 이 뒤의 일은 나에게도 귀가 있으니 만약 그걸 고치지 않는다면 살아서는 왕래도 하지 않을 뿐만 아니라 죽어서 눈을 감지도 않을 것이니 너는 생각해서 하라. 나는 다시 말하지 않겠다.

-『다산시문집(茶山詩文集)』 권18, 가계(家誡), 시학연가계(示學淵家誡)

과회통』에서 총론과 아속편, 오견편을 삭제하고 나머지 부분들을 원병편原病編·잡증편雜證編·변사편辨似編·방통편旁通編·탕액편湯液編으로 개편하여『마방통휘麻方統彙』를 출간했다.

종두법

마진 연구와 함께 두창의 예방을 위한 방법이 연구되었는데, 그 가운데 인두법이 연구되고 서양의 우두법이 소개되었다. 인두법의 처음은 정약용의『마과회통』에 실려 있는「종두심법요지種痘心法要旨」와 이종인李種仁의『시종통편時種通編』이 대표적이다. 특히 정약용은『마과회통』에서 국내에서 최초로 종두가 시행되었던 사실에 대해 자세하게 서술하고 있다. 그에 따르면, 의주부윤이 된 이기양李基讓에게서『정씨종두방』을 보게 되었고, 박제가朴齊家가『의종금감醫宗金鑑』안에 있는「종두요지」를 얻어서, 포천의 생원이었던 이종인에게 전해주었다. 이종인은 시묘時苗를 갖고 접종을 시험하여, 여러 차례의 시험을 거쳐 두묘痘苗를 얻어서, 서울에 들어와 아이들에게 종두법을 시행했다는 것이다. 그러나 불행히도 정조가 죽은 후 정약용과 박제가가 유배되고, 이종인은 무함으로 옥고를 치르게 되어 종두법의 맥이 단절되었다.

「종두심법요지」는 정망이鄭望頤의『정씨종두방』과 전겸錢謙의『의종금감』을 종합한 책이다. 여기서는 천행두의 특징과 원인인 태독설을 다룬 천행두天行痘, 종두의 유래와 효능을 다룬 종두種痘, 두종을 얻기 위한 방법인 선묘善苗, 두종의 보관법인 축묘蓄苗, 종두하기 좋은 시점인 천시天時, 길일을 선택하는 택길擇吉, 접종 대상자의 건강상태를 확인하는 선아選兒, 종두하는 법을 다룬 하종下種, 접종 후의 상태가 어떻게 진전되는지에 대한 묘후苗後, 접종이 효과를 거두게 되는 이치를 다룬 오장전송지리五臟傳送之理,

접종 후 현상들과 금기, 그리고 여러 접종 방법을 다루었다.

한편 「신증종두기법상실新證種痘奇法詳悉」은 서양의 우두법을 최초로 소개한 책이다. 1796년 영국에서 제너가 우두법 개발에 성공한 이후, 1805년 중국에 소개되어 정숭겸鄭崇謙의 『종두기법』이 나왔다. 이후 구희邱熺의 『인두략引痘略』을 거쳐 1828년 토머스 스탠턴Thomas Stanton이 『신증종두기법상실』을 펴냈는데, 이것이 정약용에게 전달되어 서양이 드러나는 부분을 모든 삭제한 채로 『마과회통』에 그대로 전재된 것이다. 이 책에서는 제너가 우두법을 개발하게 된 내력, 스탠턴이 중국에서 우두법 관련 책을 번역하게 된 동기를 말하고, 이어서 접종 방법, 접종의 성공 여부를 확인하는 법, 접종 후 금기사항 등과 함께 소아의 접종 부위와 접종기구에 대한 그림이 그려져 있다.

서양의학의 도입

서양의학의 전래

1594년 예수회 선교사 마테오 리치利瑪竇: Matteo Ricci가 『서국기법西國紀法』을 편찬하여 「원본편」에서 서양 신경학을 중국에 소개한 이래 중국에는 서양의학이 본격적으로 알려지기 시작했다. 1621년 테렌츠鄧玉函: J. Terrenz가 베살리우스A. Vesalius의 해부학을 토대로 『태서인신설개泰西人身說概』를 내고, 특히 아담 샬湯若望: Adam Schall von Bell이 『주제군징主制群徵』을 출판하여 갈레누스의 심장·간·뇌를 근간으로 하는 생리학설을 소개했다.

이와 같은 서양의학의 지식은 서양문물의 전래와 함께 조선에도 들어온 것으로 보인다. 1613년(인조 9) 명나라에 사신으로 갔던 정두원鄭斗源이 베이징에 있던 선교사 로드리게스에게서 천리경·자명종 등의 물건과 천문과 역산에 관한 책을 갖고 들어오면서 전해진 것이 최초라고 한다. 그중에서도 천문이 가장 중요했는데, 1644년 관상감제조觀象監提調 김육金堉(1580~1658)이 연경(베이징)에서 아담 샬Adam Schall에게 시헌력을 얻어온 것이 대표적이다. 아담 샬은 천문학을 비롯한 자연과학에 조예가 깊은 인물이었다. 의학에 관련된 내용이 있는『주제군징』은 1645년(인조 23) 중국에서 귀국한 소현세자를 통해서 들어온 것으로 보인다.

『주제군징』에서 다루고 있는 서양의학의 내용은 서양 중세의학으로, 인체 생리작용을 담당하는 것이 열熱이라고 밝히면서, 열에서 혈액과 양기養氣·동각動覺의 작용이 생겨나는데 이들에 관계된 인체기관으로 각각 간과 심장, 뇌를 들었다. 간에서는 혈액을 만들어 인체를 구성하는 요소體性之氣가 되며, 심장은 혈액을 운송하여 인체에 근본의 열을 보존하는 역할生養之氣을 하고, 뇌는 인체의 감각과 운동기능動覺之氣의 중추가 된다고 기술되어 있다.

서양의학을 소개한 실학자

조선 후기 서양의학으로 가장 널리 소개된 서적은 바로 아담 샬이 저술한『주제군징』이었다. 성호星湖 이익李瀷은『성호사설유선星湖僿說類選』「서국의西國醫」에서 서양의학이 중국의학과 비교해 매우 자세하니 무시할 수 없다고 하여,『주제군징』의 내용을 정리하고 자신의 견해를 덧붙였다. 다만 뇌가 인체의 중추가 된다는 점은 그대로 인정하지 않고, 성리학적 입장에서 뇌는 다만 감각의 중심이 될 뿐이며 심장은 인식의 토대가 된다고 구분했다. 이익은 제자 가운데 서양의학에 대해 비판적인 의견을 갖고 있던 신후담愼後聃과 활발하게 토론했고, 그 내용은 신후담의 『서학변西學辨』에 남아 있다.

『주제군징』에서 소개된 서양의학을 이규경李圭景은 『오주연문장전산고五洲衍文長箋散稿』에서도 소개했다. 그는 「인체내외총상변증설人體內外總象辨證說」을 지어 아담 샬이 말한 내용을 자세하게 기술하기도 했지만, 한편으로 「인신장부골도변증설人身藏府骨度辨證說」에서는 『난경』에서 설명하고 있는 인체와 장부 등의 크기가 아담 샬의 설명보다 더 상세하다고 기술하기도 했다.

박지원朴趾源은 44세 때인 1780년(정조 5)에 자제군관子弟軍官으로 베이징에 다녀와서는 중국의 문물을 소개하는 『열하일기熱河日記』를 저술했는데, 그 가운데 금료소초金蓼小抄에서 서양의학을 소개하고 있다. 그는 중국인 윤가전尹嘉銓에게 일본에서 간행한 네덜란드 의서인 『소아경험방小兒經驗方』이 매우 훌륭하다는 말을 듣고서, 『하란타소아방荷蘭陀小兒方』과 『서양수로방西洋收露方』을 구하려고 했으나 얻지 못했다고 한다.

정약용의 전통의학 비판

다산 정약용은 의학과 관련하여 『마과회통』·『촌병혹치村病或治』·『아언각비雅言覺非』·『의령醫零』 등을 저술했다. 서양의술에 대해 간략하게 설명한 「약로기藥露記」에서는 서양 의사가 내과와 외과로 구분되어 있으며, 약종상이나 약제사가 존재하고, 서양의 초목과 금석 약재, 병의 진단법과 치료법 등을 아주 간략하게 언급하고 있다. 단순한 언급을 넘어 서양의학과 관련하여 주목할 것이 『의령』으로, 「육기론六氣論」·「뇌론腦論」·「근시론近視論」 등을 남겼다. 이 중 "삭제할 것"으로 되어 있는 「뇌론」은 성호 이익이

언급한 아담 샬의 『주제군징』의 내용과 동일한 것으로 보인다.

정약용에게 큰 영향을 미쳤던 것은 그리스의 4체액설이었는데, 전통의학에서 외감병外感病의 원인이 되는 풍風·한寒·서暑·습濕·조燥·화火의 여섯 가지가 있다는 이론을 비판한 「육기론」에서 드러난다. 그는 여섯 가지가 동등한 범주가 아니며, 기본적인 요소는 한寒·열熱·조燥·습濕이라고 주장했다. 이것은 몸 안의 4개 체액과 그것이 갖고 있는 속성인 한·열·조·습의 부조화에 따라 질병이 생긴다는 서양의 이론과 매우 유사하다. 이 설은 『주제군징』이나 『천주실의天主實義』 등에 있는 내용으로 이미 이익 등이 소개한 바가 있었지만, 정약용은 소개를 넘어 자신이 사상의 기초로 삼아 전통의학을 비판하는 데 활용했다. 그리고 치료에서도 4원소론에 입각할 것을 강조했는데, 중풍中風으로 인한 구안와사口眼喎斜에 대해 전통적인 치료의 원칙인 습열濕熱을 제거하는 것이 아닌 반대의 치료를 행해야 한다고 설명했다.

한편 「근시론」에서는 근시近視와 원시遠視의 원인이 음기陰氣와 양기陽氣의 부족이라는 전통적인 견해를 부정하고, 서양의 광학지식에 입각하여 안구眼球가 돌출되면 근시가 되고 평편해지면 원시가 된다는 견해를 제시했다. 그렇지만 특징적인 것은 서양의 광학이론을 수용하면서도 동시에 일부에서는 한의학적 안구이론을 결합한 데 있다.

『전체신론』과 최한기의 『신기천험』

이익과 정약용이 서양의학의 지식을 극히 일부분만 전했던 반면에, 최한기崔漢綺는 『신기천험身機踐驗』에서 본격적으로 서양의학을 소개했다. 그는 이 책에서 영국 의사인 홉슨哈信: Benjamin Hobson이 중국인과 함께 번역한 『전체신론全體新論』·『서의약론西醫略論』·『내과신편內科新編』·『부영

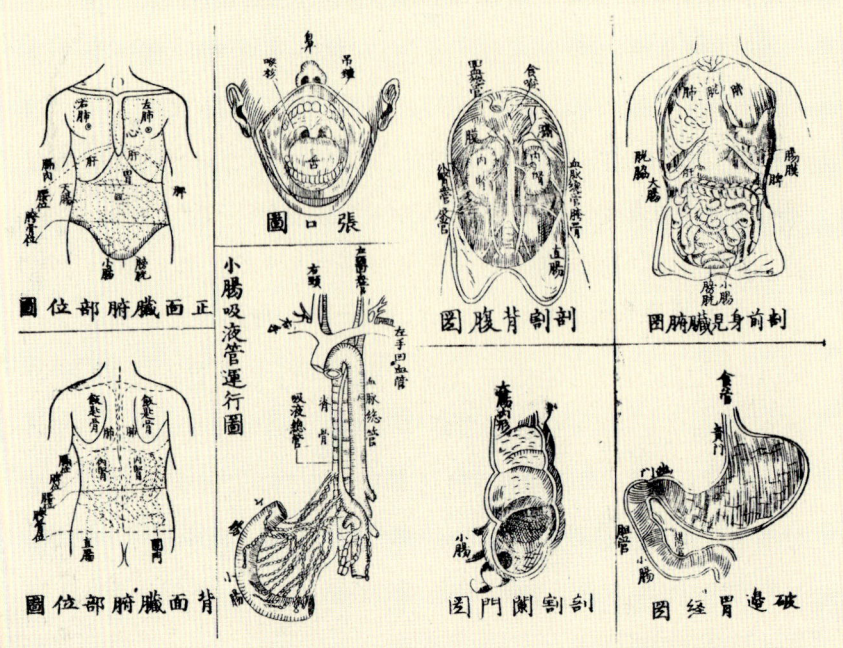

홉슨이 지은 『전체신론』에 실린 해부도   최한기가 『신기천험』을 저술할 때 주로 인용했던 책이다.

신설婦嬰新說』·『박물신편博物新編』을 바탕으로, 서양의 해부학·생리학·병리학·약물학 등을 체계적으로 설명했다.

　홉슨은 런던대학에서 의학을 배운 뒤 런던전도회에 입회한 선교사 겸 의사인데, 1839년 의료선교사로 중국에 파견되어 마카오 병원에서 근무했다. 이후 중국 각지를 돌아다니면서 병원을 개설하고 활발한 의료활동을 했다. 그의 대표적 업적은 유럽의 근대의학을 동아시아에 본격적으로 소개한 것인데, 특히 정확한 해부도 113매를 실은 해부학 개론서인 『전체신론』은 중국에서 발간된 최초의 서양 생리해부학 서적이었다. 최한기는 이러한 홉슨의 저서를 인용하여, 자신이 주장하는 신기身機의 운화運化, 즉 인체에 있어서 기운의 변화를 명확히 설명하고자 했다. 즉 자신의 사상적 기초 이론을 서양의학에서 찾은 것이다.

『신기천험』을 통해 이전에는 알려져 있지 않았던 서양의 해부학적 지식을 조선에 소개했는데, 특히 '뇌가 일신의 주인腦爲一身之主'이라는 주장과 함께 뇌의 중량과 구조, 대뇌·소뇌·척수脊髓·뇌기근腦氣筋(신경) 등을 구체적으로 설명해놓았다. 그리고 뇌가 인간의 감정이나 지각·기억·사고 등 정신기능을 지배하며, 생명활동을 조정한다고 언급했다. 전통의학에서 심장에 지각 작용이 있다고 보는 주장과는 다르게, 서양의학적 견해에 따라 뇌의 지각 작용을 설명한 것이다. 그러나 철저하게 서양 해부학 지식을 이용했음에도 불구하고 전통의학에서 말하는 심장의 지각설을 완전히 배척한 것은 아니었다. 이는 최한기 자신이 주장했던 기학氣學을 온전히 설명하기 위한 방편으로만 의학을 이해했기 때문이다.

의학 이론의 다양화

운기의학과 『초창결』

운기학설은 당나라 때 『황제내경』을 교정했던 왕빙王冰이 새로 첨가한 이른바 '운기칠편運氣七篇'을 기원으로 하는데, 이 7편에 오운육기五運六氣에 관한 내용들이 있다. 그것은 천간天干에 목木·화火·토土·금金·수水를 배치하고, 지지地支에 풍목風木·군화君火·습토濕土·상화相火·조금燥金·한수寒水를 배치하여, 이들을 추산하여 운기에 따라 질병의 발생을 판단하고 치료 방법을 제시하는 것이다. 이는 당을 거쳐 송대 성리학의 발전과 함께 널리 퍼지게 되었는데, 대표적으로 송대 유온서劉溫舒가 『소문입식운기론오素問入式運氣論奧』를 저술했고 의관시험에도 운기학설이 과목으로 채택되었다. 다만 전통의학에서 중요한 위치를 차지하는 운기론이 조선에서는 학문적으로 발전하지 못했는데, 운기론을 전문으로 다룬 최초의 저술이 1725년(영조 원년) 윤동리尹東里가 편찬한 『초창결草窓訣』이다.

『초창결』은 『삼리결三理訣』·『원기치법圓機治法』·『운기연론運氣衍論』 등으로 전해지고 있으며, 각 책마다 내용이 완전히 일치하지는 않는다. 『초창결』은 「운기연론運氣衍論」과 「용약用藥」으로 구성되어 있는데, 「운기연론에」서는 오운육기의 태과불급에 따라 생기는 병리病理의 기전機傳과 증상, 처방 및 가감加減을 상세하게 싣고 있다. 「운기연론」 가운데 상통相通과 각통各通은 상생相生과 상극相剋의 원리로 오운의 병기를 설명했는데, 모든 장臟이 상극을 받으면 쇠하지만 오직 화장火臟은 극을 받으면 치성한다고 해서 위중장화胃中藏火와 담유상화膽有相火의 병기를 주로 강조한 것이 특징이다. 한편 「용약」에서는 운기에 따라서 실제 임상에 활용할 수 있는 처방법으로 장부보사방臟腑補瀉方과 육기십이지약六氣十二支藥을 서술했고, 처방의 오치에 대해서도 기록해놓았다.

이규준의 부양론

이규준李奎晙(1855~1923)은 『동의보감』이 주로 채택하고 있었던 금원사대가의 한 사람인 단계 주진형의 음부족론陰不足論을 부정하고, 부양론扶陽論을 제창했다. 그는 유학자로서 경서를 이해할 때 성리학을 전적으로 수용하기보다는 한당漢唐의 유학으로 돌아가자고 주장했다. 또한 그는 의학에도 조예가 깊었는데, 유학 연구에서 복고적인 면모를 보인 것처럼 의학에서도 『내경』을 중심으로 연구할 것을 강조했다. 이규준이 저술한 의학서로는 『의감중마醫鑑重磨』와 『황제내경소문절요黃帝內經素問節要』, 『본초本

草』가 있는데, 그의 의학사상은 부양론으로 압축된다.

이규준은 양陽이 삶의 근본이라고 했으며, 그중에서도 화火가 인체 활동의 근간이라고 파악했다. 즉 화는 기氣가 되어 지각·운동·호흡·언어 등 일체 인체활동의 시작이 되며, 피부를 윤택하게 하고 외부의 나쁜 기운인 풍한風寒을 방어하는 등의 생리작용을 하면서 온몸에 주류周流하지 않는 곳이 없다고 했다. 또한 신腎을 상화相火로 여기는 이론과는 달리, 심心만이 화에 해당하며 신腎은 결국 심장의 군화가 작용한 결과로 이해했다. 실제 임상에서도 부양의 방법으로 양의 기운을 돋우는 부자附子를 매우 널리 사용한 특징을 보여준다.

이러한 이규준의 사상은 『내경』을 이론적인 근거로 삼았다. 중국에서 의학이 발전하는 계기에도 역시 언제나 『내경』에 대한 재해석이 있었다. 주진형의 이론도 그러하며, 명대 장개빈張介賓의 『유경類經』도 결국 『내경』을 새롭게 해석한 것이며 그에 근거하여 이른바 '온보론溫補論'이라고 하는 독특한 의학론을 제시했다. 『동의보감』 역시 『소문』과 『영추』를 중심에 놓고 중국의학을 정리한 것이다. 이규준의 의학서들은 이러한 전통을 이은, 조선 후기 『내경』 연구의 대표적인 성과물이다.

이제마의 사상의학

조선 후기 가장 늦은 시기에 『동의보감』을 기본으로 하는 의학이론을 극복하고 새로운 학문조류가 생겨나기 시작했다. 그 가운데 대표적으로 동무東武 이제마李濟馬(1836~1900)가 『동의수세보원東醫壽世保元』에서 사상의설四象醫說을 제시했다. 함경도에서 태어난 이제마는 늦은 나이에 관직에 나아갔다가, 말년에는 함흥에서 보원국保元局이라는 약국을 경영하면서 제자들을 양성했다. 대표적인 저서인 『동의수세보원』 외에도 『천유

초』·『제중신편』·『광제설』·『격치고』 등을 남겼다.

이 중에서 사상의학을 말하고 있는 『동의수세보원』은 총 7편으로 이루어져 있는데, 「성명론性命論」·「사단론四端論」·「확충론擴充論」·「장부론臟腑論」·「의원론醫源論」·「광제설廣濟說」·「사상인변증론四象人辨證論」이다. 사상의학과 관련이 있는 부분을 중심으로 설명하면, 「성명론」에서 사물을 대표하는 천기天機와 인사人事가 각기 네 종류로 구분된다고 하면서, 이들이 각각 인체의 부분과 상통한다고 말한다. 이어서 「사단론」에서는 태극太極에 해당하는 심장을 제외한 네 개 장臟의 대소에 따라 네 가지의 인간형, 즉 태양인太陽人·소양인少陽人·소음인少陰人·태음인太陰人으로 구분했다. 「확충론」과 「장부론」에서는 「사단론」에서 제시한 사상인들의 성정性情과 생리적 특성들을 설명했고, 마지막의 「사상인변증론」에서는 사상인의 형체와 성질이 어떠하며 또한 전체 인구에서 각각 어느 정도 분포되어 있는지를 설명했다.

사상의학은 질병을 치료하는데 있어서 질병의 증상보다는 환자 본연의 체질을 중시한다는 점에서, 이전의 전통의학 이론과는 명백한 차별점을 갖고 있었다. 이론만이 아닌 실제 치료에 있어서도 각각의 체질을 고려하여, 그에 맞는 방법을 사용하도록 했다. 가령 태양이나 소양처럼 양의 성격인 경우에는 선천적으로 열을 갖고 있으므로, 음陰의 증상이 보인다 하더라도 몸을 덥게 하는 약을 사용하지 못하도록 했다.

의학의 분과화와 전문의 등장

조선 후기에는 다양한 의학이론이 등장하면서 의학 내부에 전문 분야가 형성되기 시작했다. 경쟁이 치열한 의료시장에서 자신만의 고유한 영역을 구축하면 전문의로서 안정적인 지위를 확보할 가능성이 높아지기 때문이었다. 물론 자신이 전공하는 분야가 당시 사회에서 충분한 수요가 있어야 한다는 전제가 필요했는데, 그런 이유로 가장 먼저 부각된 분야가 부인과·소아과·두창 등이었다.

18세기 후반 한양에 거주하던 유만주俞晩柱는 당시 한양에서 활동하는 의사들은 부인과의婦人醫·소아과의小兒醫·종창의腫醫·두창의痘醫로 분과되어 있다고 말했다. 이 중 소아과나 두창을 전문으로 하는 의사가 등장한 것은 도시의 확대와 인구의 증가에 따라 소아전염병이 창궐하던 사회적 사정과도 밀접한 연관이 있었다. 조선 후기 소아과 분야와 마진학을 전문으로 하는 의서가 등장하게 된 배경이었으며, 임상의료 현장에서도 그대로 반영되었다.

물론 전통의학 내부에서 소아의·부인의·두의로 분화될 가능성은 이미 오래전부터 상존했다. 조선 전기부터 소아과·부인과가 중요시되었으며, 성종 무렵에는 종창만을 치료하는 치종治腫醫 제도도 있었다. 중요한 사실은 이러한 의학의 분과화 가능성이 18세기 한양의 의료계에서 현실화되었다는 사실이며, 이는 보다 미세한 분야를 전문으로 다루는 의원들도 등장하게 되는 계기를 마련했다.

유만주의 기록에 따르면 치질과 안과를 주로 치료하는 의원들도 등장했다. 치질은 조선시대 사람들을 괴롭히던 대표적인 일상 질환이었는데, 주로 종창의에서 분화되어 활동한 것으로 보인다. 특히 안과 전공의사의 등장은 의료가 급성질환과 내·외과적 질병 등에 그치지 않고 다양한 영역으로 확장되었음을 알려준다.

의료 환경의 변화와 의사

상업의사의 등장

조선 후기 의료제도는 변화가 거의 없어서 전기부터 마련되었던 삼의사 중심으로 의료운영이 여전히 지속되었다. 다만 전의감의 경우 의관의 수가 3분의 2로 줄어들었다. 이는 전의감의 업무 가운데 관인들에게 주는 의약이 줄어든 사정과 관련이 있다. 즉 조선 후기 상업의사가 등장하고 의료 행위가 상업화하면서 국가 개입이 점차 줄어드는 추세였기 때문이다.

조선 후기에 상업의사가 등장한 것은 매우 커다란 변화였다. 이전에도 상업의사가 없었던 것은 아니지만, 조선 후기는 특기할 만큼의 변화가 일어났다. 과거에는 의사로 활동했던 사람들이 대부분 의관 출신이거나 유의였던 데 반해 조선 후기에는 중인들이 대거 의관에 진출했으며, 다양한 계층의 사람들이 의사로 활동하게 된다. 이들은 스승을 따라 배우거나, 집안내력에 따라 의사가 되거나, 독학獨學을 해서 의사가 되기도 했다. 침술의 대가였던 백광현은 처음에는 마의馬醫였으나 독학을 해서 유명해진 사람이며, 명의로 이름났던 이희복李喜福 역시 장개빈의 의서를 독학하여 일가를 이룬 사람이었다.

조선 후기 당쟁이 벌어지고 벌열가문과 세도정권이 등장하는 등의 변화로 양반들이 관료로 진출할 수 있는 길이 점점 좁아지면서, 한미한 집안의 양반들 가운데 의학에 참여하는 사람들도 늘어나고 있었다. 이들은 가세가 기울어 어쩔 수 없이 의술을 시작했지만, 적지 않게는 대를 이어가며 의학을 전업하기도 했다.

이와 같이 조선 후기에 의사와 약국들이 늘어나면서 경쟁은 치열해졌으며, 이 과정에서 의사들은 다양한 방식으로 자신들의 권위를 구축하려고 했다. 유명한 스승을 찾아 배우거나, 뛰어난 저작에 의탁하여 자신의 의술을 드러내 보이려고 했다. 또 치료기술을 향상시키기 위해 노력했다. 때로는 법도보다 지나친 과격한 치료를 한다거나, 약성이 독한 준열한 약재를 사용한다고 비난받기도 했다. 하지만 결국에는 이러한 경쟁 상황이 조선 후기 의술의 발전에 기여했다.

약국의 상업화

조선에서는 기본적으로 성리학적 경제관에 근간한 무본억말務本抑末, 즉 농업을 중시하고 상업을 천시하는 방침을 고수하고 있었다. 그럼에도 상업화 과정은 조선 후기부터 진행되었고, 의학 분야에서도 역시 상업화와 연계되어 다양한 현상이 나타났다. 가장 대표적인 것이 바로 약국의 등장으로, 이미 17세기에 등장했던 지방의 공동체 조직이었던 약계가 상업적으로 발달한 것이었다. 그러나 이들은 조선의 국역체제國役體制에서 파악하는 문文·무武·사士·상常의 범주에 포함되지 않아 국가에 대한 다양한 의무에서 빠져나갔다. 따라서 국가에서는 이들을 통제하려고 했으며, 한편으로 약국 사이의 경쟁을 완화하고자 약국의 간판에 대한 규제를 논의하기도 했다.

의원과 약국의 상업화는 조선 후기 진행되던 상업의 발전과도 밀접한 관계가 있었다. 그중에서도 가장 대표적인 것이 도고都庫의 발달인데, 특히 약국에서 매점매석買占賣惜이 빈번하게 발생하고 있었다. 도고의 대상이 되었던 것은 값비싼 약재뿐만 아니라, 생강生薑과 같이 처방에 거의 빠지지 않고 들어가는 값싼 약재에까지 이르렀다. 아울러 산지에서의 약재 가격도 상승하기 시작했는데, 수도를 중심으로 점차 전 지역에서 상업화

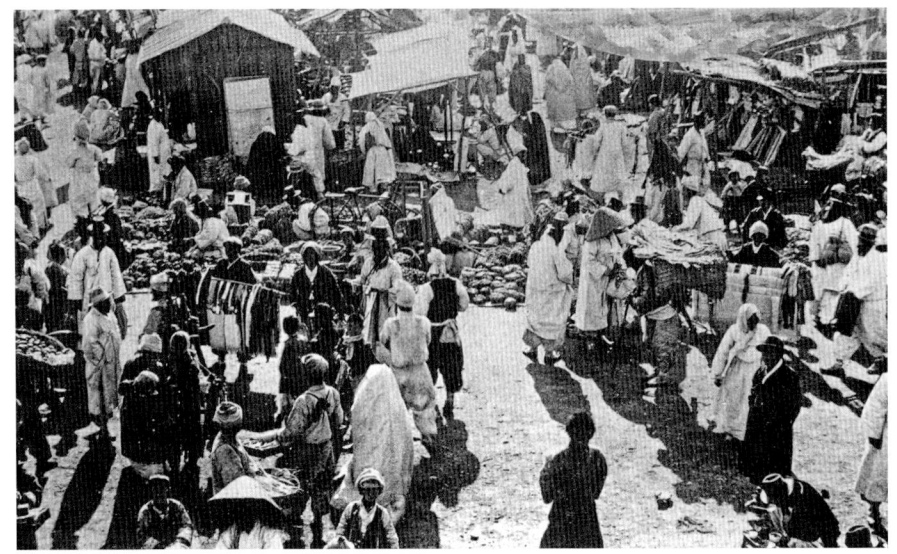

대구 약령시 조선시대 대구 약시장의 장날 모습이다.

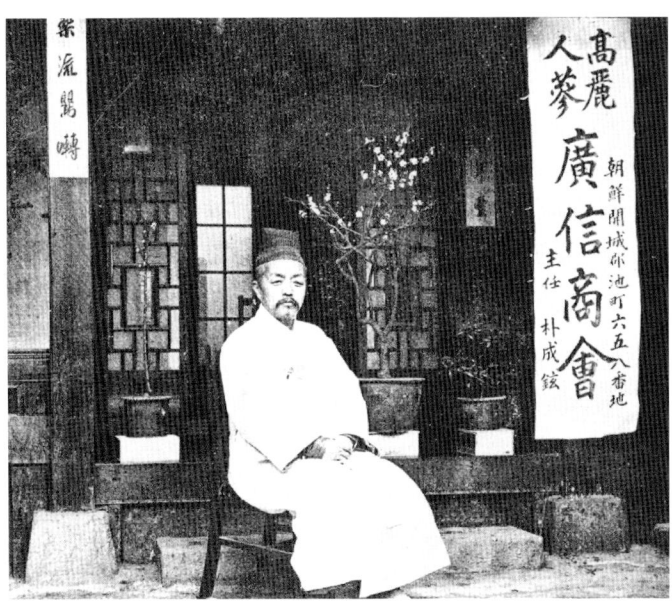

개성의 고려인삼상회 개성 상인들은 가삼을 재배하고 홍삼을 제조하여 무역을 했다.

가 진행되고 있었던 결과였다. 약재의 상업화는 의약이 모든 계층, 전 지역에 보급될 수 있다는 측면에서 긍정적이었지만, 약재 가격이 높아지고 그에 편승해서 부정한 약재가 유통되는 악영향도 있었다.

약재의 유통은 한편으로 시장으로 발전되기도 했는데, 한약을 채취하는 계절에 맞추어 정기적으로 개설되는 시장이었던 약령시藥令市가 등장했다. 약령시의 기원은 분명하지 않으나, 매년 한약재가 많이 채취되는 봄과 가을에, 대구·원주·전주 등에 큰 시장이 열렸다고 한다. 약령시는 대동법이 실시되고 상업망이 확대됨에 따라 나타난 것으로 일제강점기까지 유지되었으며, 현재에도 서울 제기동이나 대구 등지에 일부의 모습 남아 있다.

인삼 재배법의 보급

조선 후기 상품화폐경제의 발달은 상품작물의 생산을 확대시켰는데, 특히 인삼을 비롯한 약초가 상업적으로 재배되었다. 조선 후기 의학이 상업화되면서 많은 사람들이 의학적 치료를 받기 시작했고, 그에 따라 약재 수요가 증가했으며 결국 약재 가격이 상승하는 계기가 되었다. 약재 중에서도 가장 널리 사용되었던 산삼山蔘(이하 인삼)의 경우에는 방납 탓에 가격이 급격하게 상승하고 있었다. 게다가 인삼은 조선의 대외무역에서 중요한 물품으로, 중국과 일본으로 계속해서 수출되어 품귀현상도 심해졌다. 심지어는 국왕에게 진상되는 인삼에도 가짜가 등장할 정도로 인삼 공급이 어려워졌다.

인삼 공급의 확대를 위해서 18세기 초중반에는 산에서만 채취할 수 있었던 인삼을 인공적으로 재배하는 가삼家蔘의 생산 방법이 개발되었고, 18세기 중후반을 거치면서 가삼 재배법이 보급되고 농서에 정리 수록되었다. 이를 통해서 가삼 재배법이 조선 전역에 보급되어, 경상도와 전라도는 물론 산간지역이 많은 강원도에도 퍼져나갔다. 아울러 가삼 재배의 경제성을 주목한 정조는 새로이 건설하고 있던 화성華城의 경제를 부흥시키기 위해 가삼 재배를 시도하기도 했다.

이어서 가삼을 채취하여 홍삼紅蔘으로 가공하는 과정이 본격적으로 추진되었다. 인삼을 홍삼으로 가공하면 유통 기간이 늘어나고, 결국 유통되는 지역 범위가 넓어져 이익이었다. 이에 주목하여 특히 개성 상인들은 가삼을 재배하는 삼포蔘圃 운영에만 그치지 않고 홍삼을 제조하는 데 참여했다. 이들은 19세기에 접어들면서 대중교역에서 개성 지역이 유리하다는 점을 이용하여 홍삼을 무역품으로 독점 공급하기에 이르렀으며, 이는 임상옥林尙沃과 같은 거상이 등장하는 배경이 되기도 했다.

조광일의 의사상

상업화의 진전 속에 많은 의사와 약국이 개설됨으로써 의료 범위가 넓어지기도 했지만, 한편으로는 경쟁의 가속화에 따른 부정적인 현상도 광범위하게 드러나자 의사들에 대한 사회적인 시선은 곱지 않았다. 신분제 사회였던 조선에서 의사는 중인 신분에 해당하는 사람들이나 종사하는 일이라는 편견도 있었기 때문에 몰락한 양반들이 의업에 참여하는 사례가 늘어났지만, 의사에 대한 지식인들의 인식은 여전히 부정적이었다. 조선 후기 대표적 실학자인 이익李瀷이 과거와는 다르게 의사들이 오로지 영리 추구에만 몰두하고 있다고 비판한 것도 같은 맥락이다.

그럼에도 의사들에 대한 시각이 조금씩 변화되고 있었다. 신분과 직업을 하나의 결합된 체제로 인식하는 틀에서 벗어나기 시작하면서 점차 신분과는 분리된 직업으로 이해하는 경향이 나타난 것이다. 즉 처세의 방식이

올바르다면 상업적으로 운영되는 의원도 꺼릴 것이 없다는 견해가 나타나기 시작했다. 더 나아가 아예 신분제를 부정하는 차원에서 직업관을 강조하려는 인식도 생겨났다. 특히 의사의 직분이 환자를 치료하는 것이고, 이는 조선의 교학인 성리학에서 강조하는 제민濟民의 일환이라는 점에서 직업으로서 의술의 의의를 강조하기도 했다. 이 속에서 일부 의사들은 의학이 갖는 사회적 의의와 의사로서 자기 정체성도 확립해가고 있었다.

홍양호洪良浩와 나눈 대화에서 의사 조광일趙光一은 능동적이고 주체적인 존재로서 의사상醫師像을 제시하고 있었다. 그는 의술이 천술賤術임을 강조하는 홍양호에게 여전히 봉건적인 신분제가 강고한 사회에서 주도세

Episode

고약으로 명의가 된 피재길

역사적으로 의사에도 여러 가지 등급이 존재했다. 서양이나 동양을 불문하고 전근대사회에서는 대체로 내과의가 대접을 받았는데, 서양에서는 외과의를 의사가 아닌 이발사가 담당하기도 했다. 동양도 마찬가지여서 일반적으로 의원이라고 하면 요샛말로 내과의를 지칭했고, 침구의나 종창의 등 다양한 종류의 의사들은 그보다 못한 대우를 받았다. 그러나 의술의 발달 과정에서 이런 의사들이 점차 두각을 나타내기 시작했다. 조선 후기에 두각을 나타낸 침구의가 그 예다. 그런 점에서 피재길皮載吉이라는 인물은 더 흥미롭다.

정조 때에 활약한 명의 피재길은 아버지가 치종治腫醫이기는 했지만, 부친이 일찍 죽는 바람에 전혀 교육을 받지 못했다고 한다. 전기에 따르면, 그는 글을 전혀 읽지 못했으며 그저 아는 것이 약재들을 달여서 고약을 만드는 것뿐이라고 했다. 이러한 까닭에 그가 항간에서 의원 노릇을 하고 있었지만, 의사 축에는 끼지 못하고 다른 의사들에게서 멸시를 받았다고 한다. 그러나 그의 고약이 효험이 있어서 마침내 내침의內鍼醫가 되었고, 나아가 나주감목관羅州監牧官이 되는 영예도 누리기도 했다. 그는 그만큼 뛰어난 고약을 어떤 재료로 어떻게 만들었을까? 궁금하지만 알 길이 없다.

력이라고 할 유학자들도 왕권 앞에서 피동적일 수밖에 없음을 지적하면서, 의사는 자신의 의지에 따라 치료를 실천할 수 있다는 점을 강조했다. 직업의 가치가 신분에 따라 사회적으로 규정되는 것이 아니라, 직업을 갖고 있는 사람의 직업의식과 실천의지에 의해 증명된다고 주장한 것이다. 신분제가 여전히 유효하고, 그것을 지탱하는 성리학적 가치체계가 강고한 조선사회에서 조광일은 신분제를 뛰어넘는 명확한 근대적 직업의식을 갖고 있었다고 할 수 있다.

쟁점과 토론

서양의학의 도입은 왜 늦었을까?

조선 후기 서양의학의 소개는 서학의 전개와 밀접한 연관이 있다. 서양 학문을 일컫는 서학西學은 주로 중국을 통해 들어왔는데, 당시 중국은 여진족이 세운 청나라가 지배하고 있었다. 그런데 병자호란 등의 침략전쟁을 일으키고 임진왜란 때에 도움을 주었던 명나라를 정복한 왕조라는 이유로 청나라를 인정하지 않았던 조선의 지도층은 조선이 명나라로 대표되는 중국문화의 정통을 계승했다고 여겼다. 이른바 소중화론小中華論이 중심이 된 조선의 문화는 청나라의 학문, 나아가 서양의 학문도 인정하지 않는 분위기로 몰아갔다. 또 정통 성리학을 제외한 것들을 사문난적斯文亂賊이라고 하여 조선의 교학인 성리학의 적으로 여겼다. 따라서 북학파처럼 기술문명을 중심으로 학문을 받아들일 것을 강조했던 학자들은 소수에 불과했다. 그러한 이유에서 서양의학의 소개도 늦을 수밖에 없었으며, 또한 극히 소수가 서양의학에 관심을 가졌을 뿐이다.

실제로 이익은 「서국의」를 저술해 서학자로 몰리기도 했다. 특히 「서국의」에서 언급한 인체는 성리학의 심心 중심설이 아니라, 인간의 지각은 뇌와 관련이 있다고 했기 때문에 더욱 받아들여지기가 어려웠다. 그런 까닭에 이익의 저술을 묶어 『성호사설』을 편찬한 안정복安鼎福은 「서국의」를 『성호사설』은 아닌 『성호사설유선』에 넣게 되었다. 그럼에도 이익과 그 제자들은 서학을 한다는 비판을 피할 수 없었고, 안정복은 그러한 비난을 잠재우기 위해 서학을 비판하는 책 『천학고天學考』를 쓰게 되었다. 서양의학의 도입이 늦었던 데에는, 서학을 비판하고 성리학적 세계관을 고수하려는 당시 지식인 사회의 풍토가 크게 작용했던 것이다.

참고: 신동원, 2004, 『호열자 조선을 습격하다』, 역사비평사

조선시대에도 법의학서가 있었을까?

조선의 형법에서는 지금과 마찬가지로 살인을 매우 엄하게 다스렸으며, 신중하게 판단하고 있었다. 살인 사건이 발생하면 3차에 걸쳐 철저한 조사를 시행했다. 살인이 발생한 지방관이 1차로 조사하여 지역 관찰사에게 보고하고, 다시 인근지역 지방관이 2차 조사를 했다. 그리고 1차와 2차 조사가 일치하지 않으면 최종적으로 관찰사가 3차 조사를 실시했다. 지방이 아닌 한양의 경우, 2차에서 한성부와 형조가 참가하고, 3차에 다시 형조가 관여한다.

  살인 사건의 조사에 참여하는 관리들 가운데는 법률을 담당하는 관리와 검시를 맡은 의생醫生도 포함된다. 당시 검시 지침서로 사용되었던 것이 『무원록無冤錄』이다. 이 책은 원나라의 왕여王與가 편찬한 것으로, 일찍이 수입되어 1440년(세종 22)에 주석을 붙여 『신주무원록』으로 간행되었다. 이후 『경국대전』에서 공식 법의학서로 규정되었고, 애매하고 잘못된 부분을 증보하여 1748년(영조 24)에 다시 편찬되었다. 다시 1792년(정조 16) 서유린徐有隣을 중심으로 한글 토를 달고 주석을 더하여 『증수무원록언해增修無冤錄諺解』를 간행했다.

  『무원록』을 바탕으로 시체를 검사하고 작성한 보고서가 검안檢案이다. 검안에는 관련자들의 심문과 함께 시형도屍型圖를 그려 피해자의 상태를 정확하게 파악할 수 있도록 했다. 『무원록』과 검안은 살인 사건을 명확하게 밝히고자 하는 노력들이 반영된 자료이며, 이와 함께 형사사건 처리를 위한 지침서로서 정약용은 『흠흠신서』를 저술했다.

참고: 신동원, 1999, 『조선사람의 생로병사』, 한겨레신문사

7

개항 이후
서양의학과
한의학의 발전

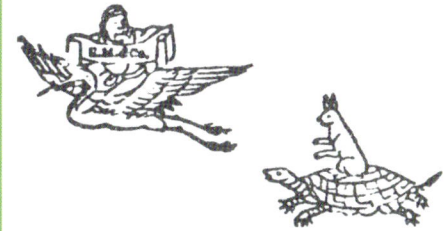

개항기에는

 1876년 2월 조일수호조규, 이른바 강화도조약 체결 이후 한국사회는 제국주의 열강의 각축장으로 변했다. 서세동점西勢東漸의 위기를 맞이하여 지식인들은 전통적 가치를 수호해야 한다는 위정척사파와 서학을 도입하고 근대적 개혁을 적극 추진해야 한다는 개화파로 갈라졌다. 한의학 분야에서는 전통 의서를 실용적으로 개편하는 흐름이 형성되었고, 사상의학이라는 새로운 의학체계가 등장했다. 조선 후기부터 도입된 서양의학은 구미의 선교의학과 일본의 식민의학이라는 형태로 개항장과 주요 도시를 중심으로 확대되어갔다.

개항 이후 의학 분야에서 가장 상징적인 사건은 우두법의 도입과 제중원의 건립이었다. 두창 예방을 위해 정약용이 인두법과 우두법을 소개한 이래로, 개항 이후에는 지석영을 중심으로 우두법이 크게 확산되었다. 또한 제중원의 건립으로 서양식 병원이 등장하는 등 의료공간에도 새로운 변화가 일어나기 시작했다. 아울러 개항 이후 만연하기 시작한 전염병을 억제하기 위해 근대적 질병 관리가 본격화되었고, 전염병을 비롯한 각종 질병을 치료하기 위해 서양식 의약품이 대거 유입되었으며 국산 의약품의 황금시대가 열리기도 했다.

인두법과 우두법의 도입

인두법의 소개

한국에 인두법人痘法을 최초로 소개한 이는 정약용이다. 정약용의 『마과회통』 권6 권말에 부록된 「종두심법요지」(1800)와 이종인의 『시종통편』(1817)에서는 인두법을 소개하고 있다. 이규경은 『오주연문장전산고』에서 "근세에 종두하지 않는 자가 없다"고 할 정도였으며, 『제중원 일차년도 보고서』(1886)는 서울 인구의 60~70%가 인두접종을 받은 것으로 기록하고 있다. 1890년대 후반기부터 우두접종이 안착되었기 때문에, 개항 이후 대한제국 초기까지도 인두법이 상당히 보편적으로 사용되었다고 볼 수 있다.

우두법의 등장

1796년 에드워드 제너Edward Jenner(1749~1823)가 우두접종에 성공한 이후, 10년 뒤 중국에 우두법牛痘法이 전해졌다. 우두가 단시일 내에 중국에 전해질 수 있었던 것은 영국 동인도회사 소속 외과의사 알렉산더 피어슨Alexander Pearson이 발표한 우두접종법을 토머스 스탠턴이 『종두기법』이라는 한역본으로 출간한 덕택이었다. 그 후 치우시邱熺에 의해 『인두략引痘略』(1817)이라는 중국 최초의 우두접종법이 발간되었다.

정약용은 『마과회통』 부록으로 「신증종두기법상실」(1828)을 신고 있으므로, 이 책이 발간된 1828년부터 정약용이 사망한 1836년 사이에 우두법이 전파된 것으로 추측할 수 있다. 정약용은 인두법에도 정통하여 우두법 시술에 어려움이 없었을 것이다. 우두법은 소에게서 두묘를 채취하기 때문에 독성이 약하고, 대량으로 백신 채취가 가능하다는 장점이 있다. 아울러 1살 미만의 영아에게도 접종이 가능해졌다. 또 콧구멍이 아닌 팔뚝에 접종하기 때문에 접종이 간편하고 백신도 장기간 보관이 가능했다.

우두법의 도입

1876년 개항 이후 우리나라에서 우두법의 전파에 기여한 대표적인 인물이라면 지석영池錫永(1855~1935)을 꼽을 수 있다. 그 밖에도 이재하·최창진·이유현 등이 같은 시기에 우두법을 소개·보급했다. 지석영이 일본에서 우두법을 배웠다면, 최창진은 중국에서, 이유현은 러시아와 중국 등지에서 배웠다. 개항 이후 우두법이 일본 이외에도 다양한 경로를 통해 조선에 유입되었음을 알 수 있다.

개항 이후 1884년 갑신정변까지 우두법이 주로 민간 차원에서 행해졌다면, 1885년 이후로는 정부 차원에서 접종이 시행되고, 1895년 갑오개혁 이후로는 법적인 제도가 정비되고 교육기관이 갖춰지기 시작했다. 1906년 통감부의 조선통치 이후에는 경찰들이 강제로 우두접종을 하기 시작했다.

지석영과 우두법

1876년 6월, 일본에 외교사절단으로 파견된 1차 수신사 김기수 수행단에 포함된 의사 박영선은 일본 도쿄 준텐도의원順天堂醫院 의사 오다키 도미조大瀧富三에게 우두법을 배웠다. 박영선은 귀국할 때 구가 가쓰아키久我克明의 『종두귀감種痘龜鑑』을 가지고 와서 책과 함께 종두시술법을 그의 문하에 있던 지석영에게 전수했다.

지석영은 이미 동래 초량에서 일본인들이 우두법을 시술하고 있다는 사실을 알고 있었다. 그러나 전수받은 지식만으로 지석영이 우두법을 실제로 시술하는 데는 한계가 있었고, 결국 그의 나이 25세였던 1879년 10월 부산제생의원에 직접 가서 2개월 동안 제생의원 원장 마쓰마에 유즈루松前讓와 해군 군의 도쓰카 세키사이戶塚積齋에게서 우두시술법을 배웠다. 12월 하순 두묘와 종두침을 가지고 귀경길에 부인의 고향인 충청북도 충주 덕산에서 두 살배기 어린 처남에게 우두를 시술했는데, 이것이 지석영이 최초로 행한 우두시술이었다.

지석영은 한성에 돌아온 후 1880년 2월 우두국을 설치하고 우두를 보급하기 시작했다. 우두를 보급하는 과정에서 부딪힌 문제는 두묘를 안정적으로 공급하는 문제였다. 결국 두묘제작법을 배우기 위해 1880년 5월, 2차 수신사 김홍집의 수행원으로 도쿄에 가게 되었다. 지석영은 도쿄 체류 기간 동안 내무부 위생국 우두종계소장牛痘種繼所長 기쿠치 고안菊池康庵에게서 우두를 채취·제조·저장하는 방법 등을 새로이 익혔으며 두묘 50병을 가지고 귀국했다.

조선 정부의 우두사업

1880년 9월에 귀국한 지석영은 종두장種痘場을 차리고 우두 보급에 진력했는데, 1882년 6월 임오군란이 발생하자 지석영의 활동 장소였던 종두장은 개화운동의 본산으로 여겨져 불타고 말았다. 같은 해 9월 그는 전라도 어사 박영교의 요청을 받아 전주에 우두국을 설치하여 두묘제조법을 교육하고 우두접종을 실시했다. 지석영은 1883년 2월 과거에 응시하여 문과에 급제했고, 성균관 전적典籍, 사헌부 지평持平 등을 지냈다. 1883년 여름 지석영은 충청도 어사 이용호의 초빙으로 공주에 우두국을 설치하여 우두 시술을 실시했다.

1885년부터는 정부의 우두사업이 전국에 걸쳐 시행되었다. 조선 후기 외교와 통상 업무를 담당했던 통리교섭통상사무아문은 우두의사절목牛痘醫士節目이라는 공문서에 관련 규정을 명시하여 우두의사에 대한 교육을 시도했다. 이는 국가에서 시도한 최초의 우두교육이었으며 당시 교관은 지석영이었다. 조선 정부는 1885년 10월부터 전국 9도 5도시에 우두국을 설치하고 종두의를 임명 파견하는 등 적극적으로 종두보급에 나섰다. 우두의 접종 범위가 북으로는 간도, 남으로는 제주도에 미쳤다. 그러나 1890년 5월경 각 지방의 우두국에서 접종비를 횡령하는 등 폐단이 발생하자, 정부는 9도와 5도시의 우두국을 일제히 폐지하라는 영을 내려 종두보급은 일시에 중단되었다.

『우두신설』과 우두접종

1885년 지석영은 우리나라 최초의 우두서인 『우두신설牛痘新說』을 썼다. 『우두신설』은 상하 2권 1책으로 구성되어 있으며, 상권 서두에는 김홍집·이도재의 서문과 저자의 서문이 있고, 제너의 우두종법 발견부터 한역서 소개, 우두시술 및 치료, 두묘제조법과 종우사육법에 이르기까지 우두와 관련된 내용이 간명하게 서술되어 있다. 지석영은 1887년에 정치 개혁을 위한 개선책을 건의하는 등 정치활동에도 적극적이었는데, 결국 "우두의 기술을 전파한다고 교육장을 만들어 군중을 선동하여 분당을 조성하고 있다"고 지목받아 전라남도 강진의 신지도에서 1887년부터 1892년까지 5년 동안 유배생활을 했다.

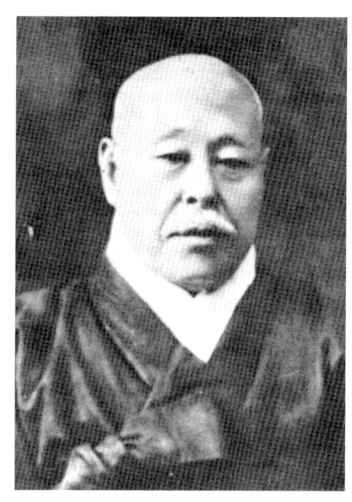

송촌 지석영 일생 동안 우두법의 보급에 힘써 '조선의 제너'라고 불렸으며, 한국 근대의학의 발전에 공헌했다.

유배기간 동안 지석영은 농서『중맥설重麥說』과 위생서『신학신설新學新說』을 발간했는데, 두창이 자주 유행하자 조선 정부는 1892년 1월 18일 의료사업에만 관여할 수 있다는 조건으로 지석영의 유배를 풀어주었다. 한성에 돌아온 지석영은 1893년 4월 교동에서 우두보영당牛痘保嬰堂을 개설하고 무료로 우두접종을 실시했다. 1894년 1월 김홍집 내각이 들어서면서 지석영도 정부의 개혁사업에 적극 참여했다. 그는 1894년 6월 형조참의를 거쳐, 한성부윤·대구판관·진주목사·동래부사·동래부관찰사 등을 역임했다.

1896년 김홍집 내각이 붕괴되면서 지석영은 한성으로 돌아왔고, 1897년 『독립신문』에 우두법의 실시를 촉구하는 논설을 게재했다. 1898년 3월에는 친러파의 모함을 받아 면직과 동시에 다시 10년 유배형을 받았다. 그러나 당시 독립협회 회원들의 항의로 3개월 후인 1898년 6월에 다시 한성으로 돌아올 수 있었다. 1898년 11월 그는 의학교 설립을 제안하는 청원서를 올리고, 의학교 운영 방안 등을 제시했다. 1899년 8월 의학교가 설립되면서 지석영은 초대 교장에 선임되었다. 1899년부터 1907년까지는 그는 의학교 교장으로 재직했으며, 재직 중이던 1903년에 「권종우두설勸種牛痘說」을 기고하는 등 우두접종의 계몽을 위한 노력을 계속했다.

엎드려 원하니 자녀를 두신 동포들은 자세히 들으시오. 평이한 것을 버리고 험난한 것을 취하고 쉬운 길을 버려두고 왜 험한 길을 따르라는지요. 가사 우두를 접종하는 데 비용이 많이 든다면, 편이나 쉬운 길이라도 가난하다면 할 수 없으나 우두의사에 대한 사례가 정해져 있지 않고, 단 5전, 5냥, 10냥이면 족히 표현되는데, 이 5냥, 10냥을 아끼다가 송신비送神費나 약값에는 기백 기천의 비용을 쓰니 재정상 경제적으로 보아도 심히 무모한 일이고 자식에게 주는 정으로 말해도 얼마나 안 되었다고 할 것인가. 가령 시두時痘를 100명이 앓아 100명이 모두 무사하기 어려우나 그 중 95명은 무사했다면, 불행한 5명이 어찌 불쌍하지 않겠는가? 이들 중 죽은 자는 고사하고 맹인 중에 이로 인한 자가 10중 8~9가 되니 이는 그 부모의 죄라 아니할 수 없을 것이다.

― 지석영, 「권종우두설」, 『황성신문』, 1903년 3월 24일자

통감부 시기 이후 우두사업의 전개

을사조약이 체결된 이후 통감부는 경찰력과 군대를 동원한 보다 강력한 행정력으로 우두사업을 밀어붙였다. 그 결과 우두접종자가 1908년 말 54만 명, 1909년 말 68만 명에 이르렀다. 이렇게 접종인원이 크게 늘어난 것은 무단적인 경찰력과 군대를 동원한 결과였다.

1908년 일제는 의학교 교장 지석영을 학생감으로 끌어내렸다. 1910년 8월 22일 일제에 의해 국권이 피탈당하자 지석영은 1910년 9월 관직을 떠났다. 1913년 「의생규칙」이 공포되자, 지석영도 의생으로 등록했다. 그리고 1935년 2월 1일 사망할 때까지 소아질병과 우두시술을 전문으로 하는 의료사업을 전개했다.

이처럼 지석영은 평생에 걸쳐 우두사업의 보급과 정착에 매진했다. 1880년대에는 지방정부와 긴밀히 협조하면서 우두법의 보급과 전파에 노력했고, 『우두신설』을 썼으며, 1890년대에는 중앙정부 차원의 우두접종사업이 본격화되는 데 영향을 미쳤다. 1900년대에는 의학교 교장으로 재직하며 전염병 예방운동 등에 참여했다. 이러한 노력의 결과 1902년 12월 20일 대한제국정부 훈5등에 특서되고 팔괘장을 받았으며, 1928년 12월 6일 관·공·사회단체 합동으로 표창을 받는 등 공로를 공인받기도 했다. 실제로 지석영은 우두사업을 민간 차원에 한정시키지 않고 정부사업으로 격상시켰으며, 우두법을 체계적으로 정리하고 확산하는 데 크게 기여했다.

제중원의 설립과정

갑신정변과 제중원

제중원濟衆院은 1885년 4월 10일 설립된 한국 최초의 서양식 근대병원이다. 1884년 12월 김옥균·박영효·홍영식 등 급진개화파들은 우정국 개설 축하만찬에서 갑신정변을 일으켰다. 미국 공사관 소속 의사로 근

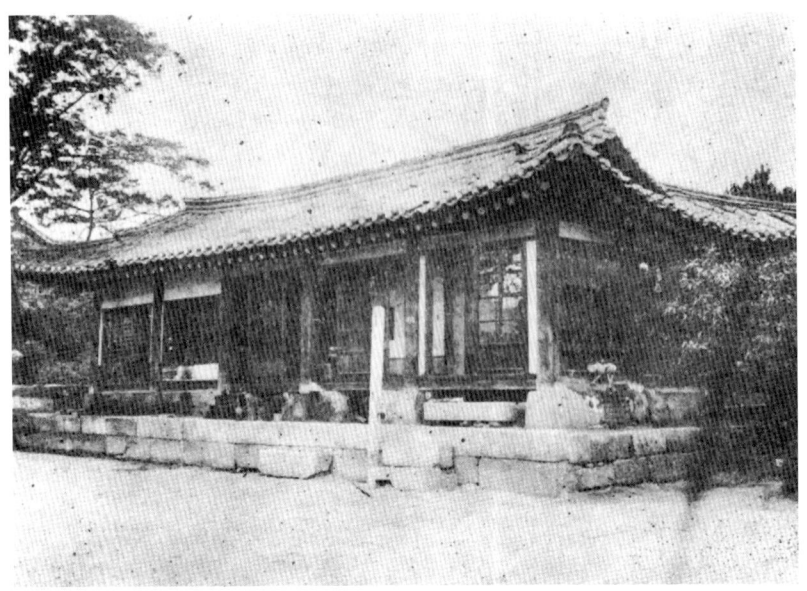

제중원 우리나라 최초의 서양식 근대병원이다.

무하던 미국북장로회 선교의사 호러스 알렌Horace N. Allen(1858~1932)은 칼에 맞아 중상을 입은 민비의 조카인 민영익閔泳翊(1860~1914)을 치료한 이후 조선 왕실의 시의侍醫가 되었다. 이를 계기로 알렌은 조선 왕실이 병원과 운영비를 지원하고 선교의사들이 진료하는 합자병원 형태의 병원 설립안을 고종에게 정식으로 제안했다.

고종은 이 병원의 명칭을 처음에는 광혜원廣惠院이라고 했다가 2주일이 지나 다시 제중원이라고 이름을 고쳤다. '제중'은 『논어』에 나오는 '박시제중博施濟衆'의 준말로 백성들에게 인정을 베푼다는 의미가 함축되어 있었다. 조선 정부가 알렌에게 제공한 건물은 종로구 재동에 있는 홍영식의 집이었다. 제중원은 전통적인 온돌방을 병실로 사용했고, 40병상 수준에 하루 100여 명을 치료했다.

알렌과 한미외교

제중원은 외아문(통리교섭통상사무아문) 소속이 되었고, 병원의 실질적인 책임자는 알렌이었다. 알렌은 1886년 3월 제중원에 제중원의학당濟衆院醫學堂을 설치하고, 최초로 서양의학 교육을 실시했다. 1887년 초 병원 확장을 위해 제중원은 재동(현 헌법재판소)에서 구리개(현 외환은행 본점)로 이전했다. 알렌이 조선 정부의 참찬관參贊官이 되어 1887년 11월 미국으로 떠나면서 존 헤론John W. Heron(1856~1890)이 제중원의 새로운 책임자가 되었다. 1890년 헤

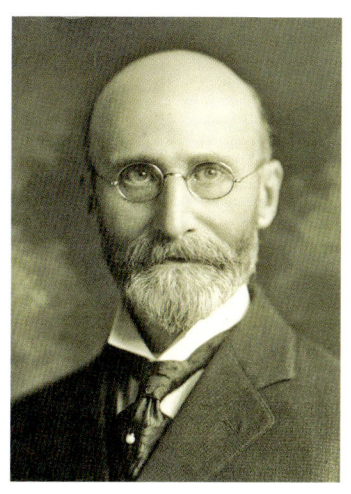

알렌 제중원의 책임자였으며, 제중원을 떠난 후에는 주한미국공사로서 외교관으로 활동했다.

론이 이질로 사망함에 따라 찰스 빈턴Charles C. Vinton(1856~1936)이 책임자가 되었다.

1893년 11월 빈턴에 이어 올리버 에비슨Oliver. R. Avison(1860~1956)이 제중원의 책임자가 되었다. 에비슨은 조선정부에 제중원 운영의 전권을 요구했고, 1894년 9월 말 조선 정부에서 제중원 운영권을 완전히 넘겨받았다. 1904년 9월, 에비슨은 루이스 세브란스Louis H. Severance(1838~1913)의 기부금으로 남대문 밖 복숭아골(현 서울역 앞)에 세브란스병원을 개원했고, 이로써 제중원은 현대식 설비를 갖춘 병원으로 재탄생했다. 1906년 5월, 조선 정부는 그간의 활동을 격려하는 의미로 새로 생긴 세브란스병원에 '제중원 찬성금'을 제공하기도 했다. 1908년 6월, 이곳에서 한국 최초의 면허의사 7명이 배출되었다.

Episode

백정이 최초의 면허의사가 되다

한국에 갓 도착한 에비슨은 1893년 9월 사무엘 무어 목사에게서 장티푸스에 걸린 백정을 살려달라는 요청을 받았다. 에비슨은 백정이라는 사실을 염두에 두지 않고 병이 나을 때까지 몇 번이고 찾아가 성실하게 치료해주었다. 1895년 갑오개혁으로 백정 신분에서 해방되었지만, 백정에 대한 사회적 차별은 여전히 남아있었다.

조선 왕실의 시의이기도 했던 에비슨의 치료를 받은 박성춘은 큰 감명을 받았다. 1898년 어느 날, 박성춘은 13살밖에 되지 않은 자신의 아들 결혼식에 에비슨을 초대했고, 아들이 신학문을 접할 수 있게 해달라고 의탁했다. 얼마 후 에비슨은 박서양을 병원에 데려왔다. 처음에는 빨래나 바닥청소 같은 허드렛일을 도맡아 했고, 박서양이 모든 일들을 불평없이 처리하자 에비슨은 그에게 책을 읽게 했다. 박서양은 특히 화학과 외과학에 관심을 가졌다. 장래를 예측할 수 없는 8년여의 기간 동안 박서양은 아무런 불평을 하지 않고 오직 공부에 매진했다. 사회활동에도 관심이 많아 1906년경에는 YMCA 활동에도 적극적이었다. 한번은 대중강연에 나섰다가 박서양이 백정 출신임을 알고 천시하는 태도를 보이자, 그는 "내 속에 있는 오백 년 묵은 백정의 피만 보지 말고, 과학의 피를 보고 배우라"며 학생들을 일깨웠다.

1908년 6월, 박서양은 세브란스병원의학교의 첫 번째 졸업생 중 한 명이 되었다. 그들에게는 우리나라 최초의 의사면허에 해당하는 의술개업인허장이 수여되었다. 이후 세브란스병원의학교의 교수로서, 교육운동가로서 왕성한 사회활동을 전개했고, 만주로 망명하여 독립운동에 헌신했다.

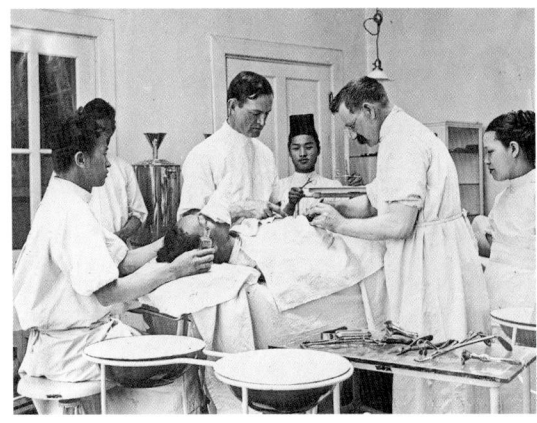

박서양 세브란스병원에서 탕건을 쓴 박서양이 수술을 돕고 있다. 박서양 왼쪽이 허스트, 오른쪽이 에비슨이다.

선교사직을 사임하고 미국으로 떠났던 알렌은 다시 조선에 돌아왔고, 1890년 7월 헤론이 갑자기 사망하자 알렌은 거의 반년 동안 제중원의 책임을 맡기도 했다. 알렌은 1890년 7월 미국공사관 서기관을 시작으로, 1897년 7월 미국공사, 1901년 6월 미국 특명전권대사 등 외교관으로서 승승장구했다. 그러나 알렌은 일본의 이권을 보장해주는 친일노선을 견지하던 루스벨트 대통령의 조선정책에 반대하다가 을사조약 체결을 앞두고 1905년 3월 미국공사에서 해임되었다. 알렌은 제중원 설립을 주도한 선교의사였지만, 초창기 한미관계를 주도한 대표적인 지한파 외교관이기도 했다.

내한 선교의사들의 병원 개설과 활동

의료선교의 본격화

1885년 제중원의 개설로 서울을 중심으로 한 선교의학의 토대가 구축되었다면, 1890년을 전후하여 개신교 각 교파가 선교사를 파송하여 전국 각지에서 의료선교를 본격화했다. 1890년대 의료선교의 특징은 다음과 같다. 첫째, 정부의 간섭에서 벗어나 본격적인 전도활동을 시작했다. 둘째, 의료선교가 서울 중심에서 벗어나 지방으로 확대되었다. 셋째, 1인 1진료소 중심의 순회진료 형식이 되었다.

미국 북장로회는 제중원 운영권을 확보하면서 본격적인 선교활동을 시작할 수 있었다. 서울뿐 아니라 부산(1891), 평양(1896), 대구(1898), 선천(1901) 등으로 의료사업을 확장했다. 1904년 제중원은 미국의 석유재

1945년 이전 개신교 선교사의 국적 구성

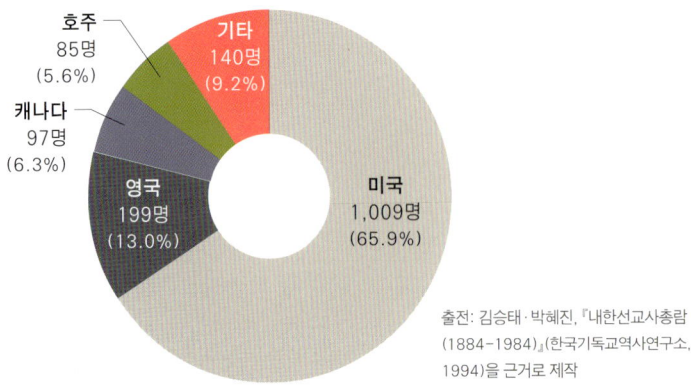

출전: 김승태·박혜진, 『내한선교사총람 (1884-1984)』(한국기독교역사연구소, 1994)을 근거로 제작

개신교 교파별 의료시설 및 활동 현황

종별	각파 연합	미국 북감리회	미국 남감리회	미국 북장로회	미국 남장로회	캐나다 장로회	호주 장로회	계	미국 비중 (%)
병원 수	2	4	3	6	5	4	1	25	78.2
침대 수	139	128	85	167	205	112	40	856	81.6
입원 환자	2,000	1,824	1,130	982	4,267	1,051	300	11,555	85.9
동연 인원	27,528	22,962	12,315	62,193	20,200	10,400	5,979	161,577	87.7
시료부	2	5	3	4	6	4	1	25	78.2
신환자	12,703	15,873	21,332	20,547	12,072	14,000	3,280	109,807	71.9
재래환자	36,968	31,746	17,811	15,623	67,782	75,800	7,003	252,733	61.6
왕진환자	1,647	866	974	1,091	-	400	14	4,992	67.0
비용 합계	153,949	47,032	72,022	84,878	99,712	41,260	14,429	513,282	70.0
수입 합계	155,031	32,172	81,727	35,567	90,112	23,124	10,467	428,200	87.7

출전: 朝鮮總督府, 『朝鮮の統治と基督敎』(1923)

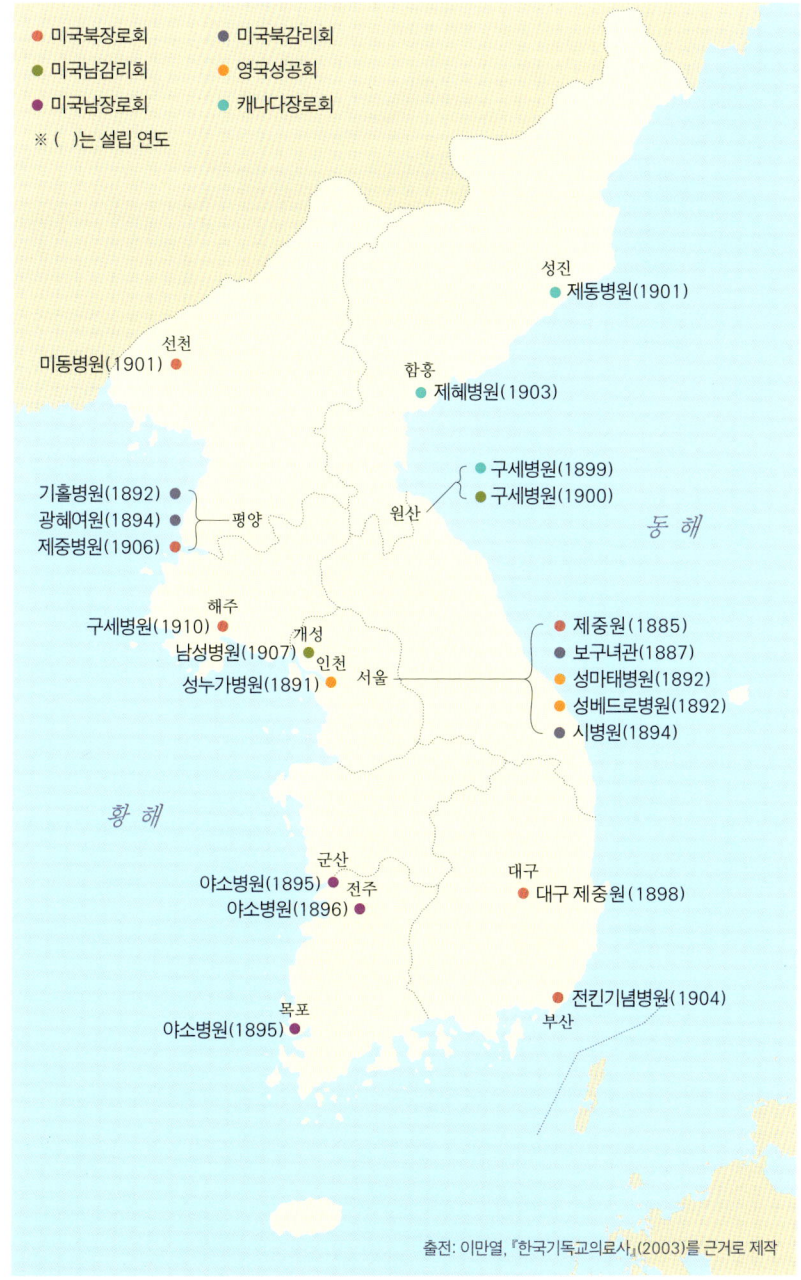

개항기(1885~1910) 선교병원의 설립 연도·지역·교파

출전: 이만열, 『한국기독교의료사』(2003)를 근거로 제작

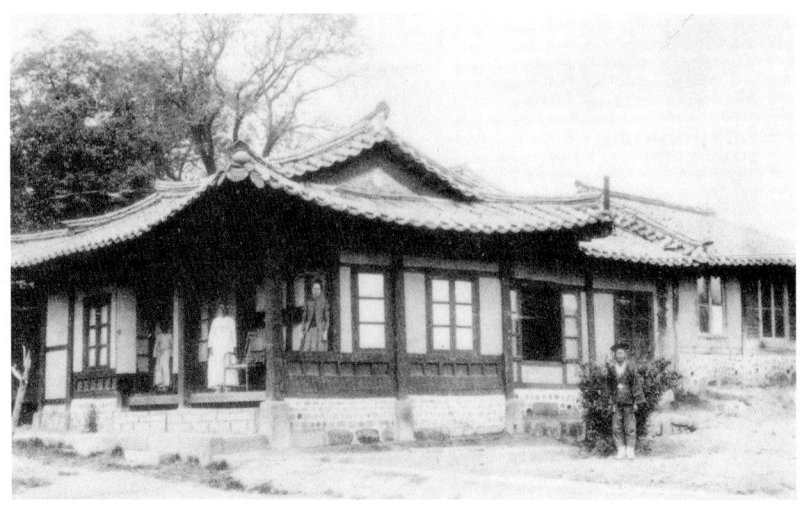

보구녀관 한국 최초의 간호교육은 1903년 에드먼즈(M. J. Edmunds, 1871~1945)가 설립한 보구녀관 간호부양성소에서 시작되었다.

벌 세브란스의 후원을 받아 서울역 앞에서 근대적 시설을 갖춘 병원으로 재탄생했고, 이 병원은 향후 신축되는 기독교 병원들의 선구적 표준이 되었다.

미국북감리회는 여성 진료에 관심을 가져 1887년 최초의 여성전문병원인 보구녀관保救女館을 개원했고, 1890년 서울 정동과 남대문에 시병원施病院을 설치했는데, 제중원과 달리 선교와 의료를 동시에 전개했다.

미국남감리회는 1898년 로버트 하디R. A. Hardie를 첫 의료선교사로 파견하여 제중원에서 에비슨과 의료활동을 전개하다가 개성에서 진료소를 열었으며, 원산에서 구세병원을 개설했다. 미국남감리회는 의료선교 자체보다는 전도활동에 비중을 두어 의료활동은 원활하게 진행되지 못했다.

캐나다장로회는 1898년 원산 및 함경도 지역을 중심으로 선교활동을 전개했는데, 1899년 로버트 그리어슨Robert Grierson이 원산에서 소규모 의료활동을 시작했고, 1901년에는 성진에 제동병원濟東病院을 개설했다.

1903년에는 여의사 케이트 맥밀런Kate McMillan이 함흥에 제혜병원濟惠病院을 개설했다.

영국성공회는 1890년 한국선교와 함께 의료선교를 시작했는데, 율리우스 와일스Julius Wiles는 북감리회가 운영하던 정동 시병원을 맡아 운영했고, 1891년 정동과 낙동 두 곳에 진료소를 설치했다. 와일스와 함께 한국에 온 엘리 랜디스E. B. Landis는 인천에서 의료활동을 시작했고, 1891년 성누가병원을 개원했다. 랜디스는 병원 운영과 함께 고아원사업도 병행했다.

개항 이후 의약업의 성장과 발전

실용의서의 유행

개항 전후 한의학계에 보이는 가장 큰 특징은 『동의보감』을 근간으로 실용·응급·간편 의서가 크게 유행했다는 점과 이러한 흐름을 이론적으로 완성한 사상의학이 등장했다는 점이다. 조선시대에 발간된 실용의서로는 강명길(1737~1801)의 『제중신편』(1799)을 비롯하여 개항 전후로 황도연 등이 지은 『부방편람』(1855) 14권, 『의종손익』(1868) 12권, 『의방활투』(1869), 『방약합편』(1884) 등이 있다. 이 서적들은 『동의보감』의 번잡함을 덜고 부족함을 보충하기 위해 만들어졌으나, 실제로는 『동의보감』에 충실한 간편의서였다.

이들 중 실용의서의 최고봉은 『방약합편』이었다. 『방약합편』은 19세기 한양에서 최고의 명의로 알려진 황도연·황필수 부자의 작품으로 간결한 처방과 약을 한데 묶은 책이다. 이 책은 흔히 볼 수 있는 질병을 중심으로 보약, 조화하는 약, 공격하는 약 등 3단계로 나누어 처방을 제시했다. 처방약은 노래로 만들어 쉽게 암기할 수 있도록 했다. 이런 연유로 실제 임상가들에게는 매우 편리한 처방집이었다.

사상의학과 『동의수세보원』

개항 이후 한의학의 최고 성과는 이제마의 『동의수세보원東醫壽世保元』 (1894) 2권이었다. 이 책은 성명론, 사단론·확충론·장부론·의원론·광제설·사상인변증론 등 7편으로 구성되어 사상의학四象醫學 혹은 사상체질론四象體質論이라는 독특한 의학체계를 구축했는데, 이것은 종래 음양오행론적 한의학에서 벗어나 같은 질병이라도 사람의 체질과 성질에 따라서 처방이 달라야 한다는 새로운 학설이었다.

이제마는 폐(허파)·비(췌장)·간(간장)·신(신장) 등 4가지 장기의 크기에 따라 폐가 크고 간이 작은 사람을 태양인, 간이 크고 폐가 작은 사람을 태음인, 비가 크고 신이 작은 사람을 소양인, 신이 크고 비가 작은 사람을 소음인이라고 했다. 대체로 태음인이 전체 인구의 50%, 소양인은 30%, 소음인은 20%를 차지하며, 태양인은 극소수에 불과한 것으로 보았다.

이제마의 사상의학은 도덕적 인간관, 철학적 의학론, 신분제적 인식론 등 여전히 전통의학의 한계를 넘어설 수 없었지만, 외형과 성정 등을 통해 신체를 객관화했으며, 각 체질 사이에는 우열이 없고 남녀노소의 구분이 없는 평등한 인간관을 지니고 있었다. 조선 후기 민간 차원의 의료체계가 발전하면서 민간의 요구를 반영한 실용·간편 의서가 유행했던 것처럼, 사상의학은 의료서비스에 대한 대중적 요구를 수렴하는 과정에서 등장한 것이었다.

최초의 의약품 광고

우리나라 최초의 의약품 광고는 『독립신문』 1896년 11월 7일자 2면에 게재된 금계랍金鷄納 광고이다. 고샬기라는 회사에서 납품한 것으로 광고 내용은 "고샬기, 샹품 금겨랍을 싸게 파오"라는 간단한 문구가 전부였다. 『독립신문』 1897년 1월 12일자 4면에서는 독일인이 경영하는 세창양행世昌洋行이라는 회사에서 세계에서 가장 좋은 금계랍을 도매금으로 싸게 파니 구입하라는 광고를 게재했다. 금계랍은 말라리아 치료제인 퀴닌quinine의 음역으로, 금계랍 광고는 『독립신문』

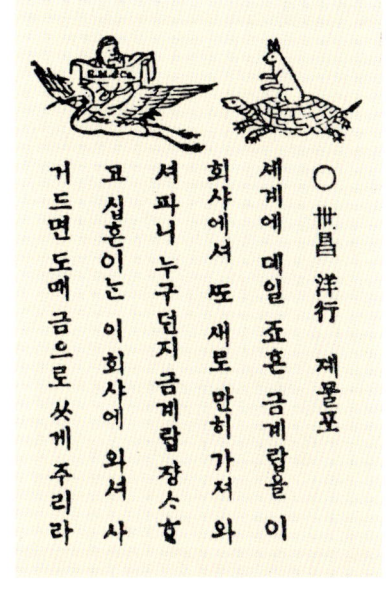

우리나라 최초의 의약품 광고 1896년 『독립신문』에 게재된 금계랍 광고로, 금계랍은 세창양행에서 수입한 말라리아 치료제이다.

이 폐간될 때까지 거의 매일같이 게재됐다. 1899년 제중원 약방에서는 미국산 금계랍을 회충약과 함께 수입하여 공급하기도 했다. 금계랍 외에도 대한의약大韓醫藥에서는 이일학二日瘧 치료제인 보화단補和丹이라는 환약丸藥을 판매했다.

퀴닌과 말라리아 치료

'키나'라는 나무껍질이 말라리아 치료에 특효가 있다는 사실은 1630년대 이미 유럽인들에게 알려져 있었다. 하지만 말라리아에 효과가 있는 퀴닌이라는 성분을 키나에서 분리해내는 데 성공한 것은 1820년 9월 피에르 펠레티에P. J. Pelletier와 조지프 카방투J. B. Caventou라는 프랑스 화학자들에 의해서였다. 말라리아는 학질瘧疾이라는 이름으로 조선에서도 창궐했는데, 말라리아는 1880년대 제중원에서 소화기질환과 성병에 이어 세 번째로 잘 걸리는 질병이었다. 제중원 원장인 알렌이 "사람들은 퀴닌의 가치를 알기 시작했으며, 이것을 사고 싶어 하는 사람들로부터 신청이 많이 들어왔다"라고 회고했을 정도로, 말라리아 치료제인 퀴닌은 치료 효과가 뛰어난 것으로 인식되었다. 『제중원 일차년도 보고서』(1886)에 따르면, 퀴닌은 제중원에서 판매되는 약품 중에서 가장 인기가 많았다. 퀴닌의 인기 때문에 환자들이 전국에서 몰려들었고, 무료로 분배되던 다른 약과는 달리 고가에도 인기리에 판매되었다.

금계랍의 유행

이틀에 한 번 앓는 학질을 속칭 당학唐瘧이라고 한다. 우리나라 사람들은 이 병을 매우 두려워했다. 이 병에 걸리면 나이가 많은 사람들도 10명 중 4~5명은 사망할 뿐 아니라, 건장한 청년도 폐인이 되는 것은 단지 시간문제였기 때문이다. 그러나 금계랍이 서양에서 들어온 이후, 학질을 앓는 사람이 1전의 양만 먹으면 즉시 나았다고 한다. 이에 황현의 『매천야록』(1896)에서는 "우두법이 나와 어린아이들이 잘 자라고 금계랍이 나와 노인들이 수를 누린다"는 유행가가 나왔다고 기록하고 있다. 반면 금계랍에 대한 맹신 때문에 과복용하여 사망하는 사람이 나오기도 했다.

말라리아 환자가 『제중원 일차년도 보고서』(1886)에서 1,061명(10.1%)이었으나, 『1901년도 제중원 연례보고서』(1901)에서는 말라리아 치료 환자가 단지 18건(0.6%)에 불과했다. 1901년도 보고서가 포함된 기간이 8개월 반(실제 개원일은 5개월 반)으로 줄었다는 점을 감안해도 현저하게 적은 수치라고 볼 수 있다. 이는 전적으로 금계랍의 보급과 효능 때문이었다. 『1901년도 제중원 연례보고서』를 작성했던 에비슨도 이에 대해 다음과 같이 서술했다.

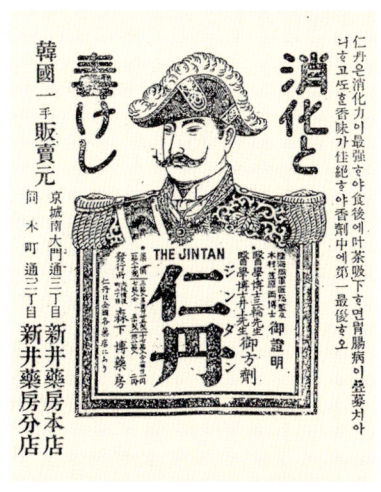

1908년 8월 『대한민보』에 실린 인단 광고 인단은 20세기 전후 우리나라뿐 아니라 동아시아에서 크게 인기를 모았던 대표적인 소화제이다.

> 이 기간 동안 단지 18건의 말라리아 열병을 치료했다는 것은 주목할 만한 일이다. 이것이 이 나라에서 말라리아가 이전보다 덜 흔해졌다는 것을 의미할까? 나는 아니라고 생각한다. 오히려 많은 양의 키니네가 조선 중개인을 통해 팔리고 있어 집 가까이에서 구입할 수 있고, 자가치료를 함으로써 최악의 상황을 상당 부분 제어했기 때문이라 생각한다.

금계랍과 함께 가장 많이 수입했던 의약품 중의 하나는 기생충 구충제인 산토닌이었다. 『1901년도 제중원 연례보고서』에서 기생충 환자는 단지 21건(0.7%)에 불과했다. 산토닌은 전량 러시아에서 수입해 왔는데, 국내에서 산토닌 재배가 시작된 것은 1930년대 후반에 이르러서였다.

초창기의 금계랍 광고는 너무 간단했으니, 광고다운 의약광고라고 보기는 어렵다. 본격적인 의약광고는 1897년 8월 3일에서 9월 4일까지 15회에 걸쳐 『독립신문』에 게재된 지석영이 만든 어린이 감기약 보영산保嬰散 광고였다. 보영산 광고에서는 "어린아해가 매양 감기병으로 신고함이 만흔지라. 이를 극히 넘녀하야 지 관찰 석영씨가 보영산이란 약을 발명하야누사 누험 하옴이 백발 백중하오니 무릇 아해 기르는 제 군자는 이 광고에 적은 데로 집을 차자 와서 사다 쓰시옵. …… 괴질 설사에 신효한 약이 또 있스니 보영당을 차자 오시옵"이라고 문구를 적어놓았다.

일본인 매약업자들의 활동과 인단

소화기 질환은 조선인들에게 만연한 질병이었기 때문에, 소화제시장이야말로 매약업자들에 관심을 가질 만한 최대 시장이었다. 한국약업사에서 대중적 의약품의 등장이 소화제로 시작되고 있다는 것은 결코 우연이 아니다. 1876년 개항 이후 일본의 매약업자들이 활발하게 활동하기 시작했는데, 그들은 인단仁丹을 주축으로 용각산龍角散·건위고장환健胃固腸丸·오타위산太田胃散·중장탕中將湯·건뇌환健腦丸·대학목약大學目藥·로오도목약 등이 줄을 이었다.

일본인 매약상들이 내놓은 상품 중에서 고가임에도 날개 돋친 듯 팔리는 상품은 소화제인 인단이었다. 광고 내용상으로는 "인단은 소화력이 최강하야 식후에 엽차葉茶 흡하吸下하면 위장병이 첩모疊募치 아니하고, 또한 향미香味가 가절佳絶하야 향제香劑 중에 제일 최우最優하오"라고 되어 있다. 인단은 일본의 모리시타 히로시森下博(1869~1943)가 타이완 종군 이후 1900년 유학의 다섯 가지 도리인 '인의예지신仁義禮智信'의 인仁과 환약이라는 뜻의 단丹을 결합하여 만든 '진탄仁丹'이라는 상표를 등록했고, 1905년에는 모리시타 히로시 약방森下博藥房을 설립하여 인단을 발매했다. 특히 상표에 등장하는 예복의 자태가 러일전쟁의 승리에 고무된 일본사회의 분위기에 편승되어 발매 2년 만에 일본 최고의 가정상비약이 되었다. 모리시타 히로시 약방은 인단 수익의 3분의 1을 광고에 투자할 정도로 광고에 많은 관심을 가졌으며, '일본의 광고왕'이라는 명성까지 얻었다. 이런 노력에 힘입어 인단은 한·중·일 동아시아 삼국에서 폭넓은 인기를 누렸으며, 동남아시아와 미주 지역까지 진출했다.

국산 매약업자의 등장과 활동

일본인 매약상에 대응하기 위해 평양의 매약업자인 민병호閔竝浩는 1897년 9월 25일 동화약방을 설립하고 인소환引蘇丸이나 활명수活命水 등 소화제를 내놓기 시작했다. 동화약방은 1908년 1월 내부 관제개정에 따라 위생국에서 정식으로 관허를 받아 의약품 98종을 생산했다. 그

Episode

활명수

20대 초반에 무과에 합격하여 선전관宣傳官이 된 민병호는 궁궐에 자주 드나들 수 있던 신분을 이용하여 궁중의 비방을 습득했다. 또한 기독교인이 되면서 제중원 등에서 서양의약이 효과가 빠르다는 점을 알고서 동서의약의 장점을 결합하고자 했다. 1897년 동화약방을 설립한 민병호는 소화제인 활명수로 단번에 명성을 얻었다.

활명수는 위장약 계통을 한약을 달인 뒤 복방방향팅크 複方芳香丁幾를 추출하고 여과과정을 거쳐 가루로 만든 다음, 수입약재인 아선약阿仙藥과 정향丁香가루를 타고, 클로로포름과 박하를 배합하여 만든 것이었다.

이렇게 만든 활명수는 속이 답답하거나 급체할 때 간편하게 먹을 수 있었기 때문에, 사용하기 편하고 곧바로 약효가 난다고 해서 크게 인기를 끌었다.

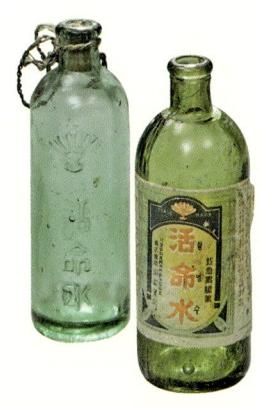

활명수 활명수는 국산 약재와 서양 약재를 혼합하여 만든 소화제로, 일본인 매약상들이 파는 인단에 대응하기 위해 출시한 제품이다.

후 1910년 일제의 한국병합에 따라 총독부 경무국 위생과가 모든 의약품 허가를 관장하게 되었고, 다시 일제의 관허를 받아 의약품을 생산하게 되었다.

일본의 매약업자들과 경쟁하기 위해 1903년 이경봉이 설립한 제생당약방이 내놓은 소화제는 청심보명단이었다. 10전에 팔리는 일본의 인단과 경쟁하기 위해서 제생당약방의 청심보명단은 6전에 판매되었다. 청심보명단은 순식간에 장안의 화제를 모았고, 선풍적인 인기를 끌었다.

매약품 원조논쟁

활명수와 청심보명단의 성공은 곧바로 유사상품의 등장으로 이어졌고, 이른바 '원조' 논쟁을 불러일으켰다. 활명수와 유사한 유명 약방의 제품으로는 제생당약방의 보명수保命水, 화평당약방의 회생수回生水, 천일약방의 통명수通命水, 조선매약의 약수藥水, 낙천당약방의 낙천약수樂天藥水, 모범매약의 소생수蘇生水, 조선상회의 활명회생수活命回生水 등 10여종이 있었다. 이 중 조선상회의 활명회생수는 라벨에 '회생'을 아주 작게 표기하여 활명수로 보이게 하는 방식으로 활명수의 명성을 이용하고자 했다.

제생당약방의 청심보명단이 인기를 끌자 자혜약방慈惠藥房이 그에 대항하여 청신보명단淸神保命丹을 판매하면서 원조논쟁이 불거졌다. 제생당약방과 자혜약방은 논쟁의 근거로 대한의원 위생시험부의 검사와 통감부 특허국의 허가를 거론했다. 대한의원도 역시 사실상 통감부의 의료기구였기 때문에, 제약업자들이 통감부의 권위를 이용하여 논쟁의 우위를 점하려고 했음을 알 수 있다.

화평당약방 역시 팔보단八寶丹으로 인단과 청심보명단의 인기와 경쟁하고자 했으나 그에 미치지는 못했고, 다만 대중국 무역에서 상당한 이익을 확보했다. 화평당약방은 팔보단 이외에 자양환滋陽丸 · 태양조경환胎養調經丸 · 회생수回生水 · 소생단蘇生丹 · 하리산下痢散 · 급체쾌통산急滯快通散 등 40여 종의 가정상비약을 제조했다. 이 중에서 자양환과 태양조경환은 자궁냉증과 월경불순을 막아 임신에 도움이 된다는 약으로 화평당이 명성을 얻는 데 일조했다. 이 밖에도 조선매약주식회사의 영신환靈神丸도 소화제로서 상당한 인기를 누렸다.

고약과 의약광고의 유행

내복약과는 달리 외과치료에 인기가 많았던 것은 천일약방天一藥房의 조고약趙膏藥이었다. 조선인은 종기가 많이 나는 것으로 알려져 있는데, 원래 조고약은 조씨 집안의 가전비약이었다. 종의腫醫인 조근창趙根昶은 주로 외상환자만을 전문적으로 다루었다. 그러다가 종기가 생긴 환자가 찾아오면 곪은 상처를 째고 도려낸 다음 그 상처 부위에 조고약을 붙여준 것인데, 차차 명성을 얻게 되었다. 조고약의 약효가 전국으로 알려지면서 문전성시를 이루자 조근창의 아들 조인섭趙寅燮이 천일약방을 설립하고 조고약만을 전문적으로 생산해 판매했다. 1930년대에는 전국에 지점 4개, 대리점 40여 개, 특약점 1,000여 개를 보유하고 있었고, 전국적으로 1만여 개의 소매점에서 조고약이 판매되었다.

이 밖에도 모든 질병 증상에 치료가 가능하다는 과장된 만병통치약 광고가 적지 않았다. 그중 구전영사九轉靈砂는 남녀노소 어떤 증상에도 치료가 가능한 약이며, 병이 없을 때에도 복용하면 건강해지고, 초생소아가 복용할 경우에는 10세까지는 병에 걸리지 않는다는 등의 과장광고를 했다.

이처럼 의약광고를 통해 볼 때, 개항 이후 서양의학과 의약품의 효능이 알려지면서 의약업계는 호황기를 맞이했고, 제약업과 매약업이 크게 융성했음을 알 수 있다. 반면 과다 경쟁에 의한 과장광고와 원조논쟁 등 폐해가 적지 않았다. 그런 가운데 소화제인 청심보명단·활명수 등과 말라리아 치료제 금계랍은 크게 인기를 끌었다. 그리고 이러한 대중적 인기는 역설적으로 조선인이 소화계 질환과 말라리아로 고통받고 있었음을 반증한다. 아울러 조고약의 성공은 조선인에게 종기를 비롯한 외과질환 역시 적지 않았음을 보여준다.

쟁점과 토론

지석영 신화와 알렌 신화를
어떻게 볼 것인가?

개항 이후 서양의학 도입기의 최대 관심사 중의 하나는 지석영과 알렌을 정점으로 한 우두법과 제중원을 둘러싼 논쟁이다. 이른바 지석영 신화와 알렌 신화인데, 지석영을 통한 우두법의 도입과 일본식 의학의 도입 대對 알렌을 통한 서양식 병원의 도입과 미국식 의학의 도입 구도에서 개인의 역할이 지나치게 강조되고, 조선 정부의 역할이나 제국주의적 동기 등은 축소된다는 지적이다.

지석영 신화와 알렌 신화가 가지는 또 다른 측면은 인두법과 한의학에 대한 지나친 평가절하이다. 우두법이 접종 방법이나 효과 등에서 인두법보다 우수했고, 서양의학이 외과술과 백내장 치료 등에서 우수한 성과를 낸 것은 부인할 수 없는 사실이다. 그러나 인두법이 역사적으로 담당했던 역할과 그 효능을 전면적으로 부인할 수 없고, 한의학이 담당했던 역사적 역할도 일정한 평가를 받아야 할 것이다.

이제마의 사상의학은
정통인가, 이단인가?

　　동아시아 전통의학은 흔히 『황제내경』과 『상한론』의 전통 속에서 형성되었다고 말한다. 그중에서도 중국과 조선은 주로 내경적 전통에 충실했고, 일본은 상한론적 전통을 따랐다고 말한다. 내경적 전통이란 음양오행의 원리, 수양과 균형을 중시한다. 반면 상한론적 전통에서는 증상에 대한 구체적 치료법을 제시하는 데 중점을 둔다. 그러다 보니 상한론에서는 원리나 이론보다 증상에 따른 약물의 효용에 더 많은 관심을 둔다.
　　조선의학을 집대성한 허준의 『동의보감』은 상한론을 포함하고 있지만, 기본적으로 내경적 전통에 기초한 것이었다. 허준은 수양을 우선으로 하고 그런 다음에 약물을 써야 한다고 강변한 바 있다.
　　그렇다면 사상의학은 어떤 전통과 연결되어 있을까? 1985년 중국 의학계에서는 사상의학이 중국의 의학전통과는 거리가 있는 독특한 의학체계임을 인정한 바 있다. 이는 조선의학의 독자성을 인정한 것이기도 하지만, 다른 한편으로는 주류 의학과 거리가 있는 의학체계임을 주장한 것이다. 사상의학의 가장 큰 특징은 사람의 네 가지 체질에 따라 서로 다른 처방을 내는 것이다. 이제마 스스로 주장한 바와 같이 사상의학은 『내경』과 『동의보감』의 전통에 기초하고 있다. 이를 기반으로 각각의 체질에 따른 보다 심화된 처방을 주장한 것이다.

8

대한제국기 근대적 의료체계의 구축

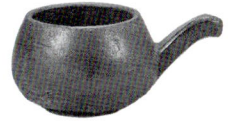

대한제국기에는

● 대한제국기(1897~1910)는 갑오개혁 이후 본격적으로 추진해온 근대적 위생의료체계를 완성해나가는 시기였으며, 1905년 을사조약으로 국권을 침탈당하고 통감부시기(1906. 2~1910. 8)에 일제는 기존 위생의료체계를 식민지의료체계로 재편해나갔다.

대한제국은 위생국을 설치하여 검역·방역·종두 사무를 총괄했으며, 1899년 의학교와 내부병원 등의 설립을 통해 의료인과 대민구료에 적극적으로 대응했다. 같은 해 대한제국은 우리나라 최초로 법정전염병을 제정했으며, 전염병 및 질병 치료를 위한 서양식 의약품이 대거 등장하여 국산 의약품의 황금시대를 열기도 했다. 대한제국은 작고참신酌古參新의 원칙 아래 종래의 한의학을 위주로 하면서도 서양의학의 수용에도 적극적이었다.

1906년 2월 이래 통감부가 위생의료체계를 장악하고 재편해나갔지만, 대한제국의 국권회복과 주체적 의료활동을 위한 다양한 노력이 전개되었다. 동제의학교와 의사연구회 등의 설립은 주체적 위생의료활동을 회복하기 위한 일련의 활동 중 하나였다.

검역주권의 확립과정과
법정전염병의 제정

검역주권의 확립과정

1880년대 「온역장정」(1886년 7월 20일)의 제정과 개정 이래로 검역을 강화하려는 조선 정부와 정치적·경제적 권리를 보장받으려는 열강의 이해관계가 대립했고, 1890년대에도 검역 철폐를 둘러싼 논란이 지속되었다. 1894년 6월 갑오개혁의 실시로 검역 및 전염병 관련 법령들이 반포되고, 각종 방역 및 위생기구들이 설치되었다. 대표적으로 「검역규칙」(1895년 7월 4일)과 「전염병예방규칙」(1899년 8월 16일)의 반포를 들 수 있다. 「검역규칙」은 필요한 항구에 검역과 정선을 실시하고 필요한 조치는 내부대신이 수시로 정한다는 간단하고 모호한 내용이었지만, 육상검역과 벌금·감금 등 무거운 처벌이 덧붙었다는 점에서 「온역장정」에 비해 강제력은 강화된 셈이다.

아울러 조선 정부는 콜레라와 관련된 일련의 법령을 반포했는데, 「호열자병예방규칙虎列剌病豫防規則」(1895년 7월 8일), 「호열자병소독규칙虎列剌病消毒規則」(1895년 7월 29일), 「호열자병예방虎列剌病豫防과 소독규칙消毒規則」(1895년 7월 31일) 등이다. 이 법령들은 육상 중심의 검역체계와 각종 조치 등에 대해 비교적 상세하게 규정하고 있어, 본격적으로 전염병 통제가 실행될 수 있었다. 특히 방역과정에서 경찰의 역할이 중시되었다. 그러나 경찰의 역할은 구체적인 실무 차원에 국한되었고, 방역과 관련된 정책적 판단과 결정은 지방장관地方長官을 정점으로 하는 지방 행정조직을 통해 이루어졌다. 이후 대한제국(1897~1910)은 지방 행정조직을 활용한 방역행정을 보다 강화했다. 이러한 법령들은 1895년 6월부터 유행하던 콜레라에 자극을 받아 성립된 것으로 매우 신속하게 시행되었다. 이는 서양의사에게 전염병 진단과 관리를 의존하고, 소독·격리·매장·전염병병원의 운용 등 서양의학적 방법이 동원되었음을 보여준다.

법정전염병의 제정

한국 최초의 법정전염병은 1899년 대한제국이 공포한 것으로, 내부령 제19호「전염병예방규칙」(1899년 8월 16일)에서 두창·장티푸스·발진티푸스·콜레라·이질·디프테리아 등 6종을 법정전염병으로 제정했다. 이어서 6종의 전염병 각각에 대한 세부지침도 발표되었다. 거기에「전염병소독규칙」(내부령 제25호)과「검역·정선규칙」(내부령 제26호)이 추가됨으로써 세균설에 입각한 전염병 관련 법령은 대체로 완성을 보았다.

전문 8개 조로 구성된「전염병예방규칙」의 특징은 서양의사가 전염병을 확증하도록 하고, 전염병을 보고·관리하는 근본적 책임은 지방장관에게 있다고 규정한 점이다. 이 밖에 경찰·의사 등이 개입되어 있었고, 방역과 관련된 정책적 판단과 결정은 지방장관을 정점으로 하는 지방 행정조직을 통해 이루어졌으며, 그 말단에는 지방 행정체계의 말단인 리임里任과 동임洞任 등 행정책임자들이 자리잡고 있었다.

6종의 법정전염병 중에서 전문 14개 조로 구성된「호열자예방규칙」(1899년 8월 23일)이 가장 먼저 반포되었다. 이 규칙에서는 콜레라(호열

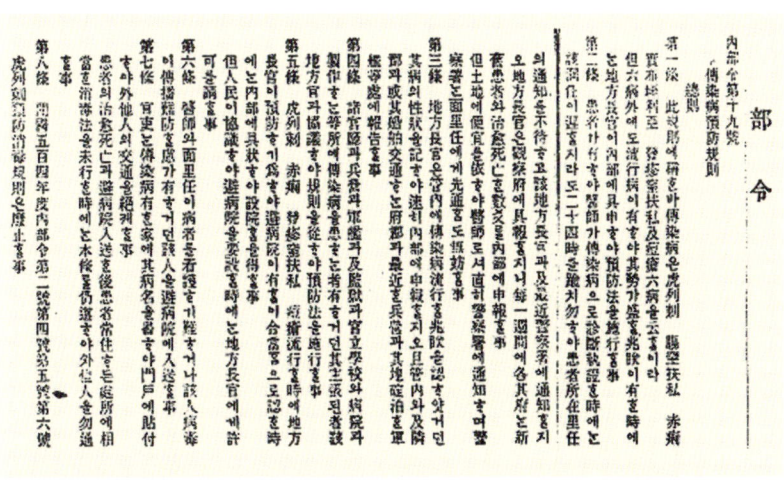

「전염병예방규칙」(1899) 한국 최초의 전염병 관련 법규로 6종의 법정전염병을 공포했다.

자)의 원인이 세균이며, 토사물과 오염물질에 대한 소독이 필요하다는 지침을 제시했다. 또한 병의 유행 정도에 따라 임시방역위원과 검역위원 등으로 콜레라 소독을 전담할 행정기구 설립을 명시했다. 위원은 의사·위생관리·경찰·지방관리 등으로 구성되었다. 수인성 전염병인 장티푸스나 이질 등도「호열자예방규칙」과 비슷한 내용으로 구성되었는데, 디프테리아에 미성년 아동이 취약하다는 점, 발진티푸스에는 빈민층이 취약하다는 점이 강조되었다. 두창은 이미 종두기관이 설치되어 있었기 때문에, 다른 전염병과 달리 별도의 예방위원에 대한 규정이 없었다.

페스트와 콜레라 방역 실시

전염병 예방에 관한 각종 법령을 마련한 후, 최초로 맞이한 전염병은 페스트였다. 1899년 일본 고베에서 페스트가 유행한다는 소식이 전해지자, 대한제국 정부는 11월 28일 인천, 11월 30일 부산, 1900년 2월 원산에서 검역을 실시했다. 이런 가운데 1900년 1월 인천에서 중국인이 페스트로 사망했다는 소문이 확산되었다. 1900년 2월 의학교 교장 지석영과 교사 고조 바이케이古城梅溪(1860~1931)는 각부 대신과 각 학교 교원들을 대상으로 페스트 예방법에 대해 강의했다. 세균 때문에 페스트가 발생하니 해충과 오·예물을 멀리하고 청결을 유지할 것을 당부했다. 당시까지 페스트의 주요 감염원으로 쥐가 지목되었는데, 지석영과 고조는 파리·모기 등 엉뚱한 해충을 지목했다. 페스트에 대한 검역은 1900년 3월 일본에서 페스트가 종식되었다는 보고를 받은 직후 폐지되었다.

1902년 7월에서 10월까지는 콜레라가 극성을 부렸다. 7월 중순 의주에서 콜레라가 보고된 후 평안도 지방에서 점차 확산되었고, 8월 중순에는 부산에서 한반도 이남으로 확대되어갔다. 1902년 7월 대한제국은 방역국을 설치하고 경무사警務使 이용익을 총책임자로 임명하고, 사무위원으로 외국인 의사들을 고빙했다. 8월에는 총세무사가 「정선검역규칙」에 의거 중국에서 오는 배를 검역하기 시작했다. 방역국은 임시위생원으로 확대·개편되었는데, 외국인 의사와 조선인 관리 등이 포함되었다. 임시위생원은 각지에 의사와 의학교 졸업생을 파견하여 방역에 힘썼으나 8월 말이 지나자 정부관리들은 더 이상 콜레라가 확대되지 않을 것으로 낙관했다. 그러나 결국 9월에 한성에서 콜레라가 유행했고, 하루에도 200~300명의 사망자가 발생하는 최악의 상황이 되었다. 대한제국은 광제원 임시위원 다수를 방역요원으로 임명하여 환자를 구료하고 순검에게 지시해 환자를 찾아내 환약을 제공하도록 했다. 이 같은 조치에도 콜레라가 유행하자 대한제국은 전국에 여제厲祭와 성황제城隍祭를 실시하도록 했다. 10월 말에 이르자 콜레라 방역을 담당한 광제원 임시위원은 912명에 달했다.

종두의 양성소 설립

1888년 제중원 2대 원장으로 근무하던 헤론은 조선에서 좋은 백신을 구하기 어렵다고 평가한 바 있다. 그로부터 10여 년이 지난 1901년에 비슨은 자격증을 받은 종두의가 엄청난 수의 우두접종을 시행하고 있다고 언급했다. 실제로 우두접종은 1882년 전주, 1883년 공주에 우두국이 설치되면서 지방정부와 개인 차원에서 우두접종이 확산되기 시작했고, 1890년 전국 차원의 우두 행정체계가 확립되었다. 그러나 바로 그해 우두에 대한 반발, 재정부담 등으로 인해 우두국이 철폐되었다.

조선 정부는 1895년 「종두규칙」(1895년 10월 7일)을 내부령 제8호로 공포하여, 접종 대상·시기·방법 등을 규정했다. 생후 70일부터 만 1년 사이의 소아가 주요 접종 대상이었고, 성년이라도 우두접종을 받지 않은 사람은 접종을 받아야 했다. 미접종자는 벌금이나 구류에 처해질 수 있었고, 군대나 경찰에 근무할 수 없었다. 「종두규칙」의 반포를 통해 법률적으로 우두접종을 강제할 수 있는 강제규정이 마련된 것이었다. 우두접종을 강제하기 위해서는 일정한 교육을 받고 시험에 통과한 종두의를 양성하는 것이 관건이었고, 정식 인가를 받은 종두의가 우두접종을 실시하도록 했다. 미자격 시술자는 벌금 및 구류에 처해질 수 있었다. 그러나 현실적으로 정식 인가를 받은 종두의가 없었기 때문에, 조선 정부는 1895년 11월 「종두의 양성소 규정」을 반포하여 중앙정부에서 종두의를 양성하고자 했다. 이 규정에서 종두의 양성소 입학자격은 20세 이상으로 한문과 국문 작문 능력이 있어야 했고, 수학기간은 1개월로 정했다.

이 규정의 시행을 앞두고 정국의 혼란 속에서 신변의 위협을 느낀 고종이 1896년 2월 아관파천을 단행하자, 친일내각인 김홍집 내각이 붕괴되면서 종두의 양성소 개설 역시 계획대로 진행되지 못했다. 아관파천으로 약화된 세력을 만회할 의도로 일본은 의학교육 실시와 병원 설립 등을 계획했다. 그러나 조선 정부의 정치적 불안과 재정 부족 때문에 종두의 양성소가 관립으로 설치되지 못하자, 일본공사관의원 의사인 고조가 퇴직 후 설립한 사립 찬화병원贊化病院의 부속기관으로 1896년 11월 종두의 양성소를 설립했다. 조선 정부는 내부와 학부를 통해 그 자격을 승인해주었다.

종두의 양성소 수업기간은 1개월이었으며, 1회 10명, 2회 18명, 3회 53명의 졸업생을 배출했다. 이 졸업생 81명 중 44명(54%)이 지방의 우두사업에 관계했으며, 대한제국기에 우두법이 전국적으로 확산되는 데 기여했다. 종두의 양성소의 성공은 고조의 명성을 높였다. 1899년 의학교가 설립되었을 때 의학교 초대 교사로 초빙되었던 것도 조선 정부가 종두의 양성소의 역할을 높이 평가했기 때문에 가능한 일이었다. 의학교가 설립되면서 우두법은 의학교의 정식 교육과목이 되었고, 의사의 활동 범위에 포함되었다. 따라서 종두의 양성소는 우두에서 서양의학으로 나아가는 과도기적인 교육기관의 역할을 담당했다고 평가할 수 있다.

종두사업의 일원화

종두의 양성소를 통해 종두의가 확보되자, 1898년 대한제국 정부는 한성 전 지역을 5서五署로 나누어 각 서에 종두소를 1개소씩 개설하고 국가재정을 기초로 무료 접종을 실시했다. 1899년 4월 내부병원이 창설되면서 종두소는 내부병원 관할이 되었고, 우두접종을 전담하기 위해 1900년 6월 한성종두사漢城種痘司가 설치되었다. 한성종두사는 위생국장이 겸직했으며, 사장 휘하에 의사 5명, 두묘를 제조하는 기수 2명, 서기 1명이 배속되었다. 한성종두사는 한성의 우두접종뿐만 아니라 지방의 우두접종액

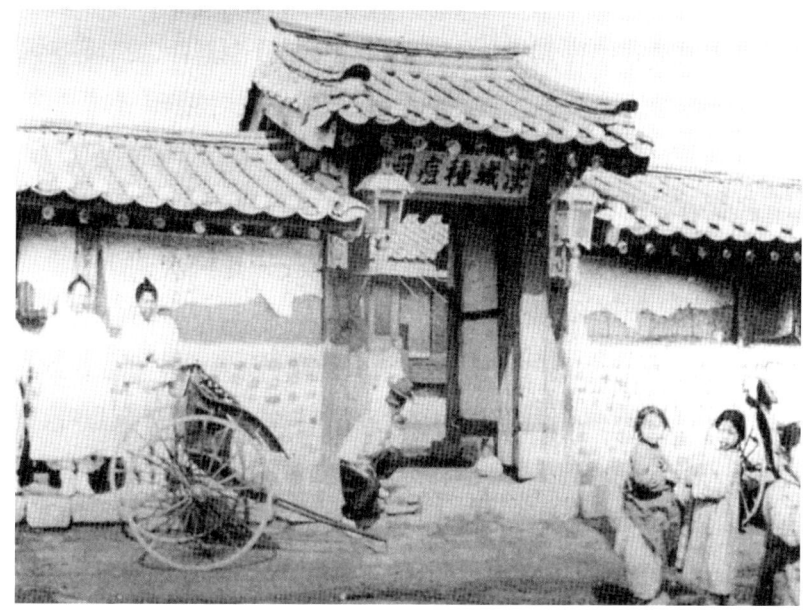

한성종두사 1900년 6월 설치된 한성종두사는 한성의 우두접종은 물론 지방의 우두접종액을 생산하는 종계소를 관장했다.

을 생산할 종계소種繼所를 관장하도록 했다.

한성과 달리 각 지방의 우두접종은 국가 부담이 아닌 접종자 부담을 원칙으로 했다. 각 도에 종계소를 설치했고, 내부에서 각 지방에 종두위원을 파견하여 도 차원에서 우두접종을 담당하도록 했다. 하지만 실적에 따라 종두의에게 일정한 급료를 지불하면서 중앙정부가 우두사업을 관장했다. 1899년 7월 「각지방종두세칙」에 의거 각 도에 2명씩, 26명의 종두위원을 정식으로 발령했다.

국가 부담과 수혜자 부담이 공존하던 한성과 지방의 우두사업은 1901년 모두 수혜자 부담으로 일원화되었다. 1905년 2월 광제원과 동급으로 있던 한성종두사는 광제원 휘하의 종두소로 편입되었다. 이와 함께 각 지방의 종두행정이 광제원으로 완전히 통합되어 지방 종두소는 광제원 종두지소로 명칭이 바뀌었다. 이로써 1898년 시작된 대한제국의 종두사업 조직은 7년 만에 단일 조직으로 통일되었다.

대한제국의 위생행정

갑오개혁과 위생국 설치

개화파 지식인 중에서 유길준兪吉濬(1856~1914)은 『서유견문西遊見聞』(1895)을 펴냈는데, 이 책에서 중앙과 지방에 위생국을 건립하여 위생행정을 담당하게 하고 특히 전염병 예방과 방역 업무를 담당하는 구상을 제시했다. 이러한 유길준의 의료체계 구상은 1894년 7월 갑오개혁이 시작되면서 구체화될 수 있었다.

갑오개혁 정부는 1894년 7월 30일 새롭게 설치한 내무아문內務衙門 안에 위생국衛生局을 두었으며, 경찰이 위생 사무를 집행하게 했다. 이와 동시에 전의감이 혁파됨에 따라 전의감의 약재 관련 사무가 내의원에 통합되었고, 전염병 사무는 위생국으로 통합되었다. 위생국은 전염병 예방 사무, 의약·우두와 관련된 사무를 담당했으며, 참의參議 1명에 주사主事 2명을 두도록 했다. 기존에는 전염병 사무가 의약 및 우두사업과는 별개로 진행되었는데, 위생국 설립 이후 이러한 사무가 통합되었다. 그러나 위생국장은 지리국장地理局長이 겸직하고 있었고, 주사 발령은 한동안 나지 않은 채로 머물러 있어 새로 제정된 관제의 실제 운용이 여의치 않았음을 보여준다.

중앙정부의 위생행정은 주로 전염병 관리, 의료인 및 약품 관리에 한정되었는데, 일상적인 위생 업무는 경찰이 담당했다. 경찰제도는 1894년과 1895년 제정된 각종 관제에 의해 경찰청이 내부에서 독립하여 승격되었으며, 위생 관련 업무 역시 그 범위가 보다 명료해졌다. 그러나 이 역시 경찰의 배치가 순조롭지 못해 제대로 시행되지 못했고, 그나마 있는 인력도 치안 유지에 전력했기 때문에 위생 업무는 거의 실천될 수 없었다. 이 밖에 군무아문軍務衙門 등에 의무국醫務局 등이 설치되었고, 의무와 약제 사무 이외에 군사위생 등의 업무가 추가로 규정되었지만, 실제로는 곧바로 가동되지 못했다.

대한제국의 위생행정 운용

1897년 고종은 자주적인 독립국가를 지향하면서 대한제국을 선포했다. 대한제국은 위생의료 분야에서 작고참신酌古參新의 원칙을 표방하고, 방역에서는 서구적 대책을 채택하면서도 대민병원의 운용과 민간의료에는 한의학을 병용하는 정책을 추진했다.

갑오개혁으로 위생국이 제도적으로 규정되고 위생국장이 발령되었지만, 실제로 운용되기 시작한 것은 1898년 6월에 이르러서였다. 1899년 5월에는 위생국에 위생과와 의무과를 분과하고 위생과는 전염병·공중위생·검역·지방위생 등을 담당하게 했고, 의무과는 의사·제약사의 업무 및 약품 판매와 관리, 지방병원 사무 등을 담당하도록 했다. 이러한 체제는 1905년 2월까지 지속되었다. 위생국장에는 한결같이 한의가 임명되어 대한제국의 위생행정을 한의가 주도했음을 알 수 있다.

의학교의 설립과 운용

의학교의 설립

1896년 4월 이래로『독립신문』은 위생의료 분야의 활동과 계몽을 위해 의학교와 병원을 설립하자는 여론을 주도했다. 독립협회는 1898년 3월 최초로 만민공동회를 개최했으며, 7월 만민공동회에서는 학부대신에게 서양의학을 배울 수 있는 의학교 설립을 정식으로 건의하기에 이르렀다. 11월 지석영은 학부대신에게 의학교 설립에 관한 청의서를 제출하고 의학교 교장으로 자신을 천거했다. 대한제국은 의학교 설립안을 곧바로 수용하여 1899년 3월 「의학교관제」가 마련되었다. 이에 따르면, 의학교는 한의학과 서양의학을 모두 배우는 교육기관으로 설계되었다. 교직원은 교장 1인, 교관 3인, 서기 1인 등 5인 이하로 규정되었다. 교장에는 지석영이 임명되었고, 교관에는 한의학에 능통한 경태협, 일본에서 산학을 공부한 남순희, 그리고 서양의학을 전공한 일본인 고조 등이 임명되었다. 교직원 역시 동서의학을 병용한다는 관제 규정에 충실했다.

1899년 7월 반포된 「의학교규칙」은 의학생의 선발부터 졸업, 면허 획득까지 전 과정을 규정했다. 입학자격은 중학교 졸업생 이상으로 졸업시험에 합격해야 졸업장과 동시에 의술개업인허장을 받을 수 있었다.

의학교 졸업생의 활동

1899년 9월 4일 50명으로 개교한 의학교는 3년제로서 1902년 7월 졸업시험을 치렀는데, 시험에 통과된 사람은 19명에 불과했다. 부속병원이 1902년 8월에서야 개원했기 때문에, 의학생들은 실습을 마치고 난 1903년 1월 졸업식을 치를 수 있었다. 제1회 졸업생 19명은 1900년 10월 25일 반포된 칙령 제40호에 의해 졸업과 동시에 모두 명의상 의학교 교관으로 임명되었다. 실제로 군의 임명 전에 사망한 방한숙을 제외하

Episode

고조 해고사건

고조 바이케이는 일본 규슈 오이타현 출신으로 1883년 오이타현립의학교를 졸업했다. 1884년 2월에 의사시험에 합격하여 의술개업인허장을 받았다. 1886년 5월 일본공사관 소속 의사로 조선에 왔으며, 1903년 이후 중국에서 6년여 활동한 것을 제외하면, 1931년 사망 시까지 40여 년을 조선에서 활동했다.

1891년 일본 공사관 의사를 사직한 이후 일본 거류지 공의로 활동하다가 사립 찬화의원을 개설했고, 부설 종두의 양성소에서 81명의 종두의를 양성했다. 우두접종은 대한제국의 국책사업으로 주목받고 있었기 때문에 고조는 이 사업으로 사회적 명성도 얻었고, 대한제국의 신임을 받았다.

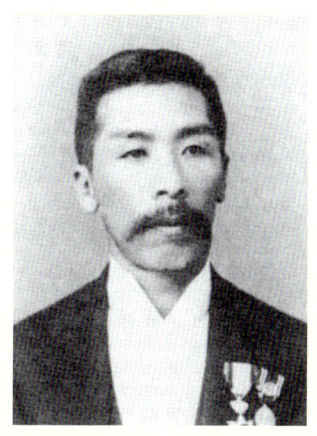

고조 바이케이 일본공사관 의사로 조선에 들어온 고조는 종두의 양성으로 명성을 얻었으며 의학교 교관으로 고빙되었다.

고조는 1899년 의학교가 설립되자 의학교 교관으로 고빙되었다. 그러나 의학교 교관으로 고빙되는 과정에서 의학적 수준이 낮다는 이유로 임용을 거부당하기도 했다. 결국 1년 계약으로 고빙이 결정되었는데, 학생들이 고조의 강의를 거부하는 사태가 발생했다. 학생들이 수업을 거부한 직접적인 발단은 해부학 수업 중 고조가 골학의 좌경과 우경을 뒤바꾼 것과 두골의 요철을 구분하지 못했다는 것이었다. 이를 빌미로 의학교 학생들은 고조의 퇴진을 요구했고, 결국 이 사건은 본인의 요청에 따라 사직하는 것으로 마무리되었다.

고 제1회 졸업생들은 18명 모두 군의로 임명되었다. 졸업생 중 김교준과 유병필은 정규교관이 되었고, 이규영과 이제규는 광제원 임시위원으로 임명되었다. 이처럼 의학교 졸업생들은 의학교 교관, 군의관, 광제원 위원 등으로 활동했다. 1904년 7월 제2회 졸업생은 12명이었고, 제3회 졸업생은 4명이었는데, 1907년 1월에서야 배출되었다. 1907년 통감부가 대한의원을 설립하면서 의학교는 폐지되고 대한의원 의육부로 재편되었으며, 일본인이 장악한 의학교육기관으로 변질되었다.

Episode

한국 최초의 여의사, 박에스더

박에스더(1876~1910)의 본명은 김점동으로 부친이 북감리교 선교사 아펜젤러를 도왔던 것을 계기로 이화학당에 입학하여 신학문을 배웠다. 박에스더는 기독교로 개종하여 에스더라는 세례명을 얻었다. 또 여의사인 로제타 셔우드의 통역 일을 도왔는데, 로제타 셔우드의 도움으로 최초의 간호사 양성기관인 보구녀관에서 기초의학을 공부했다. 1893년에는 독실한 기독교인 박유산과 결혼했다.

1894년 로제타 셔우드가 귀국하면서 박에스더를 동반하여 도미했다. 박에스더는 1896년 볼티모어여자의과대학(현 존스홉킨스대학교)에 입학했고, 1900년 6월에 졸업했다. 귀국 후에는 보구녀관과 평양 기홀병원 등에서 근무하고, 1910년 결핵으로 35세의 짧은 생애를 마감했다.

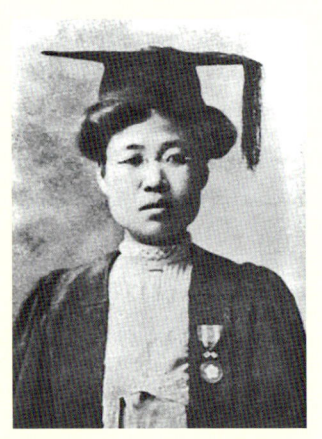

박에스더 보구녀관에서 기초의학을 배운 뒤 미국 볼티모어여자의과대학을 졸업한 박에스더는 한국 최초의 여의사이다.

한의학계의 의학교육

동서의학을 모두 가르친다는 취지로 설립된 의학교가 서양의학만 가르치자, 1904년 한의계에서도 한의학을 전문으로 가르치는 관립 대한의학교大韓醫學校의 설립을 청원했다. 1906년 고종 황제의 적극적인 후원에 힘입어 종로구 당주동에 위치한 내섬사內贍寺에 교사를 확보하고 사립 동제의학교同濟醫學校를 설립하기에 이르렀다. 동제의학교는 한의사 양성을 목표로 한다는 점에서는 대한의학교의 설립 취지와 같았으나 모든 동포를 구한다는 동제의 의미에는 여성교육의 진흥, 국권회복과 같은 보다 진일보한 속뜻을 담고 있었다. 동제의학교는 짧은 기간 운영되었지만, 한의학 교육기관이 서양식 교육기관의 제도적 틀을 수용하고 서양의학 등을 포함한 기초과학을 적극적으로 수렴하면서 새로운 시대에 적극적으로 대응해나갔던 일면을 잘 보여준 사례라고 할 수 있다.

내부병원 및 광제원의 설립

내부병원의 설립

1899년 6월 내부가 직할하는 병원이 설립되었는데, 보통 내부병원內部病院으로 불렸다. 내부병원의 업무는 질병 구료뿐만 아니라 소아 종두, 각종 가축의 질병 검사, 약품 매약의 관리·검사, 각종 약료의 검사와 제약법·화약법의 교육 등이었다. 의료진은 의사醫師 15명, 기사技師 1명, 약제사藥劑師 1명 등으로 구성되도록 했다. 실제 의사는 종두의 10명, 한방 내과의사 2명, 외과의 1명, 소아의 1명, 침의 1명 등이었는데, 모두 한의사였으며 전의를 겸직했다.

　내부병원은 서양의학 위주의 의학교부속병원과는 달리 한의가 주축이었으며, 한약과 양약 치료가 병용되었다. 1899년 6월 초까지 양약 치료를 받은 환자가 515명이고, 한약 치료를 받은 환자가 230명이었다. 1899년 6월부터 12월까지 총 8,197명을 진료했는데, 양약 시술을 받은 환자가 4,755명, 한약 시술을 받은 환자가 3,436명이었다. 환자들은 대체로 감옥 환자, 전염병 환자, 빈민 환자 등이 주축을 이뤘다. 내부병원은 일반 환자들을 위한 입원실을 만들지 않았고, 대신 활인서처럼 전염병 환자를 대상으로 한 피병원避病院만을 설치했다. 이처럼 큰 전염병이 없는 평시에 내부병원의 역할은 전통적인 왕도정치사상에 입각한 구료병원과 다를 바 없었다.

광제원의 설립과 활동

　1900년 7월 28일 내부병원은 보시원普施院으로 바뀌었고, 1900년 8월 3일 다시 광제원廣濟院으로 바뀌었다. 광제원으로 바뀌면서 실질적으로 커다란 변화는 없었지만 약간의 기구정비를 통해 종두사업을 독립시키고 구제기관의 성격을 강화했다. 우선 위생국의 종두소, 내부병원 종두과로 나뉜 종두사업을 통합하여 한성종두사를 설립하고 광제원에 배치된 10명의 종두의사를 제외하고, 한방 내과의사와 외과의사의 수를 증원했다.

　1902년 여름 전국적으로 콜레라가 유행하면서, 광제원에서는 다수의 임시 방역위원을 임명하여 각 지방에 파견했다. 9월 중순부터 10월 초까지 보름 동안 유행지역에 방역위원을 파견했고, 10월 8일부터는 상시적인 사무위원을 발령하여 한 달 동안 912명이 임명되었다. 이는 13도

330군에 각 군당 3명씩 파견한 것으로 각 군 단위까지 방역을 책임지겠다는 대한제국의 의도가 담긴 것이었다.

한말 근대적 의료체계가 구축되기 시작한 것은 갑오개혁 때였고, 국가 위생의료체계하에서 양적·질적 인구 관리를 본격화했던 병원이 등장한 것은 대한제국기의 내부병원(광제원)이 처음이었다고 할 수 있다. 광제원은 한방병원으로서 한방과 양방을 병용하고자 했던 대한제국의 정체성을 그대로 드러내고 있었다.

대한적십자병원의 창설

대한제국은 1902년 스위스 제네바에서 열린 적십자 관련 회의에 관료를 파견했고, 1905년 7월에는 적십자병원을 창설하기에 이르렀다. 고종 황제는 조칙에 "작고참금酌古參今하고 열국의 법제를 참고해서 대한국 적

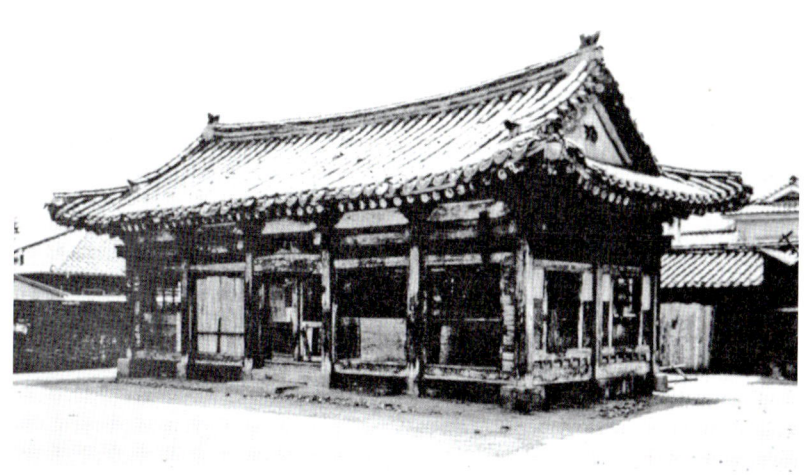

대한적십자병원 고종 황제는 대한제국의 주체성을 확인하고, 그 역량을 과시하고자 1905년 대한적십자병원을 창설했다.

십자병원을 세우니"라고 했다. 여기서 작고는 '옛 것을 따른다'는 뜻으로 기존의 혜민서·활인서의 전통을 잇는다는 뜻이고, 참금은 '오늘을 참고한다'는 뜻으로 적십자정신이라는 국제 외교의 정신을 계승하겠다는 의지의 표명이었다. 이미 구료병원인 광제원이 있었지만, 러일전쟁 이후 일본이 광제원에 깊이 개입하면서 고종 황제는 적십자병원을 창설하여 국제사회에 대한제국의 주체성을 보이고 역량을 과시하고자 했다.

1905년 10월 반포된 「대한적십자사규칙」에 따르면, 이 병원의 명칭은 대한적십자병원이라고 했고, 설립자는 황제 자신이었으며, 빈곤한 상병자와 천재지변이나 사변에 따른 피해자 구료가 설립 목적이었다. 구료 환자는 반드시 대한적십자사에서 발행한 구호표를 휴대한 경우에만 진료 수혜가 가능했으며, 일반 환자는 진찰료 등을 미리 냈을 때만 이용이 가능했다. 대한적십자병원은 황실 직속 기관이라는 점 이외에 규정상 병원조직이 간호, 교육, 사무 등으로 구성되어 적십자 사업을 추진할 계획이었다. 그러나 을사조약으로 외교권을 상실하면서 사실상 일본의 영향을 받지 않을 수 없었다.

의사단체의 결성과 의사독립운동

의사연구회 조직

개항 이후 성립된 의사단체로는 1905년 경성의사회, 1908년 계림의사회, 1908년 의사연구회 등이 있다. 이 중 경성의사회와 계림의사회는 일본인이 중심이 된 의사단체였다. 의사연구회는 이 일본인 중심의 의사조직에 대항하기 위해 만든 한국인 서양의사단체였다. 1909년 10월 21일에는 최초의 한의사단체인 대한의사총합소가 성립되었는데, 총재에는 왕족인 영선군 이준용(李埈鎔)을, 부총재에는 전 학부대신 이재곤(李載崑)을 추대하는 등 명망가들을 영입하여 단체를 구성했다.

의사연구회에 관한 소식은 1908년 5월 신문지상에 오르내리기 시작했는데, 같은 해 11월 회장에 김익남, 부회장에 안상호, 총무에 유병필, 간사에 최국현·장기무 등이 선출되었다. 김익남과 안상호는 도쿄 자혜의원의 학교 출신이며, 나머지 임원은 모두 의학교 출신이었다. 의사연구회는 회원의 정례 토론 활동과 의료제도 개선 활동을 전개했다. 특히 주목할 만한 것으로 1909년 4월 의사법 제정운동을 들 수 있다. 의사연구회는 "의사법의 반포가 아직 없는즉 여하한 자격이 있는 자라야 의사됨을 얻을는지 의문일뿐더러 이를 이용하여 의학상 소질이 없는 자도 의연히 의사의 명칭으로 개업하여 의술을 펼쳐 인명을 해치는 일도 있으며 그에 따라 의업이 부진한 원인이 되는 까닭"을 피력하며, 의사법의 제정을 내부에 청원했다. 회장인 김익남은 의술연구조합소라는 이름으로 내부의 승인을 받고자 했으나 좌절되었다.

한성의사회 활동

1915년 12월 1일 관립의학교 졸업생 19명을 중심으로 한성의사회가 창립되었다. 1905년 일본인들이 조직한 경성의사회에 대항하기 위한 것이었다. 안상호가 회장, 박종환이 부회장이 되었다. 세브란스 출신으로는 신필호 등이 참여했다. 경성에서 개원한 의사들의 친목·이익단체였는데, 전염병과 재해 발생시에는 무료로 진료활동을 전개했다. 1919년 콜레라 유행, 1925년 서울 수해 등이 발생했을 때의 무료진료가 대표적인 사례

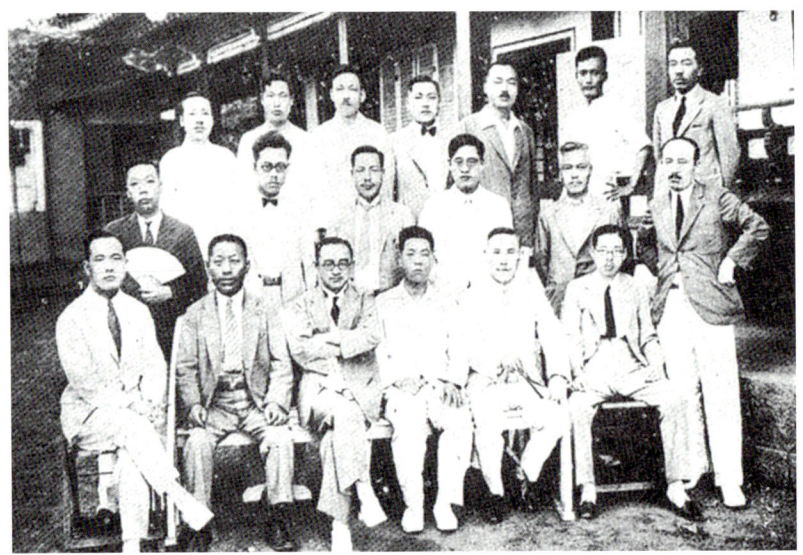

한성의사회 좌담회 기념사진(1933) 한성의사회는 일본인들이 만든 경성의사회에 대항하면서 각종 사회활동을 적극적으로 전개했다.

이다. 한성의사회의 가장 주목할 만한 활동 중의 하나는 1927년 영흥 에메틴 사건에서 조사위원을 파견하여 사건의 진상을 밝히는 데 기여한 것이다. 이를 계기로 1941년 11월, 일제는 한성의사회를 해산시켰다.

조선의사협회의 등장과 해산

한국인들이 전국적 규모로 만든 최초의 의사조직은 1930년 2월 21일 창립된 조선의사협회였다. 이 협회는 1930년 2월 21일 윤일선·이갑수 등 당시 교직에 종사하던 의학자들이 중심이 되어 세브란스연합의학전문학교(이하 세브란스의전) 강당에서 발족했다. 조선의사협회는 의사연구회와는 달리 경성제국대학(이하 경성제대) 의학부, 경성의학전문학교(이하 경성의전), 세브란스의전의 한국인 교수들이 고루 참여했고, 학술대회를 개최하는 한편 회지인 『조선의보』를 창간했다. 일제는 조선의사협회의 활동을 방해하고 해산을 종용했는데, 1939년 가을 이용설이 한국 대표 자격으로 태평양외과학회에 다녀온 것을 구실로 이 단체를 해체시켰다. 대신 일제는 1942년 조선의사회를 조직하고 주요 도시에 지부를 설립하도록 했다.

의사독립운동의 전개

일제하에서 의사들은 의사라는 신분을 활용하기도 하고, 의사라는 신분을 버리고 자연인으로 독립운동에 참여했다. 그 방식은 의료활동, 모금활동, 정치·군사활동, 사회운동, 교육운동 등 다양한 방식으로 나타났다. 한국 최초의 의사들이 출현하면서부터 의사독립운동이 시작되었다고 해도 과언이 아니다. 1908년 6월 세브란스병원의학교는 7명의 첫 졸업생들을 배출했는데, 김필순·주현측·박서양·신창희 등 대부분의 졸업생들이 독립운동에 투신했다. 이들은 만주로 망명하여 독립운동기지 건설이나 학교 설립에 참여하거나, 독립군 군의 등으로 활동했다. 의학교 출신인 김교준과 대한의원 부속의학교 출신인 김중화도 만주에 망명하여 독립운동에 참여했다.

1919년에는 경성의전과 세브란스의전 학생들이 대거 3·1운동에 참여했다. 검거된 사람수만 경성의전이 김형기·이익종·김탁원 등 30여 명, 세브란스의전이 배동석·김동수·최동 등 10여 명이었다. 이 밖에 해외유학파나 지방 출신들도 운동에 가담했다. 3·1운동 이후 상하이임시정부가 성립되고, 의사독립운동은 임시정부를 중심으로 전개되었다. 국내파 의사들이 중국에 망명하여 임시정부에서 활동하거나 해외유학파들이 임시정부에 참여했다. 전자의 대표적인 사례가 세브란스의전 출신인 주현측·신현창·김창세 등과 경성의전 출신인 나창헌·신영삼·이의경 등이 있다.

후자의 대표적인 사례로는 미국에서 의사가 된 이희경·서재필, 중국에서 의사가 된 신건식·임의탁 등이 있다. 이들은 임시정부에서 다양한 직책을 맡아 독립운동에 기여했다. 이 밖에 독립군과 광복군의 군의로서 무장투쟁에 참여한 사람도 있었다. 김필순·박서양·유진동·이병훈·남상규·엄익근·왕인석·최동인·송영집·한금원 등이다. 해방 전야에는 의학도가 중심이 된 무장투쟁단체가 결성되었는데, 세브란스의전 출신의 남상갑이 1941년 흑백당을 조직하여 친일반민족행위자 암살을 모의했고, 경성제대 의학부 출신인 김종진·정성장 등이 1944년 조선민족해방협동당을 조직하기도 했다.

쟁점과 토론

한국 최초의 서양식 병원은?

　　개항 이후 일본은 개항지인 부산·인천·원산 등지를 중심으로 일본인 병원을 개설하기 시작했다. 개항지에서 활동하는 일본인들에게 의료서비스를 제공할 목적으로 일본인 군의軍醫들이 설립하게 된 것이다. 1877년 2월 일본 해군 관할하에 제생의원濟生醫院이 설립되었다. 1880년 원산에서 설립된 생생의원生生醫院은 일본 육군의 관할이었다. 1883년에는 인천과 서울에서 영사관부속의원과 일본관의원 등이 설치되었다. 이 일본식 서양병원들은 일본인의 질병 치료 및 건강 증진을 도모하고 부수적으로 식민지배의 정당성 선전이라는 제국주의 침략의 일환으로 설립된 것으로, 본격적인 서양의학의 도입과는 거리가 멀었다.

　　반면 1885년 4월 설립된 제중원은 서양 선교의사들이 주축이 되긴 했지만, 순전히 조선인을 위해 설립되었다는 점에서 일본인 병원과는 그 성격이 달랐다.

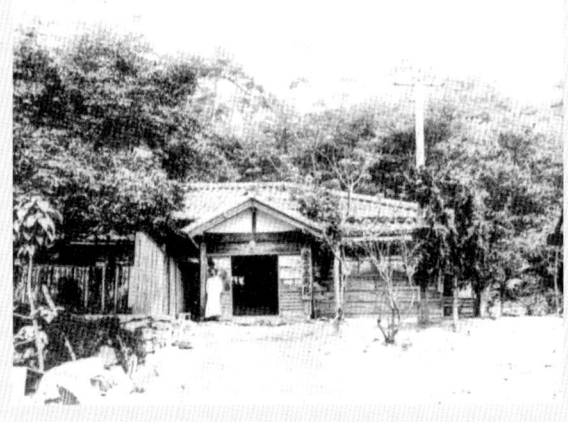

제생의원(1890년대)
일제가 자국민을 위해 설립한 서양식 병원으로, 한국의 서양의학 도입과는 거리가 멀었다.

한국 최초의 면허의사는?

1899년 대한제국이 설립한 의학교는 「의학교규칙」(1899년 7월) 제6관 제9조에서 "졸업장을 부여한 후에 내부대신이 의술개업 인허장을 부여한다"고 규정했다. 「의사규칙醫士規則」(1900년 1월 2일) 제7조는 "내외국인을 막론하고 인허장이 없는 자는 의술개업을 허하지 아니한다"고 규정하고 있다. 이에 따르면 의술개업을 하고자 한다면 반드시 오늘날의 의사면허에 해당하는 의술개업인허장을 소지해야 했다. 1903년 이후 의학교 졸업생이 배출되었음에도 불구하고 이들에게 의술개업인허장이 부여되지는 않았다. 아마도 졸업생 전원은 교관의 지위를 얻었고, 군의관이나 검역위원 등으로 배치되었기 때문에, 정부나 졸업생 모두 의술

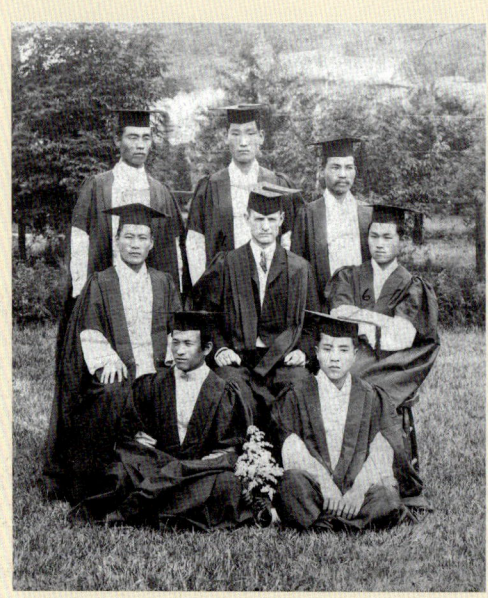

세브란스병원의학교
제1회 졸업생(1908)

쟁점과 토론

개업인허장에 대한 필요성을 느끼지 않았을 것이다.

1908년 6월 세브란스병원의학교는 제1회 졸업생 7명을 배출했는데, 이들은 모두 내부 위생국에서 의술개업인허장을 받았다. 그 7명은 홍종은·김필순·홍석후·박서양·김희영·주현측·신창희이다. 사실 세브란스병원의학교는 통감부에 정식 등록된 의학교가 아닌 사립의학교였기 때문에, 이러한 조치는 매우 이례적이었다. 이는 공인된 자격을 인정받고자 했던 에비슨의 노력과 선교의사와 구미 제국의 환심을 사고 싶어 했던 이토 히로부미의 요구가 맞닿아서 이루어진 결과일 것이다. 결국 의학교 졸업생에게도 적용되지 않았던 「의사규칙」이 세브란스병원의학교 졸업생에게 처음 적용되었고, 그들은 오늘날의 의사면허에 해당되는 의술개업인허장을 최초로 받게 되었다. 1909년 3월 이후에는 의학교 졸업생에게도 의술개업인허장이 부여되었으며, 1913년 12월 11일까지 총 144명이 의술개업인허장을 받았다.

9

일제강점기 전기 식민지의료체계의 형성

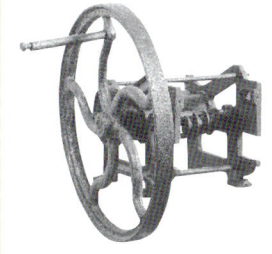

- **일제강점기 전기에는**

- 일제는 한국에 대한 식민지배를 강화해나가는 과정에서 자국민의 건강을 보호하고 식민지배의 정당성을 확보하고자 선진적 서양의학을 위주로 한 위생과 의료를 주요한 식민지배 수단으로 활용하려고 했다. 일제의 식민지의료체계는 중앙과 지방에 병원을 설립하고 확대하여 한국인을 회유할 수 있는 의료서비스를 제공하는 한편, 위생경찰을 통해 피식민지인의 신체와 일상을 규제하고 훈육을 확대해나가는 것이 핵심이었다.

식민지배의 일환으로 시작된 중앙의 대표적인 의료기관은 대한의원이었다. 대한의원은 이토 히로부미의 병원통합 구상 속에서 구체화되었고, 조선총독부의원, 경성제대 의학부 부속병원 등으로 계승되었다. 지방에서는 각 도마다 자혜의원이 설립되어 지방 거점병원의 역할을 수행했다. 식민지배가 본격화되면서 일제는 중앙정부 차원에서 각종 위생 관련 법령을 제정·공포했고, 실제 위생행정은 위생경찰을 활용하여 강압적이며 폭력적인 방식으로 운용되었다. 그리고 이러한 강압은 무속이나 한의학 등 토착의료에 대한 억압정책으로 확대되었다.

동인회의 조직과 활동

동인회 조직

동인회는 1902년 6월, "청淸·한韓 기타 아시아 제국諸國에 의학 및 그에 수반하는 기술을 보급하고, 피아 인민의 건강을 보호하고 병고病苦를 구제함에 있다"는 목적을 내걸고 도쿄에서 창립된 후, 1946년 2월 연합군 총사령부의 명령에 기초한 일본 정부의 「정당, 협회, 단체결성금지령」에 의해 강제해산되기까지 동아시아 전역에 걸쳐 활발한 의료활동을 진행했다. 그들의 주요 활동 무대는 창립기부터 중일전쟁 종결 때까지 주로 중국에 집중되어 있었다. 한국에서는 1904년 당시 동인회의 부회장이었던 사토 스스무佐藤進(1845~1921)가 육군 군의통감으로 파견된 이래, 대구(1907. 2~1910. 9), 평양(1906. 12~1910. 9), 용산(1907. 12~1923. 9) 등지에 동인의원을 건립·운영했고, 1910년 10월 한국병탄을 전후하여 동인의원이 총독부에 이양되기까지 한국에서 의료사업을 전개했다.

동인회 성격

동인회의 인적·사상적 기원은 1898년 11월 성립된 동아동문회東亞同文會에 있다. 동아동문회는 청일전쟁 이후 아시아에 대한 주도권을 획득

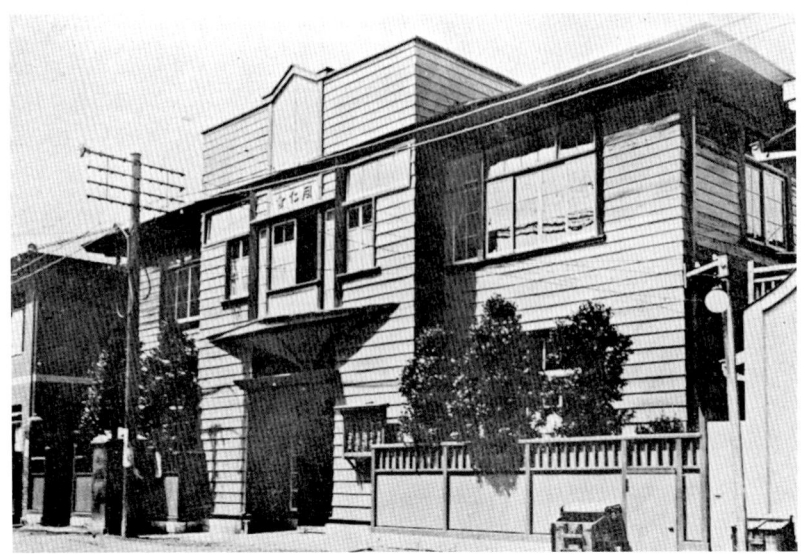

동인회 도쿄본부 동인회는 일본제국주의의 동아시아 패권을 보조하는 기구로 변질되었고, 1946년 연합군이 강제해산했다.

한 일본이 서양과 경쟁하기 위해 한·중·일의 동맹을 부르짖으며 일본 중심의 아시아주의를 제창하던 시기에 나타난 대표적인 아시아주의 선도 집단이었다. 동아동문회의 고노에 아쓰마로近衛篤麿(1863~1904)와 나가오카 모리요시長岡護美(1842~1906) 등이 동인회의 창립을 주도했다. 동인회 회장은 오쿠마 시게노부大隈重信(1838~1922), 우치다 고사이內田康哉(1851~1936) 등 정계의 실세들이 차지했다.

정부보조금이 확대되면서 일제의 군사침략 방침을 따라 병원을 설립했으며, 1937년 중일전쟁이 발발하면서 병원은 기동성을 중심으로 하는 전시이동병원으로 탈바꿈하게 되었다. 1940년대에 이르면 동인회는 자신들이 시작한 활동 범위가 한국·만주·중국뿐만 아니라 방콕·싱가포르·목요도木曜島(호주 북부의 섬) 등 당시의 '대동아공영권'의 범위와 일치한다는 것을 자랑스럽게 밝혔다. 즉 그들이 주장하던 '일시동인一視同仁'의 실체가 일본이 주도하는 동아시아 패권주의였음을 확인시켰다. 이러한 동인회의 활동은 설립 초기부터 한국과 중국을 중심으로 하는 동아시아 지배전략의 일환으로 점철된 것이었으며, 지도부의 구성이나 재정구조로 볼 때 민간의 순수의료를 추구하기보다는 국가 주도의 통치전략에 부응하는 집단이었다.

동인회의 활동

1904년 2월 경부철도 설립과정에서 동인회가 철도 촉탁의를 파견한 이래로, 통감부는 조선지배를 체계화하는 과정에서 의료체계 개편을 위해 동인회와 협력관계를 유지했다. 동인회는 조선 진출을 본격화하기 위해 철도 중심지에 동인의원을 개원했는데, 1906년 12월 평양동인의원을, 1907년 2월에는 대구동인의원을 개설했다. 1907년 12월에는 용산 동인의원을 열고, 1913년 9월에 용산 철도병원으로 개칭했으며, 1926년 4월부터 철도국이 직접 운영했다.

특히 대구동인의원에는 경부철도주식회사가 기부금을 제공했으며, 대구동인의원 역시 원활한 철도운영에 협조하기로 했다. 평양동인의원과 대구동인의원은 철도국 지정병원으로 철도부상자들의 치료를 도왔다. 동인의원이 철도국과 우호적인 관계를 맺고 있었지만, 동인의원의 일차적인 설립 목적은 일본인 거류민들의 치료와 건강 보호였다. 이를 통해 동인회는 일본 본토에서 이주해온 일본인들의 안정감을 도모하고 일제의 지방경영에 협조했다. 거기에 동인회는 조선인 치료를 빌미로 대한제국 정부에서 보조금을 지원받았는데, 동인의원의 조선인 치료는 조선인을 회유하여 친일화하고 일본의 선진적 문명을 선전하는 수단이기도 했다. 이 밖에도 동인회는 광제원 개편과 대한의원 건립 등 식민지의료체계 건립을 위해 적극적으로 참여했으며, 의사교육도 실시하여 평양에서는 졸업생을 배출하기도 했다. 동인의원은 1910년 조선총독부 설립으로 식민통치가 본격화되자 관립 자혜의원으로 이관되고 평양과 대구의 동인의원은 해산되었다.

대한의원과 식민지의료체계의 확립

광제원 개편

통감부는 경무고문부 설치 이후 위생과를 경무국으로 귀속시켰고, 지방국 위생국이 관할하던 광제원은 경무고문부 산하로 편입되었다. 경무고문부는 종래 빈민이나 죄수들을 치료하던 구료기관이었던 광제원을 전반적인 위생업무를 담당하는 중앙 의료기관으로 개편하려고 했다.

광제원 개편을 추진한 사람은 동인회에서 파견한 사사키 요모시佐佐木四方支였다. 사사키의 개편안은 광제원을 서양의학기관으로 개편하는 것이었고, 이를 위해 우선 광제원 소속 한의사들을 면직시키고자 했다. 그리하여 조선 정부에 청원을 제기했으나 받아들여지지 않자, 1906년 3월 광제원 소속 한의사들에 대한 시험을 실시하고, 시험 낙제를 빌미로 한의사들을 면직시켰다. 아울러 종래 한약소·양약소·종두소로 나뉘었던 조직을 서양의학 분과 기준으로 내과·외과·안과·이비인후과·부인과 등으로 나누고, 일본인 의사 4명, 약제사 1명을 새롭게 고용했다. 광제원 개편이 본격화되는 가운데, 이토 히로부미는 광제원의 확대 개편보다는 적십자사병원을 새 중앙 의료기관으로 확장한다는 구상을 제시했다.

대한의원 설립

1906년 3월 이토 히로부미는 통감부의 초대 통감으로 부임하면서 의료 분야 현안으로 병원통합을 지시했다. 궁내부 소속 적십자사병원, 내부 소속 광제원, 학부 소속 의학교부속병원을 비교적 완전한 규모를 갖춘 하나의 병원으로 통합한다는 것이었다. 적십자사병원은 상대적으로 규모도 크고 한국인이 많아 그 자체를 장악할 필요성이 있었다. 그래서 처음에는 적십자사병원을 중심으로 통합할 계획이었다. 그러나 이토 히로부미의 계획은 대한제국을 상징하는 적십자사병원을 활용하기보다는 새로운 기관을 설립하여 통감부 중심으로 위생의료체계를 재편하는 방향으로 선회했다.

이토 히로부미는 병원 통합 사무를 위해 동인회 부회장이자 육군 군의 총감인 사토 스스무佐藤進(1845~1921)를 불러들여 병원 조직과 건립에 관한 실무를 지휘하도록 했다. 1906년 7월 경성에 도착한 사토 스스무는 광제원 원장 사사키 요모시를 비롯한 일본인 7명으로 대한의원 창설위원회를 조직하여, '치료, 의사교육 및 위생행정의 집행'을 맡게 될 병원을 건립했으며, 이 위원회가 예산 책정, 부지 설정, 관제 작성 등 일체의 사무를 준비했다. 그리고 이토 히로부미가 직접 그 병원의 이름을 대한의원이라고 지었다.

대한의원 관제의 반포과정

1907년 4월 25일 발표된 「대한의원 관제大韓醫院 官制」(칙령 제9호)에 따르면, 대한의원은 의정부에 직속되고, 내부대신이 원장을 겸임하며, 병원에 치료부治療部·교육부敎育部·위생부衛生部를 두었다. 그중에서 교육부는 의사·약제사·산파·간호부 양성과 교과서 편찬을 담당하고, 위생부는 경무국 위생과가 담당하던 업무를 이관한 것인데, 사실상 대한의원이 위생행정의 중추기관이 되었음을 의미한다.

그러나 1년이 채 되지 않은 시점인 1908년 1월 30일에 발표된 「대한의원 관제」(칙령 제73호)에 따르면, 의정부 직속에서 내부 소관으로 한 등급 낮아졌고, 원장은 내부대신의 지휘를 받도록 했다. 새로운 관제의 시행과 함께 대한의원 창립위원장이었던 사토 스스무가 원장으로 취임하고, 부원장 및 주요 직책에 일본인이 임용되었다. 대체로 고위직에는 일본인이, 하위직에는 한국인이 임용되었다. 병원에 치료부·의육부·위생시험부를 두었는데, 위생행정 업무는 다시 내부 위생국 소관으로 이관되었다.

통감부는 초기에 통합의 기치를 내걸어 일본인 위주로 위생조직을 재편하면서 위생행정을 장악하고자 했는데, 일본인이 대한제국의 관리가 될 수 있는 길이 열리면서 굳이 편법적 형태를 지속시킬 필요가 없어졌다. 이로 인해 이토 히로부미는 편법적 형태의 강력한 병원구상을 대신하여 치료와 교육 위주의 병원으로 대체한 것이다. 이처럼 광제원을 시작으로 제국주의 위생의료체계를 구축하기 위한 일제의 포석은 대한의원의 성립으로 일단락되었다.

대한의원의 진료실적

기존 의료기관과 달리 최고 수준의 설비를 갖춘 대한의원은 한국인을 치료하겠다는 설립 목표를 표방했다. 최고 수준의 설비를 갖추기 위해 건축비와 설비비로 40만 원이 투입되었다. 이는 주요 병원의 1년 경상비 총액의 10배에 달하는 막대한 자금이었다. 비용 역시 차관 형식으로 빌린 빚으로 충당했다. 대한의원의 경상비 규모는 광제원·의학교부속병원·적

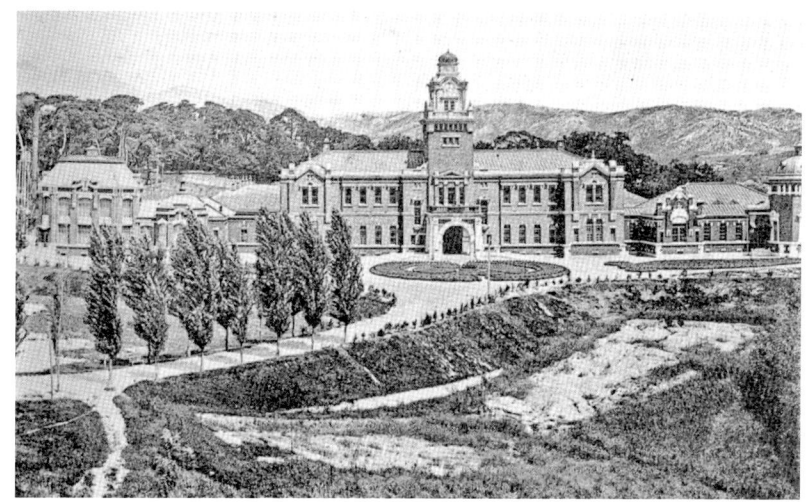

조선총독부의원 1908년 이토 히로부미가 설립한 대한의원은 1910년 조선총독부의원으로 변경되었고, 부속의학교는 부속의학강습소로 격하되었다.

십자사병원 등의 전체 경상비의 3배를 상회하는 규모였다. 전체 예산의 1/3을 진료비 수입에 의존할 정도로 진료비가 상당히 비쌌다.

대한의원의 환자 구성을 보면, 일본인 환자가 한국인보다 더 많은 비중을 차지했다. 양적으로 크게 차이가 나지는 않지만, 당시 인구 대 이용자 수로 따지면, 1910년 경기도 거주 일본인 5만 4,760명, 조선인 136만 3,089명 대비 일본인은 거주자의 18.9%, 한국인은 거주자의 0.5%만이 대한의원을 이용했다. 이와 같이 한국인의 병원 접근성은 현저하게 낮았다. 물론 시료환자의 경우는 무료로 진료를 받을 수 있었다. 1910년 한국인 환자의 44%는 시료환자였다. 그렇다고 해서 아무나 시료환자가 될 수 있는 것은 아니었다. 시료환자를 희망할 경우, 경찰서나 민단역소民團役所에서 증명서를 받아서 대한의원에 청구해야 했다. 일종의 자격심사를 거쳤던 것이다. 또 '황은皇恩'에 감사하는 일종의 감상문을 제출해야 했다. 게다가 시료환자들은 별도 취급을 받았는데, 시료병동은

본관이 아닌 의학교 안에 위치하여 일반 환자와 동등하게 취급되지 않았고, 온돌로 된 병동에서 묵었다. 대한의원은 1910년 한국병합 이후 조선총독부의원으로 변경되었고, 1928년부터는 경성제대 의학부 부속병원으로 계승되었다.

자혜의원의 설립

경성에서 대한의원이 담당했던 역할을 지방에서는 자혜의원이 담당했다. 자혜의원의 주 목적은 지방거주민들의 진료였지만, 각 지방의 관립 의료기관으로서 공의 및 일반 개업의들을 지도하는 역할을 담당하는 동시에 위생상 중추기관으로서 역할을 부여받았다. 자혜의원은 산파 양성, 의생 지도 등 의학교육에서도 중요한 역할을 담당했는데, 군의들이 원장을 비롯한 핵심적인 역할을 담당했다. 반면 군의들은 외과 경험이 풍부한 반면, 내과·소아와·부인과 등에는 취약한 한계도 있었다. 또 자혜의원에 군

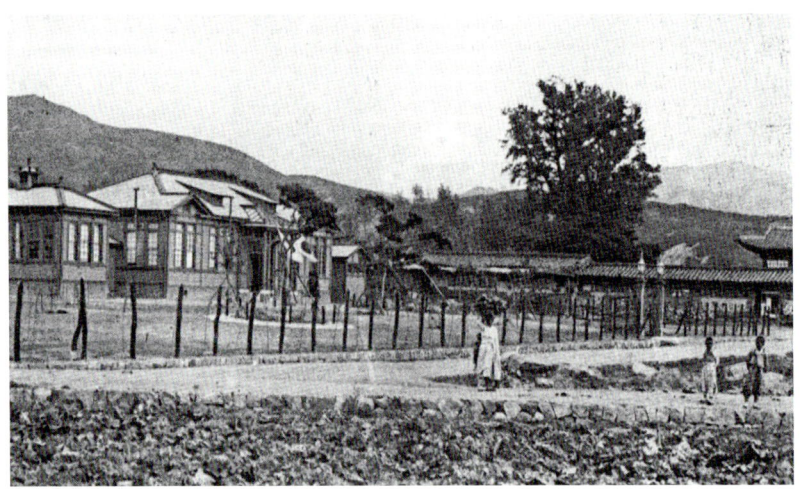

청주 자혜의원 주요 도시를 중심으로 자혜의원이 개설되었다. 1909년 당시의 모습이다.

도립의원 연대별·지역별 설치현황

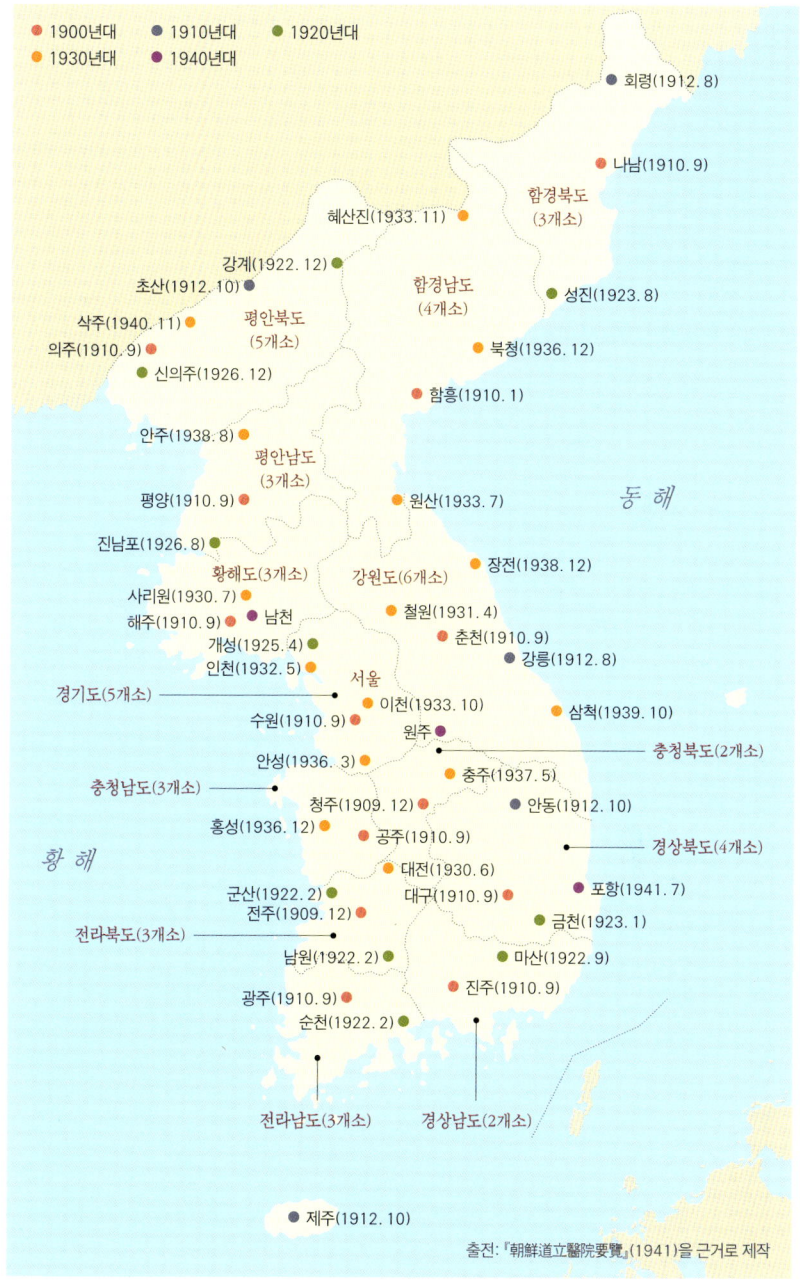

출전: 『朝鮮道立醫院要覽』(1941)을 근거로 제작

도립의원 환자 중 시료환자 비율(1910~1917)

(단위: 명)

연도		1910	1911	1912	1913	1914	1915	1916	1917
환자	수가환자	10,461	40,534	94,446	80,541	92,024	96,385	376,558	404,115
	시료환자	52,723	166,101	187,161	276,565	291,982	336,755	575,543	657,756
	계	63,184	206,635	281,607	357,106	384,006	433,140	952,101	1,061,871
총 환자 대비 시료환자 비율		83.4%	80.3%	66.4%	77.4%	76.0%	77.7%	60.4%	61.9%

출전: 『朝鮮總督府施政年報』(1910~1917)

도립의원 환자 중 시료환자 비율(1928~1940)

(단위: 명)

연도		1928	1932	1933	1934	1935
환자	수가환자	862,272	1,095,517	1,236,729	1,340,211	1,459,039
	시료환자	143,854	192,426	188,996	185,857	227,010
	계	1,006,126	1,287,943	1,425,725	1,526,068	1,686,049
총 환자 대비 시료환자 비율		14.3%	14.9%	13.3%	12.2%	13.5%

연도		1936	1937	1938	1939	1940
환자	수가환자	1,574,475	1,768,669	1,866,122	2,009,855	2,210,538
	시료환자	184,347	158,475	131,442	112,301	86,193
	계	1,758,822	1,997,546	2,122,136	2,122,136	2,296,731
총 환자 대비 시료환자 비율		10.5%	8.2%	6.6%	5.3%	3.6%

출전: 『朝鮮道立醫院要覽』(1941)

도립의원 직원 수

(단위: 명)

직위	일본인		한국인		직위	일본인		한국인	
	1921	1930	1921	1930		1921	1930	1921	1930
원장	23	30	0	0	서기	34	42	0	0
의관	32	73	0	3	약제사	22	33	0	0
교관	3	2	0	0	간호부장	2	5	0	0
사무관	2	2	0	0	조수	0	0	0	2
약제관	2	2	0	0	촉탁	11	22	5	12
의원	37	45	14	37	총계	168	256	19	54

출전: 『數字朝鮮研究』제4집, 1933

의들이 대거 기용된 반면, 통감부시기 적극적인 역할을 담당해온 동인회가 배제되었을 뿐만 아니라, 대구·평양의 동인의원은 폐쇄되고 자혜의원으로 대체되었다. 통감부의 의료정책을 지원해온 동인회가 총독부시기에는 불필요한 존재로 전락하고 말았다. 자혜의원에서 동인회를 배제한 것은 식민 초기 경찰, 군대 위주의 의료체계를 구축하려는 조선총독부의 의지를 반영한 것이었다.

자혜의원은 1909년 9월 청주와 전주에서 건립되기 시작하여 1910년 13곳으로 늘어났다. 전국 각 도에 1곳씩 자혜의원이 설치된 것이다. 1937년에는 41곳, 1942년에는 46곳으로 확대되었다. 처음에는 조선총독부가 직접 운영했지만, 1925년부터는 도립의원으로 변경하여 도 지방비로 운영하도록 했다. 의료진 역시 군의에서 민간 의사로 대체되었고, 무료로 진료를 받았던 시료환자의 비율은 1910년대에 60~80%에 육박했었는데, 1928년에는 14%, 1940년에는 3.6%로 대폭 축소되었다.

공의의 지방 배치

자혜의원이 지방에 배치되면서 관립병원이 전국적으로 확대되는 결과를 얻었지만, 도청소재지나 군청소재지 등 일부 지역에 한정되었다. 의료 서비스도 일부 중소 도시에만 한정될 수밖에 없었다. 공의제도는 원래 타이완에서 지방의 아편정책과 공중위생 사무를 추진하면서 도입된 제도로, 지방에 거주하는 일본 식민이주자들의 건강과 위생을 보호하는 것이 일차적인 목표였으며, 부차적으로 의료 소외 지역에도 의료 혜택을 확대하기 위해 고안된 제도였다. 지방의 의료 수요를 충족시키기 위해 1914년 4월 1일 137명의 공의를 선발했다. 1923년에는 228명으로 늘었다. 예산 부족으로 1931년 183명으로 줄었다가 1940년 463명으로 증가했다.

공의의 주요 업무는 지방의 의료 수요를 충족시키고, 공중위생 등 지방의 위생 사무 전반을 담당하는 일이었다. 방역 및 각종 위생 사무에서 위생경찰과 더불어 공의, 위생과 직원 등이 한조를 이루며 활동하는 경우가 많았다. 공의에게는 일정한 수당이 제공되었지만, 일반 개업의에 비해서는 급여가 낮았다. 게다가 기존에 경찰의에게 제공되었던 기기·약품·관사 등도 제공되지 않았다. 다만 빈민 환자 치료에 사용된 약품 비용만 지방비에서 지급받았다. 공의는 총독부가 임용한 관리였지만 사실상 개업의로서 지방의 위생 사무를 보조하는 존재였다.

공의는 처음에는 일본인들로만 구성되었지만, 1915년 7월부터는 조선인들로 대체되기 시작했다. 공의로 채용된 의사들은 정규 의과대학 출신자들보다는 의사시험 합격자들이 다수를 차지했다. 아무래도 근무조건이 열악하다 보니 상대적으로 좋은 조건에 취직할 수 있는 정규 의과대학 출신자들은 공의를 기피했다. 게다가 조선인 의사 수가 증가하면서 공의에 진출하는 조선인들도 많아졌다. 조선인들은 조선인 환자를 치료하는 데도 유리한 점이 있었고, 일본인들의 기피를 대체하는 효과가 있어서 그 수가 점차 많아지는 추세였다. 아울러 조선인 공의들이 많아지면서 의학전문학교 출신자들의 비중도 점차 높아졌다.

순화원과 전염병 관리

1907년 콜레라 유행에 대처하는 과정에서 통감부가 조직한 한성위생회는 한성 지역의 전염병을 관리하고 청결사업을 관장했다. 이는 통감부가 위생활동을 관장하기 위해 조직한 최초의 단체였다. 1909년 콜레라가 재차 유행하면서 종로구 옥인동 지역 순화방에 임시 피병원 시설을 운영했는데, 한성위생회는 1909년 12월 이를 재건축하기로 결의했다. 피병원

Episode

해남·영흥 에메틴 주사 중독사건

1927년 3월 1일부터 19일 동안 함경남도 경찰부 위생과는 위생경찰과 공의를 동원하여 영흥 지역 청장년 104명에게 폐흡충증 치료를 위한 에메틴 주사를 실시했다. 주사를 맞은 사람 중에서 6명이 사망하자 조선총독부는 갑작스런 한파로 인해 감기가 유행하면서 에메틴 주사를 맞은 환자 중에서 급성폐렴이 발병하여 사망에 이른 것이라고 발표하고 서둘러 이 사건을 종결시키려고 했다.

같은 해 3월 5일부터 20일까지 전라남도 해남군에서도 48명에게 에메틴 주사를 실시했고, 이 중에서 6명이 사망하는 사건이 발생했다. 일제는 이 사건 역시 폐렴으로 인해 사망한 것으로 발표했다. 이 사건에 맞서 각지 시민단체들이 진실 규명에 앞장서고, 한성의사회가 직접 나서서 사건을 규명한 결과 중독에 의해 사망했다는 사실을 밝혀내기도 했다. 그러나 검찰의 미온적인 대응과 일제의 언론통제 속에서 사건의 진상과 추가적인 피해사례는 밝혀낼 수 없었다. 이 사건은 직접적으로는 폐흡충증이라는 지방병을 억제하기 위한 일제의 관리와 통제의 실패, 지방당국의 성급한 실험과 강제, 그리고 조선인의 인권에 대한 경시풍조 등에서 비롯한 것이었다. 에메틴의 중독 위험성 때문에, 본국 일본에서는 거의 사용되지 않았던 에메틴 주사는 일본 제국주의의 팽창을 위한 식민지 의학지식 필요성 때문에 조선 땅에서 실시되었던 것이다.

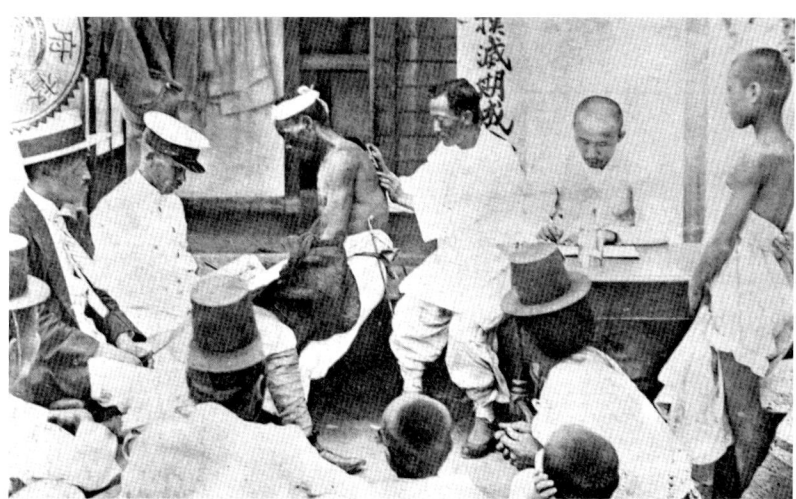

폐흡충증 치료를 위한 에메틴 주사 장면(1927)

이름은 소재지의 명칭을 따라 순화원이라고 했으며, 1910년 9월 공사를 시작하여, 1911년 8월 개원했다.

  순화원의 설치 목적은 경성부 내에 발생한 법정전염병 환자를 수용해 치료하는 것이었다. 병상은 1930년대 중반까지 300병상 규모였으며, 의료진은 의사 5명, 간호부 25명 등으로 구성되었다. 순화원의 열악한 시설과 강압적인 태도 때문에 민족적인 반감을 불러일으키기도 했다. 환자들의 열망을 반영하여 순화원은 한방부를 설치하여 한약 치료를 실시했다. 1930년대 전후 법정전염병 환자 수가 줄어들고 결핵 환자가 늘어감에 따라, 경성부 위생과는 순화원을 결핵요양소 시설로 전환하려고 했다. 실제로 해방 이후 순화원은 결핵전문병원으로 전환되었다.

위생경찰의 활동

조선 위생경찰의 기원

  조선에서 위생경찰에 대한 관념이 태동한 때는 1880년대로 거슬러 올라간다. 1882년 김옥균은 도시위생을 다룬 『치도약론』에서 거리의 요충지에 치도국을 설치하고 한성부 판윤에 맞먹는 대관을 두어야 하며, 오물 처리와 도로 정비를 감독할 순검巡檢을 설치할 것을 제안한 바 있다. 이 순검이 위생경찰에 해당한다고 할 수 있다.

  위생경찰이 본격적인 제도로 도입된 것은 1894년 갑오개혁 정부에 의해서였다. 6월 28일 내무아문 안에 위생국이 설치되었으며, 위생국은 전염병 예방 사무, 의약 등의 업무를 담당했다. 7월 14일에는 근대적 경찰제도로 경무청이 설립되었다. 1895년에는 관제개혁을 통해 위생국 담당사무가 더욱 구체화되었고, 공중위생 사무를 담당할 위생과와 일반의약 업무를 담당할 의무과로 세분되었다. 위생국의 설치가 상징적인 의미에서 위생 업무를 총괄한 기구라면, 경찰(위생경찰)은 실무적인 차원에서 위생 업무를 담당했다. 위생경찰은 경무청 소속이었으며, 경무청이 전염병 예방·소독·검역·종두·음식물·음수·의약·가축·도장·묘지 등의 위생 및 의약 업무를 실제 집행하도록 했다.

1895년 콜레라 유행으로 조선 정부는 실제상황에 직면했는데, 조선 정부는 각종 방역 법규를 제정했으며, 중앙에 방역위원회를 설치했고, 지방에는 지방관이 방역 업무를 조정·관리하고 실무는 총순總巡·순검巡檢 등 경찰이 담당하게 했다. 방역위원회는 서양인과 일본인 의사들이 주로 참여했고, 방역위원장은 경찰의 면직 권리까지 포함하고 있었다.

통감부시기의 위생경찰

1905년 일제는 조선의 외교권을 박탈하고 통감부를 설치했으며, 경찰제도의 정비를 위해 경무고문부를 설치했다. 경무고문부는 기존 경무국에 중앙의 위생 사무를 관할하는 위생과를 신설했는데, 위생 관련 분야를 경찰 소관으로 귀속시켰다. 경찰은 방역과 검역 업무를 수행했고, 위생경찰의 활동은 민간의 감독을 받았다. 1905년 통감부는 경찰 책임하에 강제성을 지닌 위생경찰로 변화시켰다. 위생경찰의 제도화를 촉진한 중요한 계기는 콜레라의 유행이었다. 1907년 9월 콜레라가 유행하자 10월 황태자의 방한을 맞아 통감부는 방역에 전력을 다했다. 이 과정에서 일본군과 경찰이 방역의 중심에 서게 되었고, 군대 및 경찰 위주의 위생 업무는 콜레라가 진정된 이후에도 그대로 유지되었다.

1908년 대한제국의 중앙행정기구인 내부에는 경무국·위생국·지방국·토목국 등이 있었다. 위생국은 보건과와 의무과로 구성되고, 국장은 조선인이지만 실무는 일본인들이 담당하고 있었다. 1908년 7월 내부 위생국은 위생 업무를 경시청에 인계했다. 지방에서는 1902년 지방관제 실시 이후 도 관찰사가 담당했지만, 1908년 지방관제 개정으로 경찰부가 위생 사무를 담당했다. 이처럼 대한제국시기까지 위생경찰은 일반 행정을 담당하는 중앙기구와 병존하다가, 통감부의 고문경찰 도입으로 점차 한국 정부의 위생국 기능이 약화되고, 위생경찰이 지배하는 양상으로 바뀌어 갔다.

헌병경찰기의 위생경찰

일제하 조선 경찰의 특성에 따라 1910년대 헌병경찰기, 1920~1930년대 보통경찰기, 1940년대 전시경찰기로 구분할 수 있다. 데라우치 마사타케寺內正毅(1852~1919) 총독이 주차군 헌병대장에게 경무총감을 겸임하게 함에 따라 헌병대가 경찰권을 접수했다. 총독 산하에 경무총감부가 있고, 각 도지사 산하 경무부가 있었는데, 서무과·고등경찰과·경무과·보안과·위생과로 구성되었다. 각 도 경무부에는 헌병좌관이 경무부장에 임명되어 헌병이 치안의 최고책임자로서 경찰과 헌병 두 조직을 일원적으로 관리했다.

또 중앙의 위생사무는 내무부 지방국 위생과가 담당하도록 했는데, 경무총감부 위생과와의 업무 충돌을 우려하여 1911년 4월 내무부 지방국 위생과를 폐지했다. 1912년 4월에는 검역을 포함한 위생행정 사무가 경무총감부로 통합되었고, 1919년 전염병예방령 개정에 따라 검역 사무는 도지사에게 이관되었다. 1915년 3월 경성의 경찰 및 위생 업무가 경기도 경무부로 이관됨에 따라 경무총감부 위생과가 각 도의 위생경찰 사무와 위생 사무를 지휘하는 체계가 형성되었다. 1910년대 위생 사무의 특징 중 하나는 헌병과 경찰 및 사무인력 이외에 위생행정을 보조하는 기사와 촉탁을 두었다는 점이다. 특히 1910년대 초 경무총감부 위생과 기사들은 모두가 페스트균 검사에 종사했던 전문인력들이었다.

헌병경찰기의 경찰은 군사·치안 업무 이외에 행정권·사법권까지 장악했고, 주민들의 일상생활에 대한 광범위한 통제와 개입이 가능했다. 특히 경찰은 1910년 12월「범죄즉결령」에 의거해 즉결처분권을 가지고 있어 정식재판을 거치지 않고 말단 경찰의 판단만으로 즉결처분이 가능했다. 또한 1912년 3월에는「조선태형령」을 추가하여, 1920년 폐지될 때까지 경범죄에 한해서 일일 최대 30대까지 합법적인 폭력을 가할 수 있었다. 이와 같은 즉결처분권과 태형권은 일본에는 존재하지 않는, 식민지 경찰의 특권이기도 했다.

보통경찰기의 위생경찰

3·1운동 이후 일제는 대대적인 행정개혁을 단행했는데, 총독부 산하 4부(내무부·탁지부·농상공부·사법부)와 총독관방 3국(총무국·토목국·철도국)를 6국 3부(내무국·재무국·식산국·법무국·학무국·경무국·서무부·토목부·철도부)로 개편했다. 이른바 문화통치로 전환한 것인데, 헌병경찰제도를 폐지하고 보통경찰제도로 전환했다. 헌병은 국경지대로 이동시키고, 헌병보는 경찰로 재편하고, 일본인 경찰관을 다수 충원했다. 경무국은 경무과·고등경찰과·보안과·위생과 등 4과 체제로 개편되었다. 문화통치를 표방했지만, 위생행정과 위생경찰은 여전히 경찰체제에 종속되어 있었다. 위생과를 독립시키려는 논의가 있었지만, 예산 문제와

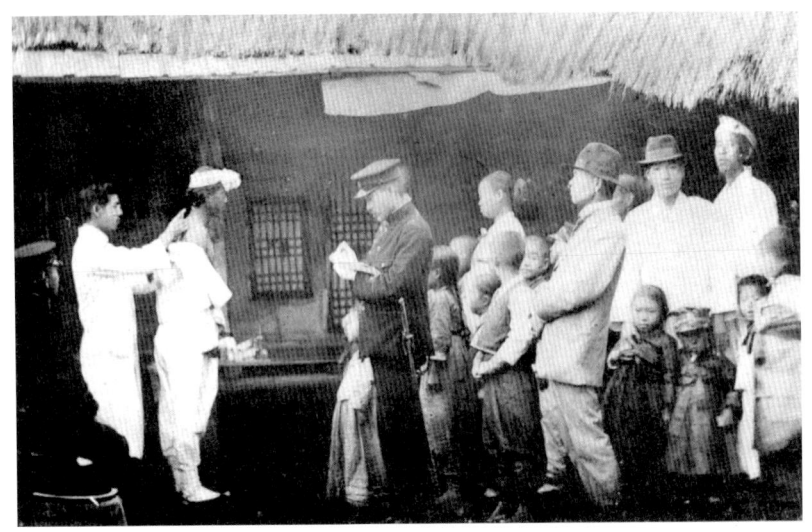

보통경찰기의 위생경찰 1920년 군산에서 위생경찰과 공의가 콜레라 예방접종을 하고 있는 장면이다.

1919~1920년 콜레라 유행으로 좌절되었다. 콜레라 방역과정에서 위생경찰은 검병 호구조사, 검역, 교통 차단, 환자 격리와 함께 시체 화장과 암매장 환자를 찾아내는 일에 동원되었다.

  1919년의 개혁은 지방 위생경찰에서도 진행되었다. 지방제도의 개편을 통해 도 경무부장이 가졌던 위생사무 처리 권한이 도지사에게 이관되었다. 아울러 위생과 과장은 원칙적으로 의사들로 임용되었다. 재정 등의 사유로 위생 사무 권한이 도지사에게 이관되었지만, 실제 위생사무는 경무국장의 지시와 도 경찰부장 회의에서 결정된 사항이 집행되었다. 1부·군 1경찰서, 1면 1주재소를 원칙으로 전국에 경찰제도를 확립하고 경찰서장은 경시 또는 경부가 맡고, 경부 밑에 경부보와 순사를 두었다. 1920~1930년대 경찰 수는 2만여 명으로 조선인과 일본인의 비율이 1:1.5의 비율이었다. 이것은 1910년대 조선인과 일본인의 비율이 2:1이었던 것과는 대조적이다. 고급간부일수록 일본인이 많았다.

전시경찰기의 위생경찰

1937년 중일전쟁 발발 이후 1945년까지, 경무국 위생과의 주요 업무는 조선인의 체위 향상과 체력 관리였다. 전시에 필요한 건병健兵 양성을 위해 조선인의 체력 관리가 최대 목표였다. 1938년 일본에 후생성이 만들어지면서 조선에도 후생국을 설치하는 방안이 논의되었다. 실제로는 1941년 11월 후생국이 설치되었다. 후생국에는 사회과·보건과·위생과·노무과 등으로 구성되어 사회사업, 국민 체위 향상 등의 업무를 담당했다. 1942년 11월 관제가 개편되면서 후생국은 다시 폐지되고, 위생과는 다시 경무국 소속이 되었다. 위생경찰은 후생의 논리에 의해 일시적으로 개편되었으나 제국의 흥망과 운명을 함께했다.

해방 이후 정부 직제상 위생경찰은 폐지되고, 위생행정은 독립적인 부처로 자리잡았다. 미군정은 중앙에 보건후생국을 설립하고, 지방에 보건후생부를 설치했다. 보건후생부에는 후생국·원호국·의무국·업무국·예방의약국 등으로 구성되었다. 1948년 대한민국 정부 수립 이후 보건후생국은 사회부로 통합되었다. 위생경찰은 취체 업무를 지속하기 위해 일시적으로 유지하도록 했다. 사회부는 1955년 보건사회부로 통합되었으나 1960년대 초까지도 위생경찰의 단속업무는 계속되었다.

일제강점기의 의학교육

대한의원과 조선총독부의원의 의학교육

1899년 대한제국이 설립한 의학교는 1907년 통감부에 의해 대한의원 교육부로 통합되었다. 1908년 대한의원 의육부로 개칭되었고, 1909년 대한의원 부속의학교로 개편되었다. 그러나 의사 양성에 대한 기대에도 불구하고, 대한의원에서는 1907년에 13명, 1908년에 5명의 졸업생을 배출하는 데 그쳤다. 1910년 일제의 한국병합으로 대한의원이 조선총독부의원으로 변경되었고, 대한의원 부속의학교 역시 조선총독부의원 부속 의학강습소로 지위가 격하되었다. 게다가 관비로 유지되던 교육비 역시 점차 사비로 전환해나갔다. 일제는 조선인의 교육 수준이나 의료 수준으로 볼 때 일본의 의학교와 동등한 수준을 갖출 필요가 없다고 보았다. 의학강습소는 외견상 일본의 의학교와 동일한 교과목, 수업 연한 4년으로 동일했으나 임상의사를 양성하기 위한 최소 규모로 유지되었다. 따라서 의학강습소에 일본인은 입학하지 않았다.

1911년부터 1915년까지 의학강습소 졸업생은 137명이었고, 그중 절반 이상이 국공립병원에 진출하고, 나머지는 개업하거나 일본으로 다시 유학을 가기도 했다. 대한제국시기 의학교 출신자들이 대거 군의나 교관 등으로 진출했던 것과 달리, 의학강습소 졸업생들은 국공립병원에 취직하거나 개업의가 되었다.

그럼에도 불구하고 「의사규칙」(1913년 1월 15일)의 반포와 1914년 3월 의사면허를 받을 수 있는 의학교로 의학강습소가 지정을 받으면서 1910년 이후 의학강습소 졸업생은 자동으로 의사면허를 소급하여 부여

받았고, 관립 의학교의 교육은 사립보다 우월한 지위를 점하게 되었다.

경성의학전문학교 설립

1916년 4월 경성의학전문학교가 설립되었다. 의학강습소의 설비 및 인원이 그대로 계승되어 수업 연한이나 교과목에 차이가 없었다. 전문학교로 승격되면서 일본인도 전체 정원의 1/3 정도가 입학하기 시작했다. 1945년까지 실제 졸업생 수는 한국인이 1,594명이었고, 일본인이 1,630명이었다. 조선에서 부족인 일본인 의사를 양성하기 위한 방안이었다. 전문학교의 목표는 학문 연구가 아닌 실용성에 있었다. 일본에서 5년제 중학교를 졸업한 경성의전 졸업생은 일본에서 병원을 개업할 수 있는 자격이 있었으나, 4년제 보통고등학교를 졸업한 조선인은 일본에서 개업할 자격이 없었다. 의학교육에서도 지배와 피지배, 일본의 지도와 조선의 학습이라는 구도를 유지하고자 했다. 조선인이 일본인과 같은 대우를 받게 된 것은 1923년 5월 「조선교육령」이 반포된 이후였다.

경성제국대학 의학부의 설립

1920년대 문화통치의 일환으로 고등교육기관 설립 주장이 제기되면서, 1926년 경성제국대학이 설립되고, 법문학부와 의학부가 설치되었다. 경성제대는 대북제대보다 10년이나 일찍 설립되었다. 경성제대는 단순히 식민지배를 위한 문화통치의 일환으로서 설립된 것만은 아니었다. 이는 당시 종합대학을 설립하려 했던 선교진영과의 헤게모니 경쟁과도 관련이 깊다. 경성제국대학 의학부의 발족은 진료 위주의 의학교육에서 진료와 연구가 병행될 수 있는 의학교육으로 방향이 전환되었음을 의미한다.

경성제대 의학부의 입학정원은 60명이었고, 한국인은 16명에 불과했다. 1930년 제1회 졸업생을 시작으로 1943년까지 한국인은 265명이었고, 일본인은 691명이었다. 일본인이 72%를 차지했다. 처음부터 경성제대 의학부는 한국인을 위해서 존재한 것이 아니라 일제의 제국경영을 위해 존재했던 것이다.

경성제대 의학부의 교수진은 대부분 도쿄제대 출신들로 구성되었던 법문학부와는 달리 도쿄제대 출신이 아닌 인물들이 대거 포진했다. 반도쿄제대 정서를 가진 시가 기요시志賀潔(1871~1957) 의학부장 내정자의 개인적인 취향과 더불어 식민지적 경험을 중시하는 다양한 요소들이 결합된 결과였다. 의학전문학교의 임상 중시와 달리 경성제대 의학부에서는 기초와 이론교육이 중시되었다. 그중에서도 한약 연구, 풍토병·기생충 연구, 체질인류학 연구 등이 중시되었다. 이 연구들을 통해 식민지의 토착적 경

Episode

구보 망언 사건

구보 다케시久保武(1879~1921)는 경성의전 해부학 교수로 조선인에 대한 체질인류학적·인종론적 연구를 주도한 인물이다. 1921년 5월 26일 해부학 수업 이후 두개골 분실 사건이 발생하자, 구보는 조선인이 해부학적으로 야만적일 뿐만 아니라 국민성도 야만됨을 면치 못한다며 조선인 학생들이 훔쳐간 것으로 단정했다.
학생들은 조선인이 해부학적으로 열등한 이유를 학문적으로 설명해줄 것과 더 이상 구보의 수업을 들을 수 없다는 점을 들어 48시간 내에 해결되지 않으면 동맹휴학을 결의하겠다고 주장했다. 학교 당국은 퇴학 9명, 무기정학 185명이라는 강경책으로 맞섰다. 언론의 관심 속에서 학부형들이 중재에 나서 학교 당국의 징계안은 철회되었지만, 시가 기요시 교장은 구보의 경망스런 언행을 질타하면서도 그의 학문적 입장에는 별 문제가 없다고 말할 정도로 당시 식민지배층에게 인종론적 사고가 팽배해 있었다.

험과 식민지배에 필요한 실질적·이론적 토대를 확보하고자 했다.

인종주의와 식민의학 연구

일제의 의학 연구는 조선인이 체질인류학·해부학·혈청학 분야에서 일본인들과 어떻게 다른지, 그리고 만주·몽골·한반도와 일본으로 연결되는 인종학적 지표가 통계적으로 어떤 의미가 있는지를 밝히는 데 집중되었다. 그 목적은 일본인의 우월성과 식민지 지배의 정당성을 밝히는 데 있었다. 예상대로 한반도 북쪽에서 남쪽으로 내려갈수록 인종계수가 높아지는 것으로 밝혀졌다. 예외적으로 조선 남부는 체질인류학적으로나 혈청학적으로 일본과 비슷하다고 여겨졌는데, 고대부터 한반도 남부와 일본이 지속적으로 교류해왔다는 점을 염두에 둔 결과였다.

세브란스의 의학교육

1904년 9월 제중원을 운영하던 에비슨은 미국의 석유부호인 세브란스에게서 받은 기부금으로 현대식 병원을 짓고 그를 기념하여 세브란스병원이라고 했다. 세브란스병원은 허스트 등 새로운 의료선교사들이 합류하면서 의학교육에서 중요한 전기를 마련했다. 학교 이름은 제중원의학교 혹은 세브란스병원의학교로 불리게 되었다. 학생들은 새로 지은 현대식 병원에서 충분한 임상실습을 할 수 있었다. 알렌이 의학교육을 시작한 지 22년, 에비슨이 의학교육을 시작한 지 10여 년 만인 1908년 6월 3일 첫 졸업생을 배출하게 되었다. 홍종은·김필순·홍석후·박서양·김희영·주현측·신창희 등이 그들이다. 이들에게는 우리나라 최초의 의사면허증에 해당되는 의술개업인허장이 수여되었다. 1909년 말부터는 대한의원 부속의학교 졸업생에 대해서도 소급해서 의술개업인허장이 주어졌다. 이때까지만 해도 관립과 사립의 의학교육에 큰 차별이 없었다.

1913년 「의사규칙」의 반포는 의학교육에도 커다란 변화를 가져왔다. 조선총독부의원 부속의학강습소는 부실하게 운영되어왔지만, 졸업생들에게 자동으로 의사면허가 부여되면서 사립 교육기관에 비해 우위에 서게 되었다. 심지어 1914년 7월 제정된 의사시험규정에 의하면, 의학교육을 받지 않은 사람도 5년 이상의 경험이 있으면 시험자격이 부여되었다. 사실상 무자격자나 사립 의학교육기관을 졸업한 자나 똑같이 취급되었던 것이다.

사립 의학전문학교의 성립과 발전

세브란스병원의학교는 1913년 각 선교부가 연합한 형태로 세브란스연합의학교를 출범하여 각 교파에서 교원을 파견했다. 조선총독부의 지정을 받기 위해 시설과 교수진을 확보해나갔다. 아울러 일본식 교실을 창설하는 등 학교의 제도와 운영을 일본식 의학체계에 맞추어나갔다. 그리하여 1917년 5월에는 사립 세브란스연합의학전문학교로 조선총복부의 인가를 받았다.

세브란스연합의학전문학교 학생들이 불이익을 받지 않기 위해서는 조선총독부의 지정을 받아야만 했다. 1923년 2월 24일 일본제국 내에서는 사립 교육기관으로서는 유일하게 조선총독부의 지정을 받았다. 이로써 1923년 졸업생부터는 무시험으로 의사면허를 받을 수 있게 되었다. 1934년 4월에는 일본 문부성의 지정을 받아 졸업생들은 일본은 물론 일본 식민지와 만주국, 브라질, 영국 등지에서도 개업이 가능해졌다.

이 밖에도 1923년 평양과 대구 자혜의원에서 시작된 의학강습소가 모체가 되어 의학전문학교로 발전했다. 평양의학강습소는 1923년 4월 도립 평양의학강습소로 승격된 데 이어 1933년 3월 평양의학전문학교로 발전했다. 1923년 7월 설립된 대구의학강습소는 1924년 4월 경상북도립 대구의학강습소로, 1933년 3월 대구의학전문학교로 발전했다. 대구의학전문학교는 841명의 졸업생을 배출했는데, 이 중 조선인은 274명이었다. 1928년 9월 우리나라 최초의 여성 의료인 양성기관인 조선여자의학강습소가 설립되었고, 김종익의 기부로 1938년 경성여자의학전문학교로 발전했다.

일제의 의료법규 제정

「의사규칙」 등 제정

조선총독부는 1912년 3월 「약품급약품영업취체령」을 반포하여, 약품을 취급·관리하는 의료인에 대한 규정을 반포했다. 이 규정을 통해 약품 관련 의료인은 제약사·약종상·제약업자·매약업자 등 네 범주로 세분화되었다. 이러한 범주화는 의약분업을 명문화하고자 한 것인데, 실제로는 의사의 약품 판매를 허용했기 때문에 의약분업을 철저하게 실행할 수는 없었다. 이들 중 새로 등장한 의료인으로 매약업자가 있다. 이들은 의사 처방이 필요한 약품과 달리 의사 처방없이 판매·구입할 수 있는 매약을 다루었다.

1913년 11월 15일자로 「의사규칙」·「치과의사규칙」·「의생규칙」 등을 조선총독부령으로 반포하고, 1914년 1월 1일부로 시행했다. 이 규정에 따르면, 의사란 일본 의사면허를 가진 자, 조선총독이 지정한 의학교를 졸업한 자, 조선총독이 정한 의사시험에 합격한 자로 한정되었다. 그 결과 식민지 조선에서 서양의학 중심의 의료체계가 수립될 수 있는 법적 기반을 확고히 할 수 있었다. 반면 종래 주도적 역할을 하던 한의사는 배제되었지만, 일제는 일시적으로 이들을 활용하고자 했다.

1914년 당시 의생은 5,827명이었던 데 반해, 서양의사는 641명이었다. 그중에서도 조선인 서양의사는 144명에 불과했다. 이 수치로 1,500만 명에 이르는 조선 인구의 의료 수요를 충족시킬 수는 없었다. 같은 시기 일본의 서양의사가 4만 2,404명인 것과 현격한 대조를 이룬다. 인구 대비 의사 수로 환산하면 조선의 서양의사는 일본의 5%에 불과한 수준이었다. 이러한 상황에서 서양의학 위주로 의료체계를 재편한다는 것은 사실상 불가능했으며, 조선총독부는 의사시험을 통해 서양의사를 양산하고 기존 한의사를 한시적으로 활용하는 정책을 구상했다. 그러나 의사시험을 통한 서양의사 양산정책은 성공적이지 못했다. 결국 일제는 기존 한의사를 활용하는 방안에 집중할 수밖에 없었다.

일제는 1920년대까지 한의학을 소극적으로 활용하고자 했다면, 1930년대에 들어서면 한약을 장려하고, 의생시험에 서양의학이 아닌 한방 이론과 처방 등을 포함하기도 하는 등 정책적으로 보다 적극적으로 활용해나가고자 했다.

쟁점과 토론

일제강점기에 한국은 근대를 경험했나?

　일제강점기에 한국사회가 근대적 발전을 경험했는지(식민지 근대화론) 아니면 본질적으로 수탈을 위한 체제가 구축되었는지(식민지 수탈론)에 대한 논쟁이 뜨겁다.

　한국의학사 분야에서도 일제강점기 한국에서 일제가 시행한 위생의료가 한국의 근대화에 어떤 영향을 미쳤는지 논쟁이 계속되고 있다. 일제는 식민통치를 위한 방편으로 식민의학을 조선인을 회유하고 억압하기 위한 도구로 활용했다. 미국의 선교의학에 대해서는 종교적 박애주의와 제국주의의 일환이라는 시각이 대립되고 있다. 이와는 대조적으로 식민의학과 선교의학의 근대성이 한국사회의 근대화에 일정 정도 기여하고 있다는 긍정적 평가도 존재한다. 최근에는 이러한 근대주의적 시각을 비판하며, 피식민사회의 중층성과 복합성에 주목하는 연구도 대두하고 있다.

10

일제강점기 후기 식민지의료체계의 변화와 한의학

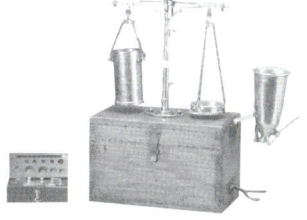

일제강점기 후기에는

- 일제강점기 후기에 조선과 동아시아 세계는 1931년 만주사변, 1937년 중일전쟁, 1941년 태평양전쟁 등 일제가 주동한 전쟁의 소용돌이에 말려들었다.

일제는 전쟁 수행에 필요한 인적 자원과 물적 자원을 총동원하기 시작했고, 지원병제의 도입과 함께 창씨개명과 신사참배를 강요하며 황국신민화를 가속화하려 했다. 또한 전쟁에 필요한 인적 자원을 확보하기 위해 강제징용과 징병령을 반포했고, 부족한 물적 자원을 확보하기 위해 한약에 대해서도 관심을 가졌다. 일제는 1910년대에는 '초근목피'로 간주하며 한약을 경시했지만, 1920년대 후반부터는 한약의 과학적 연구를 본격화하고, 한약재 재배를 장려했다.

「의생규칙」과 일제강점 초기의 한의학정책

의생 면허

대한제국은 「의사규칙」(1900년 1월 17일)을 반포했는데, 여기서 의사[醫士]는 서양의사 및 한의사 모두를 가리키는 것이었다. 조선총독부는 1913년 「의사규칙」과 「의생규칙」을 반포하여, 서양의학 중심의 의료체제를 구축하기 위한 기반을 마련했다.

이 규칙들은 한의에게 스승[醫師]이 아닌 학생[醫生]의 자격을 부여하여 한시적으로만 활동할 수 있도록 하여 한의에 대한 차별을 명시한 규정이다. 의사는 조선총독부가 관리했고, 의생은 경무총감부가 관리했다. 의생은 "20세 이상의 조선인으로 이 규칙 시행 이전에 2년 동안 의업을 한 자"에 한하여 면허를 부여했다. 최초 면허자는 영구면허를 부여했지만, 그 후에 면허를 받은 자는 규정상 5년 한시 면허(실제로는 3년)였다. 1914년 당시 의생은 5,827명이었고, 서양의사는 641명이었다. 일제는 한의학을 전면 부정할 수 없었고, 부족한 의료자원을 감안하여 현상을 유지하면서 한의를 통제하려고 했다.

의생 관리와 활용

실제로 일제는 의학교육과 의사시험을 통해 서양의사를 양산하여 한의를 대체하고자 했으나 성과는 지지부진했다. 결국 일제는 전염병 관리나 사망진단 등 공중보건 분야에서 한의를 적극적으로 활용하는 방안을 고려하지 않을 수 없었다. 이를 위해 의생들을 대상으로 서양의학과 위생학 교육이 실시되었고, 경찰과 헌병이 이를 담당했다. 의생시험에 전염병학과 위생학은 필수과목이었기 때문에, 한의학 단체나 민간에서 자발적으로 의생강습회 등을 열어 서양의학 교육을 실시하기도 했다. 1920년대 의생시험은 각 지방 경무부장 소관이었으며, 한의학 관련 문제는 거의 출제되지 않았다.

한약종상과 한약 관리

일제는 「약품 및 약품영업 취체령」(1912년 3월 28일, 제령 제22호), 「약품감시규칙」(1913년 7월 16일, 부령 제74호) 등을 반포하여 약품 관리를 시작했다. 이 규정에 따르면, 약을 조제하는 전문직은 약제사이고, 약품을 판매하는 직종은 약종상이라고 했다. 그러나 한약종상과 한약에 대한 명시적 규정이 없어, 관습적으로 허용되는 범위에서 유권해석을 해야 하는 실정이었다. 약학교와 약학과를 졸업한 약제사가 많지 않았기 때문에, 조선인들의 의약생활에 가장 가까운 존재가 약종상과 한약종상이었다. 약종상과 한약종상은 간단한 진찰과 처방은 물론 약품 조제와 판매까지 담당하고 있었다. 조선인의 일상생활에서 병원이나 의원에 대한 접근성은 현저히 낮았기 때문에, 저렴한 가격으로 의약을 이용할 수 있도록 하는 존재가 약종상과 한약종상이었다. 공식적인 통계상 1914년 약종상 수는

7,601명이었고, 1924년에는 1만 302명에 달했다. 그러나 실제 약종상은 수백 명에 불과했고, 대다수는 한약종상이었다. 한약종상들은 의약에 대한 접근성 면에서 볼 때 조선인들의 의약생활에 가장 중요한 역할을 담당했다고 해도 과언이 아니다.

침구술과 안마술의 제도화

일제는 한의학과 한약에 대해서는 부정적인 태도를 보였던 반면에, 침술·구술·안마술에 대해서는 별도의 규정을 통해 제도화하려는 모습을 보였다. 「안마술, 침술, 구술영업 취체규칙」(1914년 10월, 경무총감부령 제10호)이 그것이다. 이 규칙에 따르면, 안마술과 침술 영업자는 반드시 손가락과 침, 시술 부위 등을 소독하도록 했으며, 약품을 다루거나 사용하지 못하게 했다. 이 규칙에서는 침술·구술·안마술 면허자에게는 전문직에 사용되는 '사師'나 '생生'이라는 용어 대신에 '영업자營業者'라는 표현을 사용했다. 이들의 면허증 발급과 처벌 등은 경무총감부가 담당했다.

1930년대 한의학정책의 변화

한의학정책의 변화

일제는 의생을 매우 제한적으로 활용했다. 일제의 시각에서 한의학은 과학적인 의학이 아니었고, 궁극적으로 폐지의 대상이었다. 대다수 의생 면허는 3년마다 한번씩 갱신해야 했고, 제한된 지역에서만 활동할 수 있

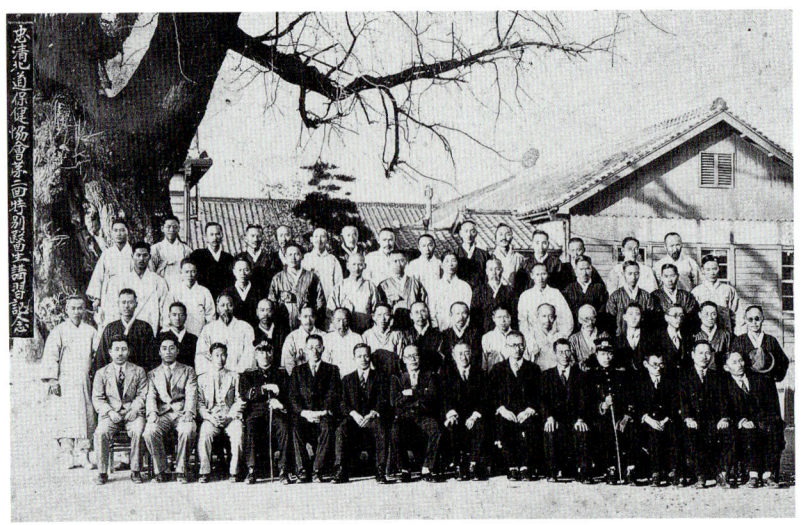

충북보건협회 제2회 의생강습회 일제는 1930년대 의료인력의 부족 문제를 해결하기 위해 한의사인 의생을 대상으로 강습회를 실시했다. 충북보건협회는 충청북도 위생과의 주도로 서양의사와 한의사가 함께 구성한 조직이었다.

는 한지면허였다. 점차 한의사의 수는 줄어들었다. 그러나 1930년대 이후 서양의사 배출의 한계, 서양의학의 높은 경제적 비용, 전쟁으로 인한 물자부족 등으로 일제의 한의학정책은 변화되었다. 일제는 의생의 위치를 승격시키거나 한의학을 공식화하지는 않았지만, 한약재 재배를 장려하고 한약의 과학적 연구와 표준화를 시도했다. 일제는 전염병원인 순화원에 한방의약부를 설치했고, 의생시험에 한의학 문제를 포함하는 등 한의학에 대한 태도가 우호적으로 변했다.

순화원 한방부 설치

1911년 8월, 일제는 전염병 환자를 격리하기 위해 순화원이라는 전염병원을 개원했다. 개원 후 한의계에서는 조선인의 풍토와 습관이 다르기 때문에 순화원에 한방의료를 설치하면 전염병 구료에 큰 효과를 볼 수 있고, 조선인들의 전염병원 기피를 해결할 수 있다고 주장했다. 일제는 한의를 정식화하는 이러한 주장을 받아들이지 않았다. 1920년대 콜레라 등 전염병 유행으로 사립피병원 설립운동이 전개되었는데, 사립피병원에서는 한의와 한약을 쓰자는 주장이 본격적으로 논의되었다. 1930년 6월, 일제는 순화원에 한방의약부를 신설하고 한의학 치료를 병행하기 시작했는데, "한약 치료를 희망하는 민중의 만족"을 위한 것이라고 설명했다. 조선인 환자들은 한약 치료를 선호하여 조선인 환자의 50% 내외가 한약을 선택했고, 치료 효과도 좋다고 평가되었다. 일제가 민중의 요구만으로 이러한 정책을 실시했다고 할 수 없지만, 한의학과 한약에 대한 민중의 요구, 1930년대의 국제정세와 의료자원 부족 등이 복합적으로 작용했다고 볼 수 있다.

경성제대 의학부 약리학 제2강좌

1926년 경성제대 의학부 설립 이후, 미생물학 제2강좌와 약리학 제2강좌는 식민지의학을 대표하는 강좌로 자리잡았다. 미생물학 제2강좌는 식민지 조선의 대표적인 풍토병인 폐흡충증에 관한 것이었고, 약리학 제2강좌는 한약에 관한 것이었다. 조선총독부의 한약 연구는 1910년대에 이미 시작되었는데, 농공상부 식산국 산림과, 경무총감부, 중앙시험소 등이 약용식물을 현장 조사했다. 스기하라 노리유키杉原德行(1892~1976)가 이끈 약리학 제2강좌는 조선 인삼을 비롯한 한약 연구에 매진했다. 이는 일본의 중국 한약 연구와도 긴밀한 연관을 갖는 것으로, 동서문화융합론이라는 식민통치 이데올로기와 전시체제의 강화라는 흐름 속에서 일제의 전폭적인 지원을 받았다.

일반인의 한약 이용 실태

일제강점기 일반인들은 병에 걸리면 일차적으로 집 주변에서 구할 수 있는 의료자원, 즉 상약常藥을 최대한 활용했다. 주로 울타리 밑에서 나는 식물이나 들판에서 자라는 약물을 이용하는 것이었다. 그다음으로 병의 경중이나 경제적 수준에 따라 약국방을 찾아 약을 구매하거나 의료인을 찾아가는 방식을 선호했다. 약국방에서 가장 손쉽게 구할 수 있는 약은 매약賣藥인데, 매약은 한약 혹은 양약 중의 몇 가지 성분을 혼합한 것이지만, 가내수공업 형태로 상품화가 쉽고 대량 생산이 가능하다는 장점이 있었다. 대표적으로 소화제인 활명수, 청심보명단, 영신환, 감기약 쌍화탕, 말라리아 치료제 금계랍, 종기 치료제 조고약 등이 있었다.

집에 갖춰놓은 상약이나 간단한 매약으로 치료할 수 없다면, 가장 가깝게 만날 수 있는 의료인은 약종상과 한약종상이었다. 그들은 간단한 진찰을 하기도 하고, 몇몇 중요한 처방을 갖고 약품 제조와 판매를 담당했다. 일반인들의 마지막 선택지는 전문 의료인을 찾는 것이었다. 서양의학을 비싸다고 여기면, 그다음으로 찾을 수 있는 의료인은 한의와 무속인 등이었다. 한의도 결코 저렴하지 않았고, 도서지방이나 벽오지 등에서는 만나기 어려운 존재였다. 무속인의 푸닥거리나 독경 치료는 값이 쌌지만, 치료 효과는 미미했다. 이처럼 상약과 매약으로 치료를 시도하고, 의료인을 찾아가 치료를 받을 수 있는 경우는 그나마 경제력과 지식 수준을 갖춘 경우였다. 일반 서민층들은 웬만하면 아무런 조치 없이 참고 견디는 경우가 적지 않았고, 평생 병원 한 번 가보지 못하는 경우도 흔했다.

한의학 부흥 논쟁

한방의학 부흥책의 제기

1930년대 이후 만주사변과 중일전쟁 등이 발생하면서 상황이 급변했다. 의약품이 부족해지면서 전통적 의료자원을 적극적으로 활용할 필요가 있어, 한약 성분에 대한 조사와 연구를 크게 장려했다. 더 이상 한의학은 탄압이 아니라 활용 대상이 되었고, 심지어 부흥시켜야 한다는 주장이 제기되었다. 1930년대 한의학 부흥 논쟁이 그것이다.

1934년 『조선일보』 지면에 서양의사인 장기무는 「한방의학부흥책」이라는 글을 게재하여 학회와 연구소를 설립하고 한약 연구와 한의사 양성을 제도화하자고 주장했다. 이에 대해 정근양은 한의학이 필요하다면 서양의학기관에서 배우면 될 것이고, 한약 성분에 대한 연구만 필요하다고 주장했다. 이어서 조헌영은 동양의학과 서양의학은 서로 다른 성격을 지닌 독자적인 의학이라고 주장했고, 이을호는 한의학이 서양의학을 보조하는 형태에 그쳐서는 안 된다면서 '고전적 동양의학'으로 회귀하자고 주장하기도 했다. 한의학 부흥 논쟁은 한의학에 자신감을 불어넣은 계기가 되었고, 해방 이후 한의학이 재건하는 기반을 제공했다.

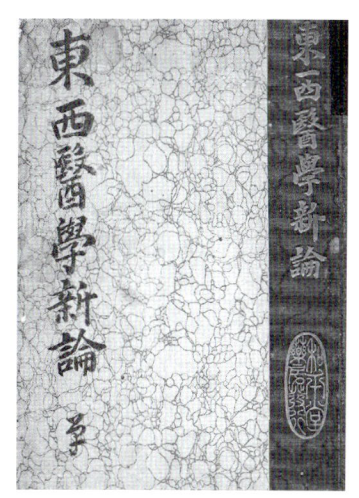

장기무의 『동서의학신론』 1915년 와다 게이주로(和田啓十郎)가 저술한 『의계지철추(醫界之鐵椎)』를 장기무가 번역한 책이다. 이 책에서 한의학을 서양의학과 비교하며 한의학의 부흥을 제창했다.

동서의학의 비교 비판

조헌영은 와세다대학 영문과 출신으로 한의가 아니었음에도 불구하고, 한의학 부흥 논쟁 당시 한의 측의 입장을 대변했던 대표적 인물이다. 그는 동서의학은 성격이 서로 다르며, 대립하면서도 상호보완적인 특성을 가지고 있다고 주장했다. 동양의학이 종합치료·자연치료·현상의학·동체의학·치본의학·양생의술·내과의학·응변주의·평민의술·관용의술이라면, 서양의학은 국소처치·인공치료·조직의학·정체의학·치표의학·방어의술·외과의학·획일주의·귀족의술·민용의술이라고 주장했다. 또한 조헌영은 다른 한의학 부흥론자와는 달리 서양의학적 요소를 내재화하여 서양의학적 시각에서 한의학을 설명하고자 했으며, 전통 한의학을 고수하기보다는 새로운 의학으로 발전하기를 기대했다.

『동양의약』 창간

한의학 부흥 논쟁은 한의학의 부정적 정체성을 극복하고, 한의학의 독창성을 확보하고 제도화하기 위한 정당화 과정이었다. 이 논쟁에 참여한 논자들은 1935년 『동양의약』이라는 월간학술지를 창간하고 "동양의학의 현대화, 동양의학의 민중화, 동양의학의 학술적 발전"이라는 세 가지 목표를 제시했다. 『동양의약』은 기존 한의학 잡지들과 달리 서양의학을 소개하는 데 그치지 않고, 한의학 이론과 임상사례, 발전 방안 등을 제시하는 등 한의학의 독자성을 강조했다. 특히 일제가 한약의 효과에만 관심을 두고 과학적 연구를 추진한 것과 달리, 조헌영 등 한의학 부흥론자들은 한의학 이론과 한약을 분리해서 이해할 수 없으며, 한약의 효능은 경험에만 바탕을 둔 것이 아니라 한의학 이론을 통해 확립되었다는 점을 강조했다.

전시체제하의 의료정책

총력전체제와 후생국 설치

1938년 1월, 일본 육군성의 주도로 건민건병정책을 주도하기 위해 후생성이 출범한다. 1938년 4월에는 일본에서 「국가총동원법」이 반포되어 국가가 필요로 하는 인적 자원과 물적 자원을 총동원할 수 있도록 했으며, 5월에는 조선과 타이완 등지에서 확대 적용되어 사실상 총력전체제가 구축되었다. 조선에서는 1941년 11월, 후생국이 설치되었다. 후생성과 후생국의 일차적 목적은 총력전체제하에서 전쟁을 수행할 건장한 청장년층을 육성하고 관리하는 것이었다. 기존 경무국 소관이었던 위생은 총력전체제하에서 보건·사회·노동 분야와 더불어 후생국에 배속된 것이다. 기존 위생이 질병의 피해에서 건강을 보호한다는 의미를 내포했다면, 후생은 보건을 통한 건강증진이라는 보다 적극적인 의미를 함축한 것이었다. 조선에서 후생국은 설치된 지 1년 만에 폐지되고, 위생은 다시 경무국 소관으로 전환되었다.

징병제 실시

총력전체제하에서 조선인의 전쟁 동원을 고민하던 일제는 1938년 4월부터 「육군특별지원병제도」를 실시했고, 식민지 조선인들에게도 제국의 병사로서 전쟁을 수행할 자격을 부여한다고 했다. 그러나 누구나 병사가 될 수 있었던 것은 아니고 160cm 이상의 건장한 신체라는 조건을 충족시켜야 했다. 일제는 지원병제를 도입하면서 창씨개명, 일본어 보급, 기미가

요 보급, 황국신민서사 제창, 국기 게양, 궁성요배, 신사참배 등 황국신민화를 표방했다. 이처럼 일제는 총력전체제하에서 피식민자의 언어와 신체를 규율하는 식민지적 '주체화' 또는 '종속화'를 통해 제국의 병사를 만들어 내려고 했다. 태평양전쟁이 본격화되면서 1942년 8월에는 조선에 징병제를 도입하기로 하고, 1944년부터는 징집을 실행했다.

의료정책의 변화

1938년 5월, 「국가총동원법」 확대 적용 이후, 1938년 9월에 「의료관계자직업능력신고령」을 시행했고 1941년 12월에는 「의료관계자징용령」을 시행하여 군사상 필요한 의사·치과의사·약제사·간호부 등 의료관계자들을 징용할 수 있도록 했다. 의료관계자들은 군사상 필요한 업무 이외에, 국가나 지방 공공단체가 행하는 위생·의료 업무 또는 정부가 관리하는 사업장 및 시설에서 지정한 위생 업무를 담당했다.

1944년 8월에는 「조선의료령」이 반포되었다. 「조선의료령」은 "국민의료의 적정을 기하고, 국민체력의 향상을 도모한 것"이었다. 「조선의료령」은 기존 「의사규칙」·「치과의사규칙」·「의생규칙」, 기타 의료관계 법령을 통폐합하여, 의사·치과의사·의생·보건부·조산사·간호부 등 의료관계자들의 면허와 의료행위, 의사회 등 의료단체, 병원 등 의료기관에 관한 규정을 포함하고 있었다. 또한 의료인 및 의료기관은 조선총독이 지정할 경우 국민체력의 향상에 필요한 업무에 종사할 의무가 있었다.

소록도의 한센병 관리

1916년 2월, 일제는 전라남도 소록도자혜의원(1934년부터 소록도갱생원)을 설치하여 한센병 환자를 관리하기 시작했다. 일제는 외국인 선교사들이 설립한 부산상애원(1909), 광주나병원(1909), 대구애락원(1913) 등에 대응하면서 문명국의 자존심을 내세우고자 했다. 1917년 100명 정원으로 시작된 소록도자혜의원은 1930년 750명, 1939년 5,770명, 1940년 6,136명으로 확장되었다. 문명국의 수치로 간주되었던 한센병은 소록도갱생원의 운영으로 관민일체의 아름다운 성과물이자 "식민지의학의 위대한 결실"로 포장되었다. 그러나 실제로는 이곳에서 강제노역과 처벌, 단종과 생체실험 등 극단적인 인권 유린이 자행되고 있었다.

Episode

일제강점기 경성 사람들의 건강과 질병

일제강점기 경성 사람들은 치아질환(34.6%), 이비인후질환(25.3%), 외과질환(17.3%), 소화기질환(14.0%) 순으로 고통을 받았다. 남녀노소 할 것 없이 충치(치아우식증)가 보편적으로 많았다. 의료선교사들의 보고에 따르면, 한국인의 치아 건강은 매우 양호했다고 한다. 한국인의 전통적인 식사법과 조리법은 치아 건강에 매우 유리하고, 굵은 소금으로 치아를 관리해서 살균 효과도 있고 치석 침착을 방지하는 효과도 있었기 때문이다. 그럼에도 불구하고 20세기 한국인의 치아 건강이 위협을 받게 된 것은 개항 이후 설탕의 유입과 보급에 따른 필연적인 결과이기도 했다. 충치 다음으로 이비인후과·외과·소화기질환을 대표하는 편도선염·임파선질환·간질환 등이 많았다. 특히 하층민들은 불결한 주거환경 및 영양 결핍 등으로 각종 세균감염에 손쉽게 노출되었기 때문이다. 소화기 환자들은 복통과 기생충 배출로 인한 고통을 호소하기도 했다. 하층민들은 대체로 영양상태가 불량했는데, 특히 학령기 아동들의 영양상태가 심각한 수준이었다.

20세기 중반 서울시민의 건강과 질병에 대한 조사에 따르면, 가장 고통을 받고 있는 질병은 치통이었다. 그다음으로 식욕부진·기생충병·피로·두통·기침·관절염·요통 등의 순이었다. 서울시민들은 한의학보다는 서양의학에 대한 의존도가 높았는데, 소득이 높을수록 서양의학을 선호했다. 그러나 서양의학과 한의학에 대한 선호도를 드러내지 않는 경우도 많았고, 질병에 고통을 받으면서도 치료를 받지 않는 사람들도 여전히 많았다.

일제강점기 경성 거주민들의 의약 이용 실태

개항 이후 서양의학이 빠르게 확산되었지만, 일제의 한의학 말살정책에도 불구하고, 20세기 전반까지 한의학의 영향력은 절대적이었다. 그것은 일제강점기 의사와 한의사의 수적인 추이를 통해서 확인해볼 수 있다. 1914년에 의사 641명(한국인 144명, 일본인 464명, 외국인 33명), 한지의사限地醫師 91명, 의생 5,827명이었다. 한의사가 의사에 비해 9배 이상 많았다. 의사가 한의사를 수적으로 압도하기 시작한 것은 1942년인데, 1943년에는 의사 3,813명(한국인 2,618명, 일본인 1,194명, 외국인 1명), 한지의사 604명, 의생 3,337명이었다. 이전에 비해 의생 수가 많이 줄어들고, 의사 수가 많이 늘어났지만, 한국인 의사는 한의사를 여전히 수적으로 압도하지 못하는 실정이었다.

1920년 경성 및 경기 지역 의사 수는 264명이고, 의생은 615명인데, 의사 수는 13개 도 중에서 의사 수가 가장 많았고, 의생 수는 함남(859명)과 경남(668명)에 이어 세 번째였다. 의사 1인당 한국인 수는 6,374명이고, 의생 1인당 한국인 수는 2,736명이었다. 경성 및 경기 지역은 의사들이 선호하는 지역으로 의사들의 집중 현상이 나타나 경성 주민들의 입장에서는 다른 중소 도시민들에 비해 서양의학을 이용하기가 상대적으로 수월했다. 반면 경성 및 경기 지역 의생 수는 13개 도 중에서 세 번째로 많았지만, 1인당 의생 수는 전국 평균보다 약간 좋은 편에 불과했다.

1940년 전국적으로 의사 수는 3,197명이고, 의생은 3,604명이었다. 1940년 조선인 사망자 41만 4,199명의 사망진단 중에서 의

쟁점과 토론

생에 의한 것이 24만 8,575명으로 60%를 차지했고, 의사에 의한 것은 7만 7,521명으로 18.7%에 불과했다. 이는 의료행정에서 의생의 역할이 적지 않았음을 보여준다. 반면 1940년 경성 및 경기 지역 의사 수는 1,038명이고, 의생은 324명인데, 의사 수는 13개 도 중에서 가장 많았고, 의생 수는 함경남도·경상남도·경상북도·평안북도에 이어 다섯 번째였다. 경성 및 경기 지역 의사 1인당 한국인 수는 2,495명이고, 의생 1인당 한국인 수는 7,994명이었다. 20년 전에 비해 경성에서 한의학의 접근성은 평균 이하로 떨어졌지만, 의사 수는 4배 정도 증가했고, 서양의학의 접근성은 훨씬 더 좋아졌다.

경성에서는 세브란스병원과 조선총독부의원 등 대형 종합병원들이 서양의학의 중심지로 기능했고, 경성의전과 세브란스의전 등을 졸업한 서양의사들이 계속해서 배출되어 개업의들이 사회로 진출했다. 개업의들은 시장을 갖추고 구매력이 있는 경성과 같은 대도시에 개업하기를 원했고, 실제로도 대부분의 개업의들은 사대문 안에서 의원을 개설했다. 그 결과 경성에서 일반인들의 서양의학에 대한 접근성은 상대적으로 나아지고 있었다. 그러나 값비싼 치료비와 의료자원의 희소성 때문에 일반인들의 접근성은 여전히 낮았으며, 고위관료, 부유층, 그리고 시료환자로서 혜택을 받을 수 있는 일부 극빈층에서 서양의학을 이용할 수 있었다.

11

해방 이후
한국 현대의료의
형성

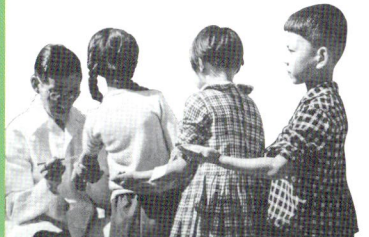

해방 이후에는

● 해방 이후 국가 건설 시기에는 좌우 갈등이 격화되고, 남한에서는 미군정기를 거치면서 점차 우파 중심의 정치 지형이 형성되었다. 의료체계 역시 의료의 공공성을 강조했던 좌파의 흐름이 경시되고, 자유 개업자 위주의 자본주의적 의료체계가 강화되어갔다. 한국전쟁은 남북을 고착화하고 소련식 사회주의 의료체계와 미국식 자본주의 의료체계가 강화되는 결정적 계기였다.

전쟁이 진행 중이던 1951년 9월 제정된 「국민의료법」은 한국사회에 의료제도를 정착시킨 중요한 법령이었다. 이로써 의사·치과의사와 더불어 한의사의 법적 지위가 확정되었으며, 한의사자격시험, 약사법 등이 제정되면서 무면허 의료업자에 대한 대대적인 단속이 이루어졌다. 한편, 1950~1960년대는 무면허 의료업자들의 활동이 최고조에 오른 시기이기도 했다.

해방과 미군정의 보건의료정책

해방 이후 남북한의 의료상황

　해방 이후 남북이 미국과 소련의 영향하에 놓이고, 각자 독자적인 정권 수립에 들어감에 따라 각기 상이한 의료체계를 건립했다. 북한은 1947년 이후 의료기관의 국영화 조치를 강화하면서 사회주의 국가의료체계를 수립해나갔다. 반면 남한은 전염병 통제와 공중보건활동은 국가가 관리하지만 일반 진료는 민간에 일임하는 미국식 의료체계를 받아들였다.

　북한은 1945년 해방 당시 45개의 병원(1,135병상), 37개의 진료소, 1개의 전염병원(50병상)을 1947년 상반기에는 115개의 병원(3,251병상), 154개의 진료소, 7개의 전염병원 등을 설립하여, 해방 당시에 비해 병원 규모가 2.8배에서 7배에 이르는 급성장을 거듭했다. 아울러 해방 이전부터 존속했던 평양의학전문학교와 함흥의학전문학교를 의학대학으로 확대 개편했다. 1948년에는 청진의학대학을 설립했으며, 몇 개의 의학강습소가 추가로 개설되었다. 이로써 해방 당시 230명에 불과하던 예비 의료인력의 수가 1947년에는 3,680명으로 무려 16배 증가했다. 그러나 1949년 당시 북한의 의사 수는 1,000여 명 내외로 남한의 인구당 의사비율 5,800:1 과 비교하면 9,500:1 정도로 열악한 수준이었다.

　남한은 인력과 규모 면에서 북한에 비해 월등히 우세했다. 총 181개의 병원(1,620병상), 3,381명의 의사, 573명의 치과의사, 1,163명의 간호부, 943명의 조산부, 42개의 결핵요양소(환자 1,248명), 3개의 나병요양소(환자 8,000명)가 있었다. 남한에는 해방 당시 1개 대학 의학부(경성제대 의학부)와 6개의 의학전문학교(경성의전·세브란스의전·서울여의전·이화의전·대구의전·광주의전)가 있었고, 매년 신입생만 420~500명에 달했다. 그 결과 1949년 12월 남한의 의사는 4,375명(한지의사 704명 포함)에 달했다.

미군정 보건후생부의 설립

1945년 9월 12일 아놀드A. V. Arnold 소장이 미 군정장관에 취임한 이래로, 9월 24일에는 군정명령 제1호로 육군 소속 군의 맥도널드G. McDonald를 위생국장에 임명했다. 10월 2일에는 맥아더사령부에 공중보건후생국이 설치되었고, 10월 17일에는 보건후생국으로 명칭과 조직이 변경되었다. 11월 7일 각 지방에도 보건후생부가 설치되었다. 1946년 10월에는 중앙 보건후생국이 보건후생부로, 지방 보건후생부가 보건후생국으로 그 명칭이 변경되었다. 보건후생부 아래 보건국과 후생국을 두었으며, 보건 분야에 위생·약무·의무 등 9개과, 후생 분야에 행정정책·일반구제·복지기관 등 7개과가 설치되었다. 1946년 말까지 부녀국과 마약통제과가 증편되었으나, 1947년 5월에는 예방의학·전문직사업·약무·일반구제·복지시설기관 등 5개과로 대폭 축소되었다. 1948년 8월에는 사회부로 통폐합되어 사회부 소속 보건국으로 축소되었으며, 1949년 7월에는 보건부로 다시 독립되었다.

미군정은 관립병원의 경쟁력을 높이기 위해 미국식 주치의attending physician제도를 도입하려고 했으나 현실성이 없다는 이유로 폐지되었고,

도시로 몰려드는 의사들을 통제하기 위해 도시 개업을 금지했다. 미군정은 공중보건을 국가가 담당하고 진료서비스를 민간이 담당하는 미국식 의료체계를 지향하고 있었기 때문에, 일제의 관·공립병원 중심체제의 변화가 불가피했다. 미군정기는 개업에 대한 허가제는 형식으로만 남았고, 사립병원에 대한 단속은 거의 사라져 표면상 자유개업체제였다고 볼 수 있다. 1949년 보건부 예산은 국가 예산의 1.2%를 차지했는데, 1947년에 비해서는 3배 이상 증가한 수치다. 그러나 이는 보건사업이 확대된 것이 아니라 인플레이션과 전염병 유행으로 방역예산이 늘어난 것이었다.

미군정의 방역정책

미군정이 위생행정에 우선적 지위를 부여한 것은 점령군을 보호하고, 전염병과 그로 인한 사회불안을 일소하기 위해서였다. 아울러 미군정은 방역행정에서 위생경찰 위주의 방역보다는 예방의학 전문가의 활용을 선호했다. 보건후생부로서는 기존의 위생 업무 이외에 전재민의 귀환에 따른 전염병의 위협이 가장 큰 당면과제였다. 티푸스·두창·말라리아·일본뇌염 등이 주요 방역 대상이었다. 이 전염병들을 예방하기 위해서 광범위한 DDT 살포가 이어졌으며, 콜레라와 페스트 예방을 위해 전국적인 쥐잡기 운동이 실시되었다. 이러한 노력의 결과 1946년 유행했던 콜레라는 1947년과 1948년에 상당 부분 억제될 수 있었다. 파리·모기·벼룩 등 해충 구제에 DDT는 탁월한 효과를 보였는데, DDT가 인체 내에 축적되어 내분비계 장애를 일으킨다거나 암을 유발할 수 있다는 사실은 거의 알려지지 않았다.

미군정은 서울에 우선 보건소를 설치하고 전국적인 보건소망을 구축하고자 했다. 보건소는 보건요원의 양성과 결핵치료 등을 위한 핵심기지

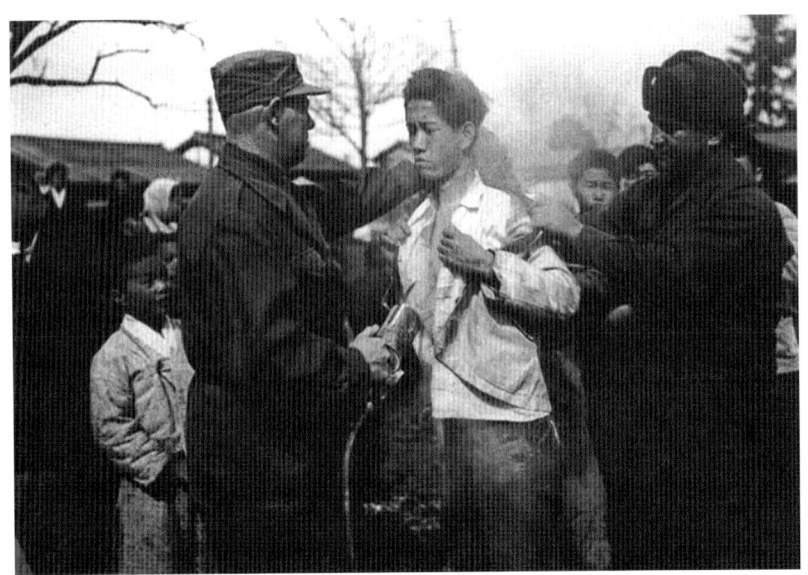

미군의 DDT 살포 미군은 해방공간에서 전염병 예방을 구실로 대대적으로 DDT를 살포했다.

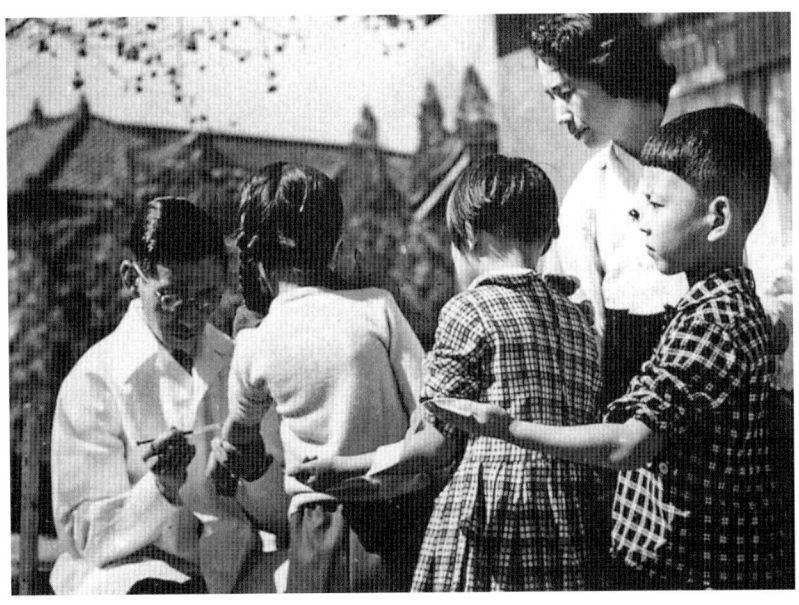

정부 수립 직후 실시한 투베르쿨린 반응검사 1948년 수립된 대한민국 정부는 전염병 예방사업과 환경위생에 역점을 두었다.

로 활용하고자 했다. 그러나 결핵의 진단과 치료를 위해서는 X선 촬영시설 설비와 전문병원의 설립 등 재정적 기반이 필요했기 때문에, 실질적인 성과를 얻기는 어려웠다. 성병은 점령군의 안전을 위해서도 중요한 질병으로 간주되었다. 군정 당국의 조사에 의하면, 조사한 매춘부 중 매독이 75%, 임질이 85%에 이를 정도로 매우 심각한 질병이었으며, 군정 당국은 성병에 걸린 매춘부를 '군정 위반에 대한 범죄'로 처벌했다.

국대안과 의학교육의 재편

미군정 당국은 한국 내의 서로 다른 교육제도와 자격기준 때문에 초래되는 복잡한 의사자격요건을 미국식 기준으로 표준화하려고 했다. 이를 위해 미군정청은 1946년 7월 경성제대 의학부와 경성의전 등 기존 경성대학 3개 학부와 9개 전문학교를 통합하겠다는, 이른바 국립 서울대학교 설치안(이른바 국대안)을 발표했다. 미군정의 국대안은 시설과 인력을 효율적으로 활용하여 교육 수준을 제고하겠다는 명분을 표명했지만, 실제로는 주요 대학을 미국식 교육제도로 개편하고 학원 내의 좌익을 소탕하기 위한 목적이었다.

그러나 학내 경성제대 출신과 전문학교 출신 사이의 갈등, 사립대학 출신과 관립대학 출신 사이의 갈등, 좌익과 우익의 갈등 등 복잡한 내부갈등이 표면화되었고, 통합 대상 학교의 교수 및 학생 대다수가 국대안에 반대했다. 결국 6개월 동안의 크고 작은 사건이 발생하는 가운데 좌익으로 간주되던 많은 인사들이 축출되었으며, 통합 대상자가 되었던 교수와 학생들 사이에 깊은 상처를 남겼다. 국대안 이후 429명의 교수 중 오직 118명만이 살아남을 수 있었다.

대한민국 정부 수립과 보건행정

1948년 8월 15일 대한민국 정부가 수립되었다. 미군정이 전염병 예방과 구호후생 등 보건행정을 최우선 정책으로 삼았던 반면, 새 정부는 보건행정을 소홀히 취급하고 사회부 안에 보건국을 두는 정도에 만족했다. 이에 대해 윤일선 등 대한의학협회 회원들은 정부와 국회에 보건부 독립안을 건의했고, 결국 보건부 독립안이 국회 본회의에 상정되어 1949년 7월 보건부가 사회부에서 독립했다.

그러나 새 정부는 보건행정에 대한 인식이 부족했을 뿐만 아니라 보건예산도 전체 예산의 1% 정도만을 배정했을 뿐이었다. 부족한 재정 때문에 보건부가 독자적인 사업을 전개하는 데 한계가 있었다. 보건부는 전염병 예방사업과 환경위생 관리에 역점을 두면서, 의료인력 관리, 교육 및 제약시설 정비 등을 계획했다.

좌익의 국영병원중심론

해방 이후 최응석崔應錫(1914~1998)은 『조선의학신보』에 기고한 「현단계 보건행정의 근본적 임무」(1947. 5)라는 글에서, 국영병원·협동조합병원·개인개업의를 세 축으로 하는 의료국영론을 제시하고, 궁극적으로 국영병원이 확충되어야 하며, 의료국영화만이 보건 문제를 근본적으로 해결할 수 있는 방안이라고 주장한 바 있다. 그는 "의사의 도회지 편재 현상을 근본적으로 개혁"하고, "인구와 지역에 따른 의료기관의 적정 배치를 달성"하기 위해서는 국영병원이 확충되어야 한다고 보았다. 그는 1군에 1개씩 종합적 인민병원을 설치하고, 관립병원 9개, 공립병원 64개, 일본소유병원 74개 등 145개를 국영병원으로 운영해야 한다고 주장했다.

협동조합병원은 농촌의 협동보험조합이 운영하는 병원으로서 국가의 원조 속에서 농촌 지역에 촌락병원을 양성한다는 구상이었다. 이런 방식으로 국영병원과 협동조합병원을 확대해나가면 영리를 추구하는 개인 개업의는 축소될 것인데, 국영병원과 협동조합병원에서 근무가 끝나면 개인의 영업행위를 할 수 있도록 허가하고, 일반 개업의도 일정 정도 허가해줄 필요가 있다고 보았다.

이부현도 『민주주의』에 게재한 「인민의 의학건설」이라는 글에서, 의료국영화와 민주개혁, 근로인민을 대상으로 하는 의학 연구 등을 제시한 바 있다.

우익의 종합병원중심론

당시 보건후생부장으로 재직하던 이용설李容卨(1895~1993)은 사실상 우익을 대변한다고 할 수 있는데, "의료시설과 전문과목 담당의사가 부족한 현실"을 지적하면서 좌파의 의료국영론이 시기상조라고 규정했다. 그러나 이용설도 의료공공성을 강화해야 한다는 점에는 공감하고 있었다. 이를 위해 그는 민간에서 종합병원을 많이 건설하여 종합화·대형화를 추진하고, 의사 양성 확대, 해외유학 알선, 자격시험 강화 등 미국식 의료제도를 배워야 한다고 주장했다. 이용설은 병원의 대형화를 통해 의료의 상업화를 저지할 수 있다고 믿었다. 우익에서조차 의료공공성

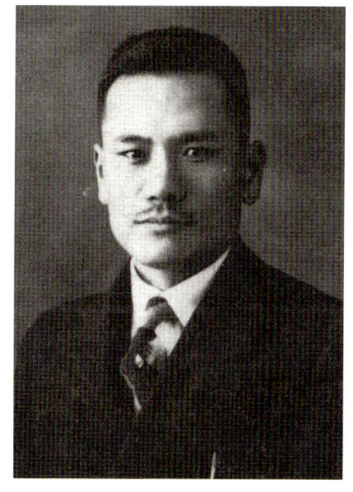

이용설 해방 이후부터 대한민국 정부가 수립될 때까지 보건후생 관련 정책의 입안과 시행에 기여한 인물이다.

강화와 상업화의 극복은 보건정책의 핵심이었다고 볼 수 있다.

그러나 미군정이 우익을 지원하면서 사회주의 세력과 좌익을 척결하고 있었기 때문에, 사실상 좌익의 의료국영론이 남한사회에서 살아남기는 어려운 실정이었다. 아울러 미군정은 선교계와 유학계 출신 의사를 중심으로 미국 시찰과 유학의 기회를 제공했다. 이들은 보수적이고 친미적인 성향이었으며, 귀국 후에는 자유개업체제와 미국식 의료체계를 한국에 정착시키는 데 중요한 역할을 담당했다.

한국전쟁과 의료

전쟁의 발발과 피해상황

한국전쟁의 발발로 수많은 인적 물적 피해가 있었는데, 의료인과 의료기관 역시 전쟁의 포화를 피할 수는 없었다. 1953년 6월 18일자 『동아일보』 보도에 따르면, 한국전쟁 중 피살당한 의사가 58명, 납치된 의사가 17명, 간호사는 300명 이상이 피살 혹은 행방불명되었으며, 보건부 직원 15명이 피살되었다. 의료기관은 사립병원 3,155개 중 450개가 전파, 1,065개가 반파, 국공립 종합병원 54개 중 10개가 전파, 36개가 반파되었다. 또 제약공장 159개 중 10개가 전파, 133개가 반파되었으며, 각종 연구시설 역시 161개가 전파, 361개가 반파되었다. 시설물은 X선 기계 144대를 비롯해 병원 내의 모든 약품을 거의 피탈당했고, 시설 피해액은 48억 7,933만 원이었다.

전쟁과 질병의 확산

전쟁은 급성전염병의 확산에 직접적인 원인이 되었다. 특히 피난생활로 인한 군집거주, 환경 불량, 식수 오염, 영양결핍 등은 급성전염병이 창궐할 수 있는 호조건이었다. 가장 많이 유행한 전염병은 장티푸스와 발진티푸스로, 전쟁기간 동안 매해 수만 명 이상이 발생했다. 그중 발진티푸스 환자는 1951년 최대 3만 2,000여 명이 발생했으나, 미군의 DDT와 테트라사이클린 등 항생제의 사용으로 점차 급감했다. 가장 많은 사망자를 낸 전염병은 두창으로, 1951년 최대 4만 3,000여 명이 감염되었고 사망자는 1만 1,000여 명을 넘었다. 전란 가운데 두묘 백신을 생산할 수 없었던 탓에 두창 감염자의 치사율이 가장 높았다. 이 밖에도 파라티푸스·이질·콜레라·말라리아 등이 끊임없이 유행했다. 1951년 6월부터는 원인 모를 전염병이 미군부대 내에 유행하여 감염자의 20% 정도가 사망했고, 심한 경우 미 제1기갑사단은 887명의 병사 중 42%가 감염되었고, 그중 42%가 사망했다. 이 병은 유행성 출혈열로 밝혀졌는데, 1952년 4월에는 미군에 전담기구가 설치되기도 했다.

만성전염병 중에서는 성병과 결핵이 가장 중요한 질병이었다. 성병은 일종의 군인병으로 군인사회에 만연한 질병이었다. 미군기지 주변에는 언제나 굶주림에 지쳐 거리를 방황하던 젊은 여성들이 즐비했다. 게다가 페니실린의 등장으로 성병은 더 이상 두려운 질병도 아니었다. 결핵은 일제 말기에 감염자가 40만 명에 이르렀으며 이미 망국병으로 불릴 정도로 만연한 질병이었다. 해방 이후 결핵환자는 120만 명에 이르렀고 최대의 사회문제가 될 정도로 환자가 급증했다. 1951년 10월, 정부는 결핵환자가 280만 명에 이른다고 발표했다.

전시연합의과대학의 설치와 운용

부산으로 피신한 한국 정부는 1951년 5월 4일 「대학교육에 관한 전시특별조치령」을 반포하고 전시연합대학 설립을 추진했다. 당시 전시연합대학은 부산 이외에 대구·광주·대전·청주 등지에도 설치되었는데, 의학계는 부산·대구·광주 세 곳에 전시연합의과대학을 설치했다. 이 전시연합대학은 1년여 동안 합동수업을 계속하다가 각 대학이 독자적인 수업을 할 여건을 갖추어 분리 독립하면서 1952년 5월 31일 해체되었다.

부산 전시연합의과대학은 남한 내 의과대학이었던 서울의대·세브란스의대·서울여의대·대구의대·광주의대 재학생으로 구성되었다. 이화의대는 따로 수업을 받았다. 교사는 부산시 광복동 2가 3번지 동주여자상업학교 자리에 세워졌다. 당시 학장은 서울대학교 이제구 교수였고, 교무과장은 남기용 교수였다. 교직원수는 교수가 21명, 부교수 8명, 조교수 22명, 강사 14명 등이었다. 강의는 교재 없이 구술로만 진행되었으며, 실습은 약품과 기자재가 부족하여, 손쉽게 구할 수 있는 시체를 활용한 해부실습만 실시되었다. 또 4학년생은 부족한 군의관 수요 때문에 모두 소위로 임관이 되었는데, 의사 자격이 없었다. 후에 이 4학년생들을 위한 단기과정이 설치되었고, 그 후에 의사자격을 부여받아 중위로 임관했다.

전쟁과 외과술의 발전

폐허 속에서도 전쟁을 계기로 의료기술이 크게 발전하기도 했다. 특히 외과 분야는 부상자와 응급환자를 치료하는 과정에서 괄목할 만한 성장이 있었다. 예를 들면, 한국전쟁 이후 수혈의 용도가 넓어졌고, 혈액은행 개념도 보편화되었다. 조기진단의 필요성 때문에, 임상병리 실험기구들이 도

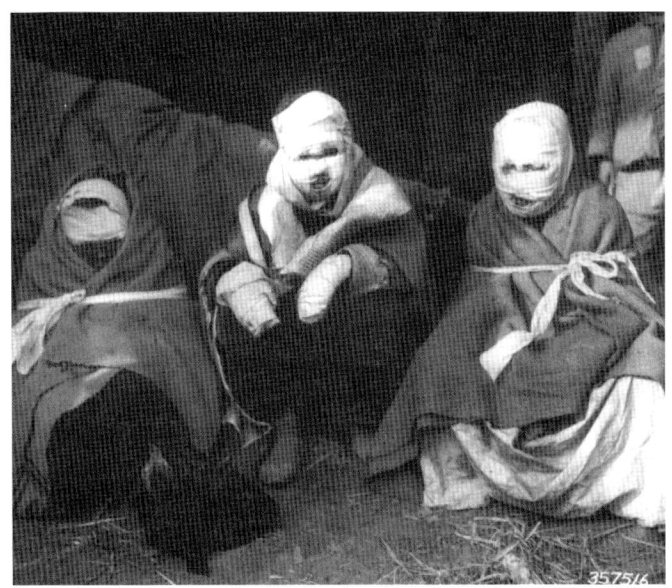

미군이 쏟아부은 네이팜탄에 부상당한 여인들(1951. 2. 4) 미군의 무차별적인 폭격으로 민간인 사상자가 속출했다. 네이팜탄에 맞아 부상당한 여인들이 수원 임시치료소에서 치료를 받기 위해 모여 있다.

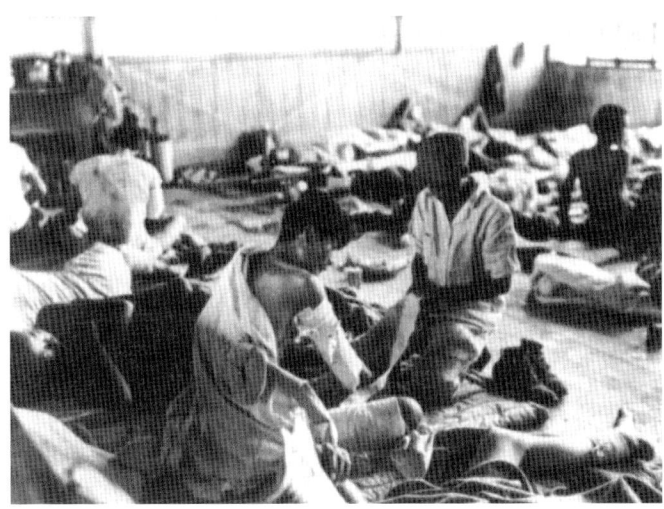

밀양의 육군 야전병원(1950. 8. 28) 전시에 학교나 관공서는 야전병원으로 활용되었다. 병사들이 밀양의 한 초등학교에서 치료받는 모습이다.

입되어 임상병리학 발전에 기여했다. 항생제에 대한 관심이 증폭되었으며, 재활의학이 도입되었다. 특히 마취과·신경외과·흉부외과 등의 분야에서 새로운 기술이 접목되어 한국의학의 발전에 크게 기여했다. 한국전쟁은 미군 군의들과 직접 대면하면서 선진의학을 도입할 수 있는 중요한 창구가 되었다. 또 이들 사이에 특수한 인맥관계가 형성되면서 한국인 의사들이 미국 등지로 유학이나 연수를 떠날 수 있는 네트워크가 형성되기도 했다.

반면 전쟁은 군을 중심으로 전개되기 때문에, 외과 등 전쟁 상황에서 긴요하게 필요한 실용적인 의학분과를 제외하고 기초의학이나 산부인과 등의 발전에는 한계가 있었던 것도 사실이다. 또한 야전 위주의 이동병원은 민간의 필요를 충족시키는 데 한계가 있었다. 의학 전반의 체계적인 발전과 성장을 위해서는 의학교육뿐만 아니라 의료체계 전반의 개혁이 필요했다.

미네소타 프로젝트와 차이나 메디컬 보드의 지원

한국전쟁 이후 한국을 지원하기 위한 교육 프로그램 중 가장 규모가 큰 고등교육 원조정책이 미네소타 프로젝트Minnesota Project였다. 미네소타대학을 통해 서울대 농대·공대·의대 분야를 지원한 것이었다. 당초 계획은 3년간 지원하는 것이었는데, 실제로는 1954년 9월부터 1961년 6월까지 약 7년 동안 진행되었다. 226명의 교수가 미네소타대학에 연수를 다녀왔고, 59명의 자문관이 교육체계 전반을 자문했으며, 시설 복구를 비롯하여 총 1,000만 달러에 달하는 금액이 지원되었다. 그중에서도 의과대학에는 병원과 의료기구 등 시설과 장비 등이 제공되었으며, 77명의 교수진이 연수를 다녀왔고, 11명의 자문관이 교육 자문을 실시했다. 그 결과 임상과 실험을 중시하는 미국식 의학교육이 빠르게 흡수되었으며, 강의 중심의 교육에서 증례 중심의 교육으로 변화되었다.

차이나 메디컬 보드China Medical Board는 록펠러재단의 일부로서 베이징협화의학원을 지원하기 위한 조직이었는데, 한국전쟁 이후 중국이 베이징협화의학원을 국유화하고 미국과 적대적인 관계가 됨에 따라 새로운 지원대상을 물색했다. 그러던 중 1953년 전쟁 이후 폐허가 된 한국의 여러 의과대학을 방문·조사한 결과 세브란스의과대학을 가장 적합한 기관으로 판단하여 교수들의 미국유학, 연구비, 기구 구입비 등을 지원하고 의과대학 증축을 위해 400만 달러를 제공했다. 차이나 메디컬 보드의 세브란스의과대학 지원은 1976년까지 지속되었다. 미네소타 프로젝트와 차이나 메디컬 보드의 지원은 한국이 미국식 의학교육과 선진 의료기술을 단시일 내에 흡수할 수 있도록 한 중요한 경로가 되었다.

1950년대 의료 문제와 해결 노력

휴전과 백신 생산

1950년대 전반까지만 해도 남한에서는 두창·장티푸스·발진티푸스·백일해 예방약이 생산되었지만, 한국전쟁이 발발하면서 예방약 생산 실적은 전반적으로 저조했다. 전쟁으로 인해 1953년 전반기까지는 사실상 예방약 생산이 불가능한 상황이었기 때문에, 보건당국은 예방약 생산보다는 질병 발생 상황을 조사하는 데 집중했다. 게다가 1953년 9월에는 공무원 정원까지 대대적으로 감원되어 전염병 연구와 조사활동에 치명적인 영향

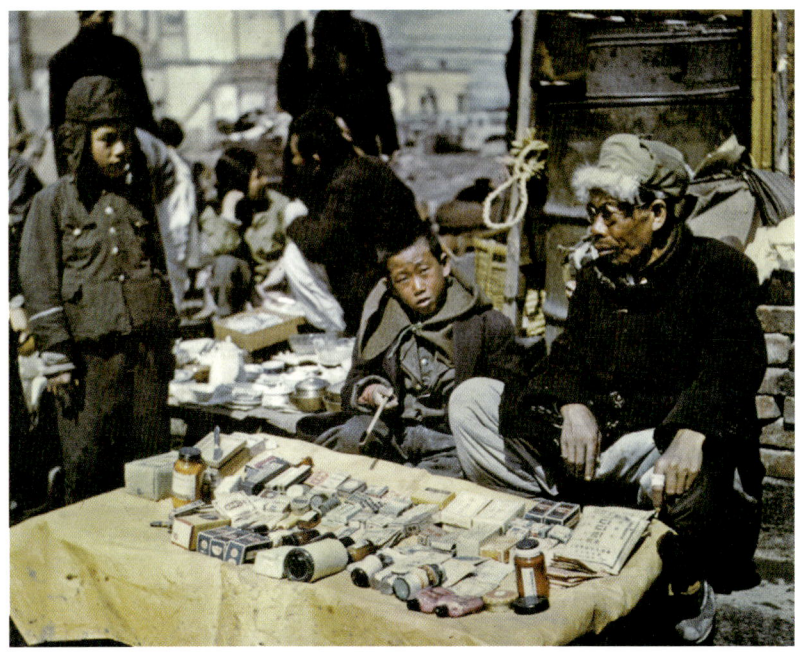

거리의 약장수(1951. 3. 19) 한국전쟁 이후 한국사회에 신약이 대거 등장했고, 미군부대 등을 통해 들어온 적지 않은 약들이 거리에서 팔려나갔다.

을 받았다. 1950년대 전반기는 이러한 상황으로 인해 예방약 생산을 비롯한 전반적인 활동의 침체기였다.

휴전이 이루어지면서 미국의 경제원조기구인 국제협조처ICA: International Cooperation Administration 등 각종 국제기구에서 인적·물적 지원이 활발하게 이루어져 예방약과 진단액 생산 기술이 크게 진전되었다. 우선 1959년부터 국내에서 디프테리아·백일해·파상풍 백신D.P.T과 뇌염 예방약이 새로 생산되었다. 결핵 예방을 위한 BCG 예방약은 1952년 1월 접종이 시작되었으나, 순수 국내 기술로 BCG가 생산된 것은 1960년이며 최초로 BCG 2만 cc를 생산했다. 1961년부터는 디프테리아 면역 검사법과 간·폐흡충증 진단액을 생산하기 시작했다. 1961년 기준으로 예방약이 30여 종으로 증가했으며, 이로써 각종 예방약과 진단액의 국산화 시대를 열 수 있게 되었다.

한센병 정착 부락 건립

해방 이후 1950년까지 한센병 환자를 위한 10개의 정착촌이 설립되었고, 한국전쟁 이후 정착촌이 본격적으로 건설되어 1950년대에 34개, 1960년대에 43개, 1970년대에 12개, 1980년대에 1개가 만들어졌다. 총 100개의 정착촌 중 영남에 49개, 호남에 23개, 서울·경기에 17개가 위치했다. 한센병은 1954년 「전염병예방법」이 공포되면서 성병 및 결핵과 더불어 제3종 전염병으로 분류되었다. 한센병 환자는 여전히 격리수용 대상이었는데, 1961년 이후에는 정부가 대규모 정착사업을 주도했다. 1963년부터는 한센병 환자들의 강제 격리수용이 폐지되고, 요양원의 다수 환자들이 정착농원으로 이주했다.

초기에는 교회를 매개로 외부 지원을 받아 국유지 혹은 오지 등을 개간하는 형태로 고구마·보리 재배와 양잠 등으로 생계를 꾸려나갔다. 1960년대부터는 상황이 개선되어 전업형 축산을 통해 소득이 크게 개선되었다. 그 후 정착촌에는 양계와 양돈을 중심으로 하는 축산업이 보편화되었다. 그러나 1980년대 이래로 불황과 시장개방, 환경 문제 등으로 축산업에서 임대업으로 업종이 전환되었으며, 한센병 환자가 감소하면서 정착촌도 점차 해체되고 있다.

결핵 퇴치사업

1946년 박병래가 주도하여 조선결핵예방협회가 창립되었으며, 1946년

6월에는 국립마산요양원이 문을 열었다. 이어 인천적십자결핵요양원과 마산교통요양원이 설립되었다. 그러나 해방 후 결핵은 최고조에 이를 정도로 매우 심각했다. 게다가 한국전쟁의 발발로 주거환경과 영양상태는 더욱 불량해졌기 때문에 결핵은 더욱 폭발적으로 만연했다. 불행 중 다행으로 전후 스트렙토마이신·이소니아지드·파스 등 항결핵제가 등장하여 결핵 치료에 새 지평을 열었다. 1952년부터는 BCG 접종이 국내기술로 개발되었다. 1953년에는 대한결핵협회가 창립되었고, 1954년에는 국립중앙결핵원이 설립되고 기독교세계봉사회 흉부진료소가 전국적으로 설치되었다. 결핵 환자들은 비로소 외래 통원치료가 가능해졌다.

1955년부터 외국 원조에 의한 결핵대책 5개년계획을 추진했으며 1957년부터 3년간 전국 결핵 이환율 실태조사가 실시되었다. 점차 전후 질서를 회복하면서 BCG 접종, 환자 발견, 외래통원치료 등 결핵 관리가 체계화되어갔다.

기생충 박멸사업

분뇨를 이용한 농작물 재배의 영향으로 회충·촌충·십이지장충 등 기생충의 감염률이 매우 높았다. 1950년대 어린이 가운데 최소 60% 이상 기생충에 감염된 것으로 보았다. 정부는 전국의 초등학교 어린이를 대상으로 1년에 2회 분변검사를 실시하고 이상자는 복약하도록 했다. 1950년대까지는 기생충 박멸사업이 주로 초등학생에 한정되었다.

한국은 1960년대까지 '기생충 왕국'이라고 불릴 정도로 남녀노소 할 것 없이 기생충 감염률이 높았고, 국민 1인당 2~3개 이상의 기생충에 감염되어 있다고 추정할 정도였다. 기생충 박멸사업은 1964년 4월 「기생충질환예방법」이 제정되고, 동년 12월 「기생충예방법 시행령」을 공포하여 학생충을 필두로 집단검사를 실시하면서부터 본격화되었다. 1973년부터는 사업장 근로자를 대상으로, 1975년부터는 일반 주민을 대상으로 범국민적으로 실시되었다. 한국인의 기생충 감염률은 1970년대 이후 큰 폭으로 줄어들었다.

해방 후 한의학의 재건과 과학화

과학화 논의

해방 이후 한의학을 재건하기 위한 방법으로 한의학이 지닌 임상 효과와 서양의학의 한계가 강조되기 시작했다. 그러나 한의학의 비과학성 문제는 한의학의 재건과 차별 극복을 가로막는 장애물이었다. 한의학은 경험지식에 불과하고 한의학에서 활용할 수 있는 대상은 한약에 불과하다는 주장이 제기되었다. 이러한 상황에서 한의학의 과학화는 한의학의 재건을 위한 필수 요소였다.

한의학의 과학화 방향은 세 갈래로 나뉘어 논의되었다. 첫 번째 견해는 유효 성분을 추출하기 위해 한약을 화학적인 방법으로 분석하는 것이었다. 그러나 이 방식은 한의학 이론을 인정하지 않았다는 점에서 한의학의 과학화가 아니라는 비판이 제기되었다. 두 번째 견해는 서양의학에 입각한 한의학 이론의 검토였다. 이 주장은 한의학의 고유한 이론을 인정한다는 점에서 첫 번째 견해와 달랐지만, 서양의학을 유일한 분석과 검토의 기준으로 삼는다는 점에서는 다르지 않았다. 세 번째 견해는 서양의학을 절대적 기준으로 삼기보다는 하나의 기준으로 간주하자고 주장했다.

한의학을 체계화할 때 서양의학을 중요한 하나의 기준으로 이용하자는 주장이었다.

해방 후 진행된 과학화 논의에서 과학이란 서양과학, 구체적으로는 서양의학이었고, 과학화란 곧 서양의학의 수용이었다. 개항 이후 수용된 서양의학은 일제강점기를 거치면서 한국의 전통의학인 한의학의 미래를 결정짓는 주요 요소로 자리잡았다. 다만 한의학의 독자성에 대한 인식 여부에 따라 서양의학의 수용 정도는 달라졌다. 철학적 의학론, 음양오행론 등은 그 독자성을 가능하게 한 이론이었다.

한의학 교육기관의 설립과 정부의 한의학정책

해방을 맞이한 한의사들은 조직의 정비와 함께 교육기관과 의료기관의 설립을 추진했다. 한의학이 멸시받는 가장 중요한 이유 중의 하나가 체계적인 교육제도가 마련되어 있지 않은 데 있다고 보았기 때문이다. 문교부의 정식 인가를 받아 설립된 최초의 한의학 교육기관은 인문학과와 동양의학과로 이루어진 4년제 을종대학 동양대학관이었다. 1948년 3월 설립 인가를 받았고, 4월 1일 개강했다. 동양대학관의 목적은 과학적인 한의사를 양성하는 데 있었다. 그 목적을 달성하기 위해 해부학·조직학·병리해부학·세균학 등 서양의학 과목이 교수되었다. 1949년 4월에는 서울한의학전문학관이 개설되었고, 1950년 6월에는 부산동양의학전문학원이 설립되었다.

한의학 교육기관의 설립과 함께 한의사들은 정부에 한의학 대책을 요구하기 시작했다. 한의학에 대한 차별은 국가 차원의 지원이 없기 때문이라고 본 것이다. 그러나 미군은 한의학에 대한 이해가 없었을 뿐만 아니라 긍정적으로 평가하지 않았고, 미군정에 참여한 한국인들 역시 대부분 서양의학 전공자들이어서 한의학에 비판적이었다. 대한민국 정부는 출범과 동시에 사회부 보건국 산하에 한방과를 설치했지만, 1949년 보건부로 독립하면서 한방과는 한방계로 격하되었다. 한의사들은 정부의 편파적인 행정을 개혁할 것을 요구하는 동시에 한의사로 명칭을 개칭하고 서양의사와 동등한 지위를 가질 수 있도록 법적인 제도 정비의 필요성, 즉 의료법 제정을 요청하기 시작했다.

제헌국회와 의사법 논쟁

의료법 논의는 제헌국회에서부터 시작되었다. 1950년 2월 보건부가 한의사를 배제한 「의사 및 치과의사법」을 제출했다. 한의학에 비판적이었던 보건부는 정부조직에 한약과는 설치할 수 있지만, 한방과는 설치해서는 안 된다는 입장이었다. 그러나 국회에서는 한의학의 유일한 대변인이었던 조헌영이 법안 제정을 강력히 반대했고, 각종 진정서가 제출되는 등 강력한 여론에 힘입어 보건부 법안은 본회의에 상정되지도 못했다.

보건부 법안을 폐기한 문교사회위원회는 자체적으로 「의사 및 의업법」을 입안했다. 이른바 국회안인 이 법안은 서양의사와 한의사에 대한 규정을 함께 포함하고 있었지만, 한의사는 의사가 아니었고, 별도 규정을 통해 의생과 한지의생을 둔다고 했다. 이는 결국 한의사를 차별하는 법안이었기 때문에 한의사들은 이 법안에 찬성하지 않았다. 대한의학협회 역시 국회안이 유사 의료업자들의 비과학적 의료행위를 부활시키고 합법화하는 것이라고 비판했다. 의료법에 대한 안건은 결론을 내지 못하고 1950년 5월로 만료되면서 제2대 국회로 이관되었다.

제2대 국회와 「국민의료법」 제정

제2대 국회는 한국전쟁이 진행 중이던 1951년 7월 「국민의료법」에 대한 논의를 시작했다. 논의 대상은 의사와 치과의사만을 의사로 간주하고, 한의사를 보건원·조산원·간호원과 함께 별도의 의료자로 구분한 「국민의료법」이었다. 이 법안은 의사와 한의사를 모두 포함하고 있지만, 서양의사를 의사로, 한의사를 의료자로 구분한 점에서 여전히 차별을 내재한 법안이었다. 한의학을 비판하는 입장에서는 한의학의 비과학성을 공격했고, 한의학을 지지하는 입장에서는 민족적 상징으로서뿐만 아니라 실용적 입장에서도 필요하다고 주장했다. 두 입장이 충돌하는 가운데 의사와 치과의사를 제1종, 한의사를 제2종, 보건원·조산원·간호원을 제3종 의료업자로 나누는 식으로 정리되었다. 종래 의생으로 불리던 한의사가 정식 한의사라는 명칭을 가지게 되었고, 한의사의 '사'자는 선비 사士에서 스승 사師로 수정되었다.

「국민의료법」 논의가 한의사에게 유리하게 전개되었던 것은 한약의 치료 효과와 한국인의 의료관행도 영향을 미쳤지만, 가장 중요한 이유는 의료시설의 부족이라는 현실에 있었고 이는 곧 국가적 과제였다. 실제로 「국민의료법」은 의료시설의 부족을 해결하기 위해 강제진료제를 마련해놓고 있었다. 강제진료제는 서양의사에게 2년 이하의 기간 동안 주무부 장관이 지정한 장소에서 진료에 종사하도록 규정한 것이다. 민주주의 이념에 맞지 않다는 비판이 있었지만, 무의촌을 해소해야 한다는 현실적 이유에서 강제진료제는 관철되었다. 아울러 의료인력을 증가시키기 위해 검정시험제까지도 포함시켰다. 의과대학 교육연한은 6년제로 하면서도 의료인력의 조속한 배출을 위해 시험제도를 의료법에 포함시켰다. 1949년 남한의 총 인구수는 2,000만 명을 넘고 있었지만, 의사와 한의사는 각

Episode

「국민의료법」 본회의 속기록으로 본 한의학 논쟁(1951. 7. 13)

김익기 의원 우리가 특히 유의하지 않으면 아니 될 문제는 이때까지 수천 년 역사를 가져온 우리 민족이 가장 한의에게 한의의 많은 혜택을 입었다는 것은 누구나 부인하지 못할 사실일 것입니다. …… 지금 현재 우리나라 양의사들이 쓰고 있는 주사약 또는 분약 또는 여러 가지 약의 대부분이 우리 국내에서 생산하지 못하는 외국에 의존하고 있다는 현실을 부정하지 못할 것입니다. …… 그러므로 우리 문화의 이 한의를 좀 더 법적 근거로서 완전한 체계를 세워가지고 모든 것을 만들어주면 이것이 법정됨으로써 우리 민족보건향상에도 도움이 될 것이고 국가경제에도 도움이 있으리라고 저는 봅니다.

노기용 의원 과학적으로 이것을 발전시키려면 국가적 추진이 없으면 결단코 추진이 될 수가 없는 것이올시다. 개인으로 이 거대한 한의학을 그대로 계승한다는 것은 잘 되지 않습니다.

이용설 의원 여기에 계신 분에게 손을 들라면 7할 이상은 아마 한의를 대단히 존중하실 분이 계실 줄 압니다. 저 역시 한의를 무시하는 사람이 절대로 아니올시다. 이것 여러분이 알아주시기 바랍니다. 그러나 여러분에게 난 한 가지 경고합니다. 여러분에게 한 가지 경고하는 것은 무엇인고 하니 의사라는 것은 적어도 이 몇 가지를 알아야 됩니다. 첫째, 의사라는 것은 사람에 대한 구조를 알아야 합니다. 사람의 신체에 폐가 어디에 있으며, 심장이 어디에 있으며, 소장이 어디에 있으며, 대장이 어디에 있으며, 뇌가 어디에 있으며 …… 이것을 알아야 됩니다. 여러분 그것을 알아야 됩니다. 둘째로는 소장은 무엇을 하는 물건이며 폐라는 것은 무슨 작용을 하는 것이며 뇌라는 것은 무엇을 하는 것이라는 관념을 알아야 됩니다. ("다 알고 있습니다"라고 말하는 이가 있음) 여러분 깜짝 놀라지 마십시오. 한방의사 가운데에서 알고 계신다면 대답해주세요. 한방의사 백 명을 갖다놓고 의학교 학생이 알 심장의 혈액순환 횟수를 똑똑히 알 만한 사람은 하나도 없어요. 또 혈액의 성분이 무엇인지 이 앞에 나와서 설명할 분이 한 분도 없어요. 그 사람이 있다면 좀 올라와보십시오. 절대로 없습니다. 하나도 없어요. …… 우리나라 한방의사가 오천년 전에 나와가지고 고대의학 가운데에 물론 경험으로 좋은 게 있지마는 그것 고냥 한사람의 거기에 대한 가감도 없이 오늘날 이것 그대로 있습니다. 양의라는 것은 어저께 의학이 오늘을 내버리게 될 것이 얼마나 있는지 아세요? 그냥 우리가 고식적으로 한방의라는 것은 천 년 전, 이천 년 전부터 내려오든 좋은 것이니까 그대로 쓰자 …… 물론 그 가운데에는 좋은 것도 있지마는 현대과학으로 볼 때에는 너무나 비과학적인 것이 많습니다. 그러나 나는 이렇게 규정합니다. 좋은 것이 있지마는 한방의를 발전시키려면 과학적으로 체계를 만들어놔야 되겠다. 그렇지 않고 현대과학화를 만들지 않고 그대로 좋다고만 하면 좋아지겠습니까? 절대로 좋아질 수가 없습니다.

각 4,375명, 1,657명 등 6,000여 명을 상회했다. 의사 1인당 담당인구가 3,000명을 넘었다. 거기다가 서양의사의 절반은 서울에 거주하고 있었다. 반면 한의사는 전체 한의사의 10% 미만이 서울에 거주하고 있었다. 게다가 1951년 9월 「국민의료법」 제정 당시 의료시설의 70%가 파괴된 상태였다. 아무리 한의학에 부정적인 입장을 가지고 있다 해도 서양의학만으로 한국인의 의료 수요를 충족시킬 수 없다는 점은 분명했다.

약장수와 돌팔이 의사의 유행

무면허 의료업자의 범람

1900년 「의사규칙」의 반포 이래로 "의사는 의과대학과 약학과의 졸업증서를 가지고 내무부 시험을 거쳐 인가를 얻은 자"여야 했다. 무면허 의료업자, 속칭 돌팔이에 대한 단속이 법률상으로는 존재했지만, 실질적으로 국가가 이를 단속할 능력이 없었다. 무엇보다 의료인이 절대적으로 부족한 현실에서 무면허 의료인의 활동을 묵인하는 형상이었다. 그러나 1951년 9월 「국민의료법」이 공포된 이후 상황이 달라졌다. 의료인력은 여전히 부족했지만, 정부는 검정시험제도와 강제진료제 등을 통해 보완하려 노력하고 있었고, 한의사들의 법적인 지위도 인정했다. 그렇게 한의학이 공인되기는 했지만, 여전히 한의사의 자격 기준은 마련되지 않았다. 약종상들이 약사 혹은 한의사를 사칭해도 그들을 제재할 법적 근거가 없었다. 이러한 빈틈을 비집고 1950~1960년대에는 무면허 의료업자들이 활발히 활동을 벌였다.

1952년 2월 보건부는 일반인이 한의사와 약종상을 구분할 수 있도록 자격시험을 치르겠다고 공표했다. 한의사 자격시험은 1952년 6월과 1953년 3월 실행되었다. 1953년 11월 제정된 「약사법」에 따라 약국을 열고 운영할 수 있는 독점적인 권한이 약사에게 부여되었다. 하지만 약종상들이 의사나 한의사 행세를 하는 경우가 많았다. 잘못된 주사와 약 처방으로 목숨을 잃는 경우도 적지 않았다. 조배국은 치통으로 수원시 한일약방에서 주인의 3녀 문종실이 놓은 주사를 맞고 15시간 만에 사망했다 (1953. 3. 13). 인천시에서 무면허 의사 최창훈은 4개월 된 임산부에게 주사를 놓아 죽게 했고(1959. 6. 9), 양주군 이영철도 무면허로 주사를 놓아 죽게 했다(1959. 11. 6).

1960년대에는 산업화가 본격화되면서 도농격차가 심화되고, 일용노동자 등 생계형 노동자들은 궁핍한 현실 속에서 돌팔이들에게 자신의 몸을

Episode

가짜 의사 허정호 사건

허씨는 본적이 함북 도성군으로 1·4후퇴 때 월남하여 부산에서 한때 행상을 하다가 1953년에 군에 입대하게 되자 직업을 의사라고 속여 군의관으로 복무한 후 1954년 8월에 제대했다. 그 후 연세의대 졸업생 중에서 자기와 이름이 똑같은 허정호 씨가 있음을 이용하여 자기가 연세의대를 졸업한 것처럼 허위로 이력서를 기재하여 대구 동산기독병원에 취직했다. 만 7년간 중견의사로 행세했으며 1955년부터 부과장으로 지내고 있다가 정체가 폭로되자 부리나케 뺑소니를 쳤지만, 하는 수 없이 검찰청에 자수하여 문초를 받는 몸이 되었다. 진짜 허정호 씨는 미국에 5년간 유학 가서 혈관과 내장외과를 전공하고 귀국했다. 진찰실에서 원서와 씨름하던 허씨는 "먹고 살 수가 없어서 한 짓이니 관용으로 용서해주오"라 했다.

—「가짜 의사행위, 대구 동산병원서 이비과 부과장: 7년간」, 『의사신문』(1961. 2. 20)

의지할 수밖에 없었다. 무면허 의료업자들이 활개를 쳤던 것은 물론이며, 돌팔이들이 낙태수술이나 개복수술을 하다가 치사하는 경우가 많았고, 한의사나 조산사가 낙태시술을 하다가 적발되기도 했다. 위생병 출신의 포경수술 전문 돌팔이도 있었다. 무면허, 면허 대여, 대진 등을 '의료 3대악'으로 꼽기도 했는데, 무면허 의사가 원장 행세를 하면서 면허 의사를 고용하는 등 개별 무면허 의료업자가 조직적인 형태를 갖추어 규모를 키우기도 했다.

무면허 의료업자의 배출 경로와 등장 원인

무면허 의료업자는 대개 두 가지 경로로 배출되었다. 하나는 의원의 조수 출신이고, 다른 하나는 군 위생병 출신이었다. 일제강점기 이래로 의원에서 경험 있는 의료업자에게는 검정시험이나 한지의사면허 등을 통해 합법적인 의료업자로 살아갈 수 있는 기회가 제공되었고, 의료사고가 빈발하지 않는 이상 크게 문제 삼지 않았기 때문이다. 또한 한국전쟁으로 군 위생병 출신들이 응급처치 경력을 활용하여 면허 의사 행세를 하는 경우도 적지 않았다.

무면허 의료업자가 활발하게 활동했던 이유는 첫째, 의료인력과 시설의 부족이 근본적인 원인이었다. 특히 의료자원의 도시 집중은 농촌지역의 의료공동화를 초래했다. 둘째, 정식 의료비를 감당하기에 한국인들의 경제적 사정이 어려웠다. 게다가 양의와 한의는 의료비가 비쌌다. 사람들은 주사를 값싼 비용으로 목숨을 부지할 수 있는 최후의 수단으로 생각했다. 주사약을 구할 수 있는 약방과 주사를 놓을 줄 아는 무면허 의료업자들을 선호할 수밖에 없는 이유였다. 셋째, 의사·치과의사·약사들의 면허 대여도 성행했다. 면허 의사 중 직접 개업한 사람은 50%에 불과하다고 할 정도였다. 무면허 의료업자들은 면허를 대여해서 정규 의사들과 진료비 경쟁을 벌였다. 넷째, 단속과 처벌이 미미해서 설사 단속에 걸려도 인정에 호소하거나 약간의 벌금을 내고 영업을 재개하기도 했다.

무면허 의료업자의 단속

「국민의료법」은 무면허 의료행위에 대해 최고 10만 원 이하의 벌금과 2년 이하의 징역형을 규정했다. 그러나 1950년대에는 무면허 의료업자에 대한 단속이 사실상 미미했다. 정부는 의료인 단체와 합동으로 단속에 나서고 면허증 갱신을 통해 무면허 의료업자 및 부정의업자 단속에 나섰지만 실효성이 크지 않았다. 1962년 「의료법」 제정으로 '무면허자의 의료업무금지(제25조)'는 더욱 강화되었다. "의사가 아니면 의료를, 치과의사가 아니면 치과 의료를, 한의사가 아니면 한방 의료를, 조산원이 아니면 조산 업무를, 간호원이 아니면 간호 업무를 행하지 못하며 또한 각 그 명칭이나 이와 유사한 명칭을 사용하지 못한다"고 규정했다.

그러나 1960년대 초까지도 무면허 의료업자에 대한 단속은 경미했다. 5·16군사정변 이후 박정희 정권은 무면허 의료업자에게 계엄법을 적용(1961. 5. 22)했으나 징역 1년형이 최고였다. 1960년대 후반 박정희 정권은 부정부패 일소의 일환으로 무면허 의료업자 블랙리스트를 작성하는 등 강력한 단속을 시작했다. 특히 1969년 8월 보건복지부는 「보건범죄단속에 관한 특별조치법」을 제정하여 부정의약품 및 무면허 의료행위에 대하여 "무기 또는 징역 2년 이상의 징역에 처하고, 100만 원 이상 1,000만 원 이하의 벌금을 병과"했다. 재범자는 "사형, 무기 또는 5년 이상의 징역에 처하는" 강력한 단속을 했다. 박정희 정권의 국가주의적 통제 속에서 무면허 의료업자들은 더 이상 활기를 띠기 어려웠다.

의학 발전을 위해서는
전쟁이 필요하다?

　　전쟁은 인류사회에 엄청난 고통과 재앙을 초래했다. 폭력적 수단으로 인명을 살상했을 뿐만 아니라 전쟁과정에서 발생한 전염병은 오히려 더 많은 인명을 앗아갔다. 아즈텍문명을 무너뜨린 것은 스페인함대의 총포가 아니라 두창이었고, 나폴레옹 전쟁에서 최대 인명 피해를 일으킨 것은 발진티푸스였다.
　　그러나 전쟁의 피해를 극복하는 과정에서 의학기술은 획기적으로 발전했다. 고대사회의 전쟁과 현대사회의 전쟁은 질적 수준이 달랐다. 칼·창·화살을 사용했을 때의 외상과 총포·폭탄·생화학무기를 사용했을 때의 외상 수준이 달랐기 때문이다. 시대가 달라짐에 따라 외과의사의 사회적 지위는 향상되었으며, 의학의 분과학문은 세분화되었다. 전쟁무기가 현대화되고 전쟁이 첨단화될수록 의학 수준 역시 제고되었다. 그렇다고 해서 의학의 발전을 위해 전쟁이 필요하다는 뜻은 아니다. 만약 세계대전이 다시 발생한다면, 의학의 발전을 논하기 전에 우선 인류문명 자체가 자멸하는 상황을 초래할 가능성이 크기 때문이다.

쟁점과 토론

해방 이후 한국사회는
개업의체제로 전환되었나?

　해방 이후 한국사회에는 미국식 의학교육과 의료체계가 빠르게 도입되었고, 해방 전후 관·공립병원 중심체제에서 개업의체제로 전환된 것으로 알려져 있다. 그러나 1944년에는 조선 전체 의사 수 2,743명 중 72%인 2,075명이 개업의로 활동했다. 1949년에는 전체 의사 수 3,881명 중 76.6%에 해당하는 2,972명이 개업의로 활동했다. 일제강점기 이래로 해방 전후기에도 개업의는 압도적으로 많은 비중을 차지했다.

　반면 1949년 조사에 의하면, 전체 1만 6,274병상 중에서 국·공립이 1만 2,725병상(78.2%), 사립이 3,549병상(21.8%)으로 국·공립이 압도적인 비율을 차지했다. 일제강점기부터 해방 전후기까지 국·공립병원의 병상 수는 사립병원의 병상 수를 크게 압도했다. 사립병원의 병상 수가 국·공립병원의 병상 수를 압도하기 시작한 것은 1966년도의 일이었다. 또, 1949년 국·공립병원에서 일반 환자의 비율은 23%에 불과했지만, 1959년에는 일반 환자의 비율이 57%로 증가한다. 국·공립병원이 전염병 환자를 많이 다룬 것은 사실이지만, 일반 환자의 비율 역시 상당히 높았음을 알 수 있다.

　해방 이후 한국사회가 미국식 의학교육과 의료체계를 빠르게 도입한 것은 사실이지만, 개원의를 포함한 민간에 대한 의존도가 크게 높아진 것은 1960년대 중반 이후의 일이라고 평가할 수 있다.

12

경제개발과 의료 환경의 변화

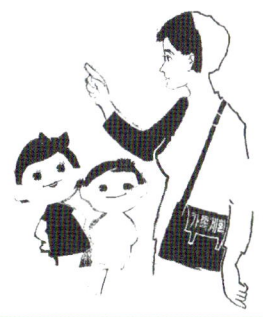

경제개발기에는

1963년 박정희 정권은 제1차 경제개발 5개년계획을 실시했다. 사회의 모든 분야는 산업화라는 시대의 구호에 보조를 맞추어야 했다. 한국 사회는 농업사회에서 공업사회로 전환되어갔고, 도시화가 급속히 진행되었다. 1970년대에 접어들어 중화학공업 분야를 집중적으로 육성하는 방향으로 산업구조를 고도화하는 정책이 추진되었다. 1970년대 후반 광공업의 비중이 농어업보다 높아지고 중화학공업이 경공업을 앞질렀다.

산업화·도시화에 따라 인구 구성이 변하고, 질병 양상도 역시 변화했다. 의료 역시 변화하는 사회에 맞추어 변화해야 했다. 가족계획사업의 실시와 의료보험제도의 개막은 도시화와 산업화로 인한 시대적 요구였던 것이다.

가족계획사업과 경제 성장

가족계획사업의 실시

1961년 군사정부가 수립되고, 가족계획협회가 설립되면서 가족계획사업이 본격적으로 시작되었다. 이 사업은 사회 빈곤의 원인을 많은 자녀 수에 있다고 보고, 저출산을 통해 적정한 규모의 가족경제를 유지시키며, 나아가 양질의 노동력을 확보하려는 의도에서 실시되었다.

가족계획사업이 국가시책으로 채택되면서 피임약제 및 기구의 국내 생산·수입 금지 조치가 해제되었다. 1962년부터 보건사회부는 가족계획사업을 보건사업의 일환으로 정하고 전국적인 실시에 나섰다. 1962년부터 5개년으로 나누어 각 시기마다 사업의 목표와 내용을 정하고 진행했다. 제1차 5개년계획의 목표는 피임법 보급체계의 확립이었다. 이 시기 동안 전국 보건소에 가족계획상담소를 병설했고, 조산부와 간호사를 배치하여 사업을 진행했다. 1964년에는 시군 단위의 하부 조직을 강화하기 위하여 각 읍·면에 가족계획계몽원을 배치하여 사업을 통한 계몽 및 피임법 보급을 위한 가정방문과 지도를 시행했다. 이 시기 동안 가족계획사업은 가정방문을 통해 피임 계몽을 전담하는 가족계획요원과 직접 피임시술을 제공하는 지정 의사를 근간으로 하는 체계로 추진되었다.

1967년부터 시작된 제2차 5개년계획의 목표는 지역사회 중심의 피

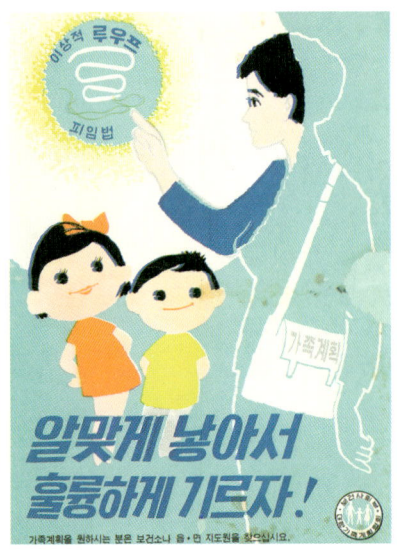

가족계획사업 초창기 포스터 "알맞게 낳아서 훌륭하게 키우자"(1961), "많이 낳아 고생 말고 적게 낳아 잘 키우자"·"덮어놓고 낳다 보면 거지꼴을 못 면한다"(1963) 등 가족계획을 선전하는 다양한 문구가 유행했다.

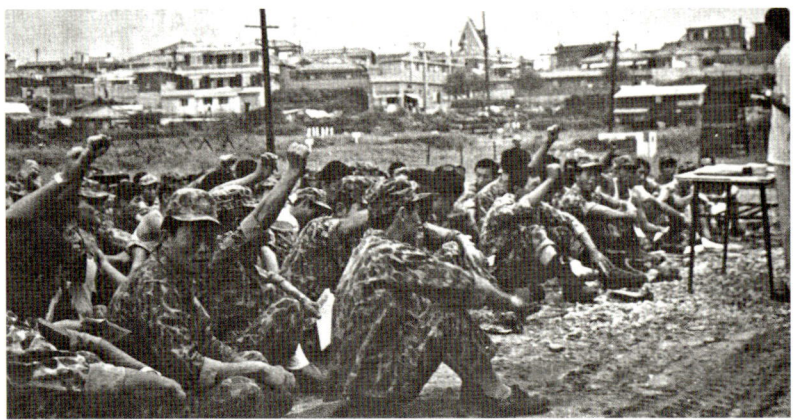

정관수술을 자원하는 예비군들 (1972) 정관수술을 하면 예비군 훈련이 면제되었다.

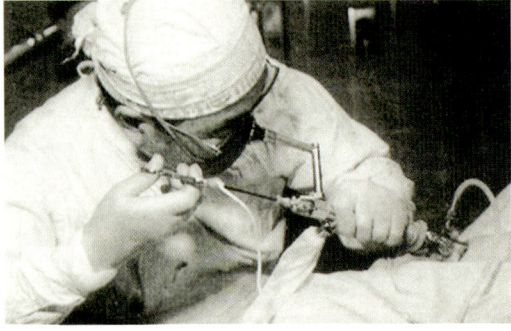

복강경 수술 복강경 수술은 난관수술의 어려움을 극복하는 데 크게 기여했다. 사진은 연세대학교 의과대학 산부인과 곽현모 교수의 시술 장면이다.

임법 보급 기반 조성이었다. 1961년 창설된 가족계획협회는 자체로 시범진료소를 운영하는 이외에 정부사업의 일부인 홍보계몽 그리고 가족계획 요원과 시술 의사에 대한 훈련을 전담했다. 1968년에는 전국 동리 단위에 약 2만 6,000개의 어머니회가 조직되어 가족계획 확산을 도모했다. 1972년부터 시작된 제3차 5개년계획의 목표는 특수집단을 위한 선별적 사업 전개였다. 1970년대부터는 도시지역의 특성에 부합하는 사업을 전개했다. 종합병원을 이용하는 도시 중산층을 위해 전국 75개 국공립종합병원에 가족계획요원을 배치하여 피임시술을 권장하는 한편, 서울 변두리 영세민 지역에 10개의 가족계획상담소를 설치했다.

피임기술의 도입과 발전

피임 방법으로는 처음에는 주기법, 발포성 정제 및 콘돔 같은 전통적인 방법과 정관수술을 보급했으나 콘돔 이외에는 큰 효과를 거두기 어려웠다. 따라서 1964년부터 시술이 간편한 자궁장치인 루프Lippes Loop를 도입했고, 1968년부터는 먹는 피임약이 보급되었다. 루프는 저렴한 비용으로 시술도 간단하고, 임신을 원할 경우 다시 빼면 되는 간단한 장치였다. 하지만 루프가 오래되면 염증이 생기고 냉이 나오기도 했다. 심한 경우에는 루프를 착용한 여성들이 출혈과 요통을 겪기도 했다. 루프에 이어 사용된 방법이 난관수술이었다. 난관수술은 1970년대 이후 더 이상 아이를 원치 않는 산모들이 많이 선택했다. 대개는 산후나 제왕절개 수술시에 난관수술을 했다. 복강경의 도입은 난관수술의 어려움을 극복하는 데 큰 기여를 했다. 복강경 수술이 개발되면서 1980년대 이후에는 난관수술이 가장 많이 수용되는 출산 조절 방법이 되었다. 남성들의 경우에는 정관수술로 피임을 했다. 남성은 상대적으로 수술이 간단했고, 수술이 이루어지는 장소 중의 하나는 예비군훈련장이었다. 남성이 정관수술을 할 경우 가족계획사업에 적극 참여한다는 이유로 예비군훈련을 면제시켜주기도 했다.

가족계획사업의 성과와 한계

1961년 시작된 가족계획사업은 당시 정부가 의료 분야에서 가장 역점을 기울인 대상이었다. 가족계획사업의 실시로 근대적 의미의 피임이 보급되고, 계획된 출산이 일상화되었다. 그런 관심의 결과 사업은 성공했다고 할 수 있다. 그 결과 출산율은 급속히 줄어들기 시작했다. 1960년 평균 6명이던 자녀 수는 1970년 4.5명, 1980년 2.8명, 1985년 1.7명이 되었다. 현재는 세계 최저 수준인 1.13명까지 저하되었다. 인구증가율 역시 1960년대 3.0%, 1970년대 2.0%, 1980년대 1.57%, 2010년 0.26% 등으로 감소추세에 있으며, 2020년 이후에는 인구증가율이 마이너스로 돌아설 것으로 예상되고 있다.

가족계획사업은 짧은 실시기간에도 불구하고 기대 이상의 효과를 낳아 한국사회의 역동성을 상징하는 제도의 하나로 평가받고 있다. 하지만 사업이 한국의 실정을 고려하기보다는 국제 인구 통제기관의 주도로 시작되었다고 비판하는 입장도 있다. 이들은 사업이 시작되는 1961년에는 이미 전쟁 이후 생긴 베이비붐이 끝나가고 있었으며, '돌진적 근대화' 방식에도 문제를 제기하고 있다. 국가가 정책을 형성하고 재원을 마련하여 집행하는 것이 아니라 구체적인 양적 목표 달성을 위해 국민을 동원하는 계몽과 선전이 중심이 되었다는 것이다.

현재 세계 최저 수준인 1.13명으로 추락한 평균 자녀 수는 노령화와 함께 한국 경제 성장을 가로막는 장애물로 인식되고 있다. 최근에는 출산 장려를 위해 3자녀 이상 가족에게 교육과 양육 등 분야에서 혜택을 주고 있고, 보건복지부는 낙태를 억제하는 대책을 실시하고 있다.

의료보험의 실시와 의료계의 변화

의료보험의 시작

1961년 군사쿠데타로 정권을 획득한 군인들은 집권의 정당성 확보를 위해 경제개발, 즉 민생고 해결과 복지정책을 병행 추진할 것을 시사했다. 그 결과 1963년 「의료보험법」이 제정 공포되었다. 서구에서는 의료보험이 고조되는 노동운동에 대한 대응으로서 실시되었다는 점에 비추어볼 때, 한국의 사례는 노동운동이 아직 본격화되기 전이기는 하지만 정권의 안정을 목적으로 했다는 점에서는 같았다.

그러나 「의료보험법」은 강제가입이 아닌 임의가입 방식을 채택함으로써 실질적인 효과를 거둘 수 없었다. 기업체에 부담을 줄 경우 경제 건설의 추진이 힘들어질지 모른다는 염려가 있었고, 당시 정부도 보험을 경영할 능력이 없었다. 무엇보다 군사정부는 비생산적인 분야인 의료에 큰 관심을 가지고 있지 않았다.

의료보험은 1977년 7월 1일 실시되었다. 그해 500인 이상의 사업장을 대상으로 의료보험이 실시되었다. '한강의 기적'이라 일컬어지는 한국 경제 발전이 실시의 배경이었다. 사실 여러 기업은 의료보험제도가 실시되기 이전부터 복지 차원에서 특정 병원과 계약을 맺거나 의료비를 보조하고 있었다. 따라서 의료보험의 실시가 기업에게 큰 부담이 되지 않았다. 나아가 노동자들에 대한 배려도 필요했다. 산업화는 노동자의 일정한 희생

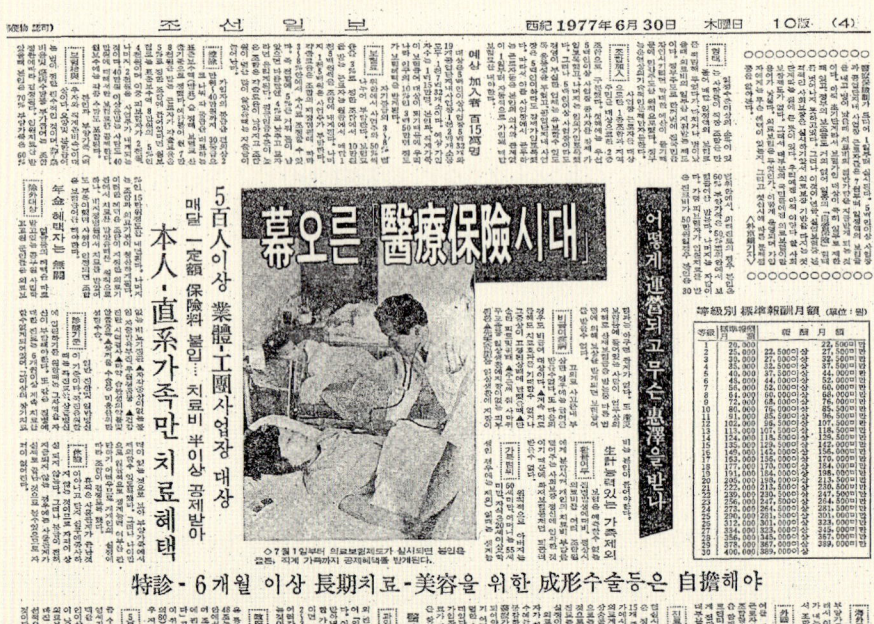

막 오른 의료보험시대(『조선일보』 1977. 6. 30) 1977년 7월 1일 의료보험이 실시되었다. 신문들은 의료보험의 준비 부족과 병원들의 협조 부재 등을 보도했다.

아래 진행되었고, 그 희생을 보상할 필요가 있었다. 그 보상을 통해 정부는 대기업 노동자들의 정치적 지지를 받을 수 있었다. 북한과 체제 경쟁도 의료보험 실시의 다른 배경이었다. 무상의료를 선전하는 북한에 맞서기 위해 의료 분야에서 획기적인 제도의 실시가 필요했던 것이다.

전 국민 의료보험의 실시

처음에는 500인 이상의 사업장을 중심으로 실시되었던 의료보험은 점차 대상 범위를 확대해, 1988년 농어촌지역 의료보험, 1989년 도시지역 의료보험이 실시됨으로써 전 국민 의료보험시대를 열었다. 보험 대상의 확대 속도는 세계적으로 유례를 찾아볼 수 없을 정도로 빨랐다. 국민연금이나 실업수당 같은 복지제도가 1990년대 중반 이후 실시된 점을 고려할 때 의료보험 정착 속도는 그만큼 빨랐다. 2000년에는 직장과 지역으로 분리되어 운영되던 보험제도가 통합되었다.

하지만 성과 위주로 이루어진 정부 주도의 급속한 산업화처럼 의료보험도 내실보다는 속도에 치중하여 실시되었다. 우선 정부는 자신의 부담을 최소화하기 위해 보험비를 고용주와 노동자가 절반씩 부담하도록 했다. 정부는 보험의 관리운영비만 부담했다. 보험의 운영 방식을 통합이 아닌 조합 중심으로 만든 이유도 보험 운영의 부담을 지지 않으려는 정부의 의도가 있었다.

동시에 보험의 급속한 확대를 위해 모든 의료기관을 강제로 요양기관으로 지정했다. 그리고 의료 수가는 낮게, 급여 범위는 좁게 책정했다. 지불 방식은 행위별 수가제를 채택했다. 각각의 진료행위마다 수가를 매긴 것이었다. 의료보험이 실시된 1977년을 대상으로 할 경우 수가는 관행 수가의 절반 정도에 머물렀다. 그 결과 국민들은 의료보험을 수가 할인제도로 인식하게 되었고, 의료인들은 수가 보전을 위해 의료의 범위를 넓히고 제공 방식을 변화시켜 수익을 창출해왔다.

의료 수요의 증가와 병원의 성장

의료보험은 국민의 생활을 바꾸어놓았다. 의료보험이 실시되기 이전까지 국민들이 주로 이용하는 의료는 약이었다. 환자의 60~70%가 병원 치료를 받지 못하고 있었다. 병원은 위급할 경우에나 찾는 곳이었고, 국민들이 이용하는 보다 일반적인 의료기관은 약국이었다. 하지만 의료보험이 실시되면서 병원은 대다수 국민이 이용할 수 있는 곳으로 바뀌어갔다. 의료보험 도입 전 인구 1인당 연간 의사 방문 수가 1회 정도였으나 1989년에 이르러 방문 수는 6.41회로 증가했고, 1977년 현재 1.5일이었던 진료 일수는 1991년에는 8.2일로 상승했다.

의료보험이 의료계에 미친 영향도 컸다. 우선 의료서비스 접근이 수월해지면서 병원이 확대되었다. 80병상 이상의 종합병원은 1975년에는 37개였으나, 1980년 82개, 1995년 266개로 증가했다. 의료계에서 낮은 의료 수가를 보전하는 방법으로 고급 의료기기를 도입하기 시작하자 자금 동원이 용이한 대형병원이 상대적으로 더 빨리 증가하게 되었다.

특히 대형병원의 증가는 민간 부문이 주도했는데, 이는 국가 부담을 최소화하려는 정부의 의도가 있었다. 그리고 의료인들, 특히 의사들은 의료보험의 도입으로 시장을 개척할 수 있는 기회를 얻었고, 성장할 기회로 활용했다. 반면에 일제강점기 때 만들어졌던 공공병원들의 영향력은 점차 줄어들었다. 공공병원이 의료계에서 차지하는 비중은 1975년 34.5%에서 1990년 12.1%로 낮아졌다. 제약업의 경우도 일반의약품 위주였던 공급 대상을 보험약품 위주의 치료제 중심으로 변화시켜나갔다.

건강보험의 출범과 조직 통합

의료계에서 건강진단과 같은 비보험 분야가 개발되고, 고가의 장비가 사용되며, 과잉 진료나 약가 마진 등의 부작용이 나타나기 시작한 계기도 의료보험이었다. 처음에는 상대적으로 보험환자 수가 적었기에 의료계는 의료보험제도를 수용했다. 하지만 삭감된 수가를 보전할 일반 환자가 줄어들자 편법을 동원하기 시작한 것이다. 정부는 편법을 규제하기보다는 용인했다. 나아가 시간이 지나면서 정부가 이런 문제에 대해 본격적으로 개입하기는 어려워졌다. 민간 부문이 의학교육에서 의료 공급에 이르기까지 의료의 전 분야를 관할하면서 국가의 역할이 축소되었기 때문이다.

   민간과 시장을 근간으로 한 건강보험제도는 지속될 가능성이 크다. 하지만 이 제도는 사회적 연대라는 대의에도 불구하고 의료 양극화와 재정 위기라는 문제를 낳고 있다. 의료 공급을 민간 부문이 주도하면서 자금 사용에 유리한 대형병원이 성장하는 반면 중소병원은 위축되었고, 지역과 직장을 통합하고 의약분업을 실시하면서 재정 지출이 증가했기 때문이다. 건강보험의 주체가 국민·의료인·국가라는 점에서 이 세 주체는 건강보험의 현재와 미래에 대해 지속적으로 논의하고 합리적으로 결정할 필요가 있다. 건강보험은 한국인의 생활에서 가장 중요한 제도로 자리 잡았기 때문이다.

약사와 제약산업의 성장

해방과 서양 약품의 수입

   해방 후 제2차 세계대전을 거치면서 서양에서 개발된 새로운 약들이 들어오기 시작했다. 대표적으로 항생제인 페니실린이 있었고, 그 외에도 다이아진·스테렙토마이신·비타민·소독약 DDT 등이 있었다. 새로운 약의 효용성이 알려지면서 이 약들은 일종의 만병통치약으로 유통되었다. "주사약은 페니실린이요, 먹는 약으로는 다이아진"이었다. 또한 후에 미국약품해설집이 나와 미국에서 수입된 약품들의 효용을 알게 되었다.

한국전쟁을 거치면서 의약품 수요가 늘었다. 피난길에 나선 국민들은 영양실조로 결핵과 같은 만성병에 걸려 비타민이나 항결핵제와 같은 의약품이 필요했다. 부상당한 군인들은 외용약과 항생제가 필요했다. 하지만 국내 제약업체는 그 수요를 감당할 수 없었다. 그 수요를 감당한 것은 미군의 군수의약품이나 수입 약품이었다. 유럽 제품은 한국인들에게 낯설었고, 따라서 '메이드 인 아메리카'는 최고의 의약품을 상징하는 문구였다.

약학교육기관의 설립과 약사의 증가

해방에 즈음하여 한국의 약학교육기관으로는 경성약학전문학교를 이은 서울약학대학이 유일했다. 해방 후 이화여자대학교는 행림원이라는 이름으로 의약대학을 설립했다. 한국전쟁을 거치면서 약학대학이 우후죽순처럼 설립되기 시작했다. 성균관대학교·중앙대학교·숙명여자대학교·부산대학교·덕성여자대학교·조선대학교·효성여자대학교·동덕여자대학교·동양한의대학교가 각각 약학대학을 설립했다. 문교부장관이었던 백낙준이 천명한 일인일기一人一技 교육이념이 약학대학 설립의 배경이었다.

하지만 보다 실질적인 이유는 종합대학 설립 요건이었다. 교육법이 개정되면서 종합대학은 1개 이상의 이공과대학이 있어야 했다. 이공과대학으로는 공대·농대·의대·약대 등이 있었는데, 상대적으로 약대가 설립에 용이했다. 전시 중이었고, 약사는 의료요원으로 병역에서 혜택을 받을 수 있다는 점도 약대 설립의 배경이었다. 하지만 가장 큰 이유는 직업의 안정성이었다. 한국전쟁 이후 직업이 불안정해지면서 면허를 가진 약사는 좋은 직업으로 각광받게 되었다. 하지만 시설이 미비한 약대가 설립됨에 따라 부실한 약사 인력을 배출한다는 문제점을 안게 되었다.

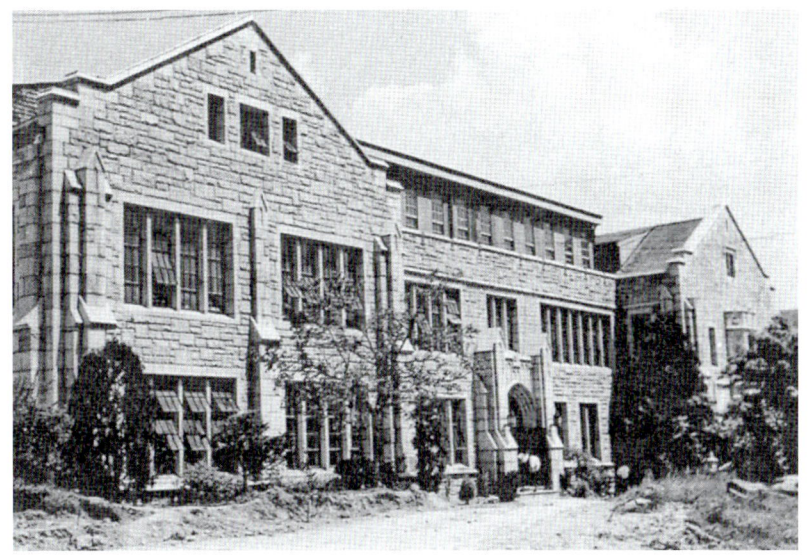

이화여자대학교 과학관 이화여자대학교 행림원(의약대학) 약학부는 1954년 약학대학으로 승격했으며, 이화여자대학교 약학대학은 우리나라 약대 4년제의 효시였다.

국제협조처 자금과 제약업의 재건

한국전쟁 동안 제약시설의 약 80%가 파괴된 상황에서 국제협조처ICA 자금은 제약업의 재건에 큰 도움이 되었다. 이 자금이 시설과 원료에 쓰이게 되면서 제약업계는 안정을 찾기 시작했고, 제약 산업이 본격적으로 성장한 시기는 1950년대 말이었다. 종래 수입품이 주종을 이루던 제약시장에 항생물질 등 국내 제약회사가 생산한 약제가 소개되기 시작했으며, 정부는 국산 약품 보호정책과 완제품 국산화정책을 시행했다. 그 결과 점차 수입 약품의 비중은 줄어들었다. 1958년에는 444만 7,000여 달러에 이르렀지만, 1959년 312만 7,000여 달러, 1960년 278만 3,000여 달러, 1961년 217만 6,000여 달러, 1963년에는 100여 만 달러, 1964년에는 62만여 달러로 줄어들었다. 대신 약품 원료의 수입량은 증가했다.

제약업체의 정비와 대형화

1960년대에 접어들면서 비타민제가 한국 약품시장을 휩쓸기 시작했다. 전쟁으로 영양 부족 상태에 있던 한국인들에게 비타민은 일종의 보신제로 받아들여졌다. 식사를 안 해도 비타민만 먹으면 견딜 수 있다는 생각이 퍼져있었다. 일동제약에서는 1959년 유산균 제제인 비오비타를 출시했다. 피로회복 혹은 활력을 내걸고 동아약품의 박카스가 나온 것이 1961년이었다. 지속성 활성비타민인 아로나민을 발매한 것은 1963년이었다. 1964년 활성비타민 시장이 과열화되어 불과 반년 사이에 푸로나민·아로나민·옥소라민·하아나민·아리랑V·아리타민·코리나민·프리마·바이페라·베지나민·스테미나 등이 시판되었다.

난립하던 제약업체들은 1960년대 중반에 접어들면서 점차 정비되었다. 1964년 482곳에 이르던 업체 수는 1966년 349곳, 1970년에는 286곳으로 감소되었다. 특히 1967년에 이르러 대규모 시설을 갖춘 업체가 늘어나면서 약품 생산의 과점 현상이 나타났다. 1970년대에 접어들면 제약회사들 사이의 격차는 더 벌어져 10억 이상 생산하는 28개 업체의 생산액이 1,190억 원을 기록, 전체의 82%를 차지하게 되었다.

수입 약품에 비해 국산 약품은 마진이 작았고, 그 결과 종래 대형도매상들이 몰락했다. 대신 중간도매상이나 소매 약국들이 제약업체와 직거래를 하게 되었다. 대형약국들은 할증·할인·경품 등을 통해 판매를 확대했다. 서울의 경우 이들 약국들은 종로4~5가, 남대문 일대에서 성업했다. 이 약국들은 2000년에 의약분업이 실시되기 전까지 환자를 진료하는 등 일종의 '병원' 역할을 담당했다.

Episode

메타돈 사건

조선총독부는 약품에 0.19%까지 마약 함유를 허용함에 따라 많은 제약회사들이 마약 성분을 함유한 약품을 생산했다. 일본 제약회사뿐 아니라 한국인이 경영하던 금강제약·삼성제약·조일제약 등에서도 마약 성분이 함유된 약품을 생산했다. 그 결과 많은 중독 환자들이 생기게 되었다. 해방 후에도 마약을 합성한 진통제가 시중에 유통되었다. 정부의 정식 허가를 받은 채 유통되고 있었다는 점이 문제였다. 중독자가 생기고 언론에서 문제를 삼으면서 잠시 사라지기도 했지만, 중독자들이 유사한 약품을 찾으면서 다시 나타나고 있었다. 문제는 이런 약품을 검사해도 명확한 결과가 판명되지 않는다는 데 있었다. '이물질 함유'라는 애매한 판정이 나오기 일쑤였다. 정부는 소극적인 대응으로 일관했다.

1965년 초부터 중독성을 지닌 정체불명의 약이 유통된다는 기사가 언론에 게재되기 시작했다. 전국적으로 마약 중독이 퍼지고 있다는 기사였다. 밭에 나가는 농부도 고기잡이 나가는 어부도 이 주사약을 한 대 맞고 일을 나가고 있었다. 심지어 어린아이까지 주사약을 맞는다는 이야기가 들렸다. 정부는 이 주사약을 수거해 조사했으나 정체를 알 수 없었다. 여론은 들끓었다. 진통제나 해열제를 사러온 사람들, 심지어 소화제를 사러온 사람도 "이 속에 마약은 없겠지요?"라고 묻고는 했다. 마침내 1965년 6월 국립과학수사연구소에서는 중독 성분이 메타돈Methadone이라는 것을 밝혀냈다. 일종의 모르핀이었다.

보사부·검찰·경찰이 수사에 나섰고, 메타돈 성분이 포함된 주사약에 대한 판매 금지와 수거 조치가 취해졌다. 제약회사 사장이 구속되었고, 정부 관련자는 해직이나 대기발령이 되었다. 수사과정에서 메타돈의 원료가 정식 화공약품으로 수입되고 있었다는 사실이 알려지기도 했다. 상공부에서 허가를 해준 것이었다. 마약 진통제의 유통으로 제약업계는 큰 타격을 받았다. "나의 직업은 약업"이라고 떳떳이 말할 수 없을 정도였다. 하지만 마약 진통제는 일제강점기부터 존재하고 있었고, 따라서 메타돈 사건은 오래된 고름이 터진 것과 같았다. 이 사건을 계기로 국민들이 마약에 대해 경각심을 가지게 된 것은 부수적인 결과였다.

사라져가는 의료인

침구사 및 의료유사업자

1951년 「국민의료법」 제59조는 "종래에 규정된 접골술, 침술, 구술, 안마시술자 등 의료유사업자 제도는 주무부령으로 정한다"고 규정했는데, 일제강점기 이래의 의료유사업자들의 면허를 그대로 인정한 것이었다. 1960년 11월 보건사회부령으로 「의료유사업자령」를 제정하고, 제3조에서 "서울특별시장 또는 도지사가 시행하는 접골사, 침사, 구사 및 안마사 자격시험에 합격하고 그 자격증을 받아야 한다"고 규정했다.

그러나 1962년 「의료법」에서는 침구사의 존립 근거였던 「국민의료법」 제59조를 삭제했다. 종전에 자격증을 취득한 의료유사업자에게만 제한적으로 시술을 허가했다. 점차 침구사가 한의사의 면허 범위로 흡수되면서 전통 침구는 자생력을 상실해갔다. 접골 및 마사지 역시 정형외과 의사와 물리치료사의 업무로 이관되었다. 다만 맹인들의 생업 유지를 위해 안마시술자만이 시·도지사의 허가로 자격을 취득하여 안마사로 활동할 수 있도록 규정했다.

침구사를 포함한 의료유사업자를 복원시키는 법안이 1966년 1월 국회 보건사회위원회에 통과되었지만, 거의 모든 의료집단의 반발로 법안은 폐기되었다. 이후로 침구사를 부활시키기 위한 법안이 수차례 청원되었으나 번번이 폐기되었다.

조산사

1951년 「국민의료법」은 조산원을 보건원·간호원과 함께 제3종 의료업자로 규정했다. "조산원은 조산 또는 임산부, 욕부 및 신생아의 보건 및 요양지도에 종사" 하는 것을 임무로 삼았다. 이와 함께 전통적으로 조산사를 지칭하는 산파라는 용어는 폐기되었다. 조산사가 되기 위해서는 지정된 학교를 졸업하거나 자격시험에 합격해야 했다. 간호학교 학생들의 경우에는 20건 이상의 조산 경력이 있을 경우 간호사와 조산사 면허를 동시에 받았다.

1962년 「의료법」이 제정되면서, 조산사는 "간호원의 면허를 가진 자로서 보건사회부장관이 인정하는 의료기관에서 1년간 조산의 수습과정을 필한 자"만이 될 수 있었다. 더 이상 지정학교 졸업생이나 자격시험만으로 조산사가 될 수 없었다. 법 제정의 취지는 조산사의 질을 높이기 위한 것이

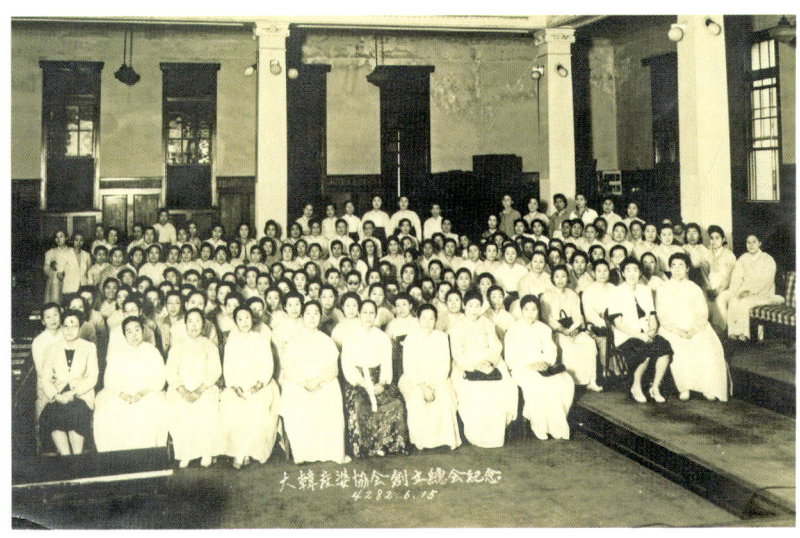

대한산파협회 창립총회(1949. 6. 15) 대한조산협회의 전신인 대한산파협회 창립총회 기념사진이다.

었는데, 실제로는 조산사의 감소를 초래한 원인 중의 하나가 되었다. 조산사의 정상분만 및 의료행위의 범위는 항상 논란거리였다. 1973년 개정된 「의료법」에서는 정상분만에 한정되었던 조산사의 의료행위가 폭넓게 인정되었다. 지도의사의 감독을 받아야 했지만, 조산소 개설도 가능해졌다. 경우에 따라서는 조산소가 대형화되기도 했다.

1962년 박정희 정권의 가족계획 사업 실시로 분만 건수에 제동이 걸리기 시작했고, 1960년대 후반부터는 조산사가 가족계획 지도원으로 활동하기도 했다. 1977년 의료보험의 실시는 산모들이 조산사에서 산부인과 의사로 발길을 돌리게 된 결정적인 사건이었다. 1987년 이후로 조산사는 국가고시를 거치도록 규정했으며, 점차 그 수가 줄어드는 추세이다.

한약업사

한약업사는 의서에 기재된 처방과 한의사가 발급한 처방전에 따라 각종 생약재를 혼합 판매하는 한약 전문인을 말한다. 한약업사들은 한약지식을 바탕으로 의료의 사각지대에서 미진한 의료복지를 보완하는 역할을 담당해왔다. 전통사회에서는 주부 혹은 봉사 등 유사관직으로 불리며 전문성을 인정받았다. 그러나 일제강점기 이래로 한약업사는 단순한 한약 매매상 수준으로 지위가 격하되었다. 해방 이후 한의학의 지위는 점차 상승되었지만, 한약업사의 허가규정은 의료시설이 전무한 1지역당 1명의 인원제한과 영업소 이전 금지 등의 조처로 제한적으로 발전할 수밖에 없었다. 아울러 조제한약사의 대량 배출로 한약업사의 지위와 역할은 점차 축소되어갔다. 특히 1983년 한약업사 시험 중단으로 한약업사들의 법적·사회적 재생산 장치는 사실상 와해되었다.

Episode

구당 김남수 사건

2011년 11월, 구사(뜸 놓는 사람) 자격 없이 침사 자격으로 뜸 시술을 한 혐의로 구당灸堂 김남수(96) 씨에게 기소유예 처분을 내린 것은 헌법에 위배된다는 헌법재판소 결정이 나왔다. 헌법재판소는 김씨가 "별다른 부작용이나 위험성이 없는 뜸 시술을 위법하다고 본 기소유예 처분을 취소해달라"며 검찰을 상대로 제기한 헌법소원 사건에서 재판관 7인 일치 의견으로 김씨의 주장을 받아들였다. 재판부는 "뜸 시술 자체가 신체에 미치는 위해 정도가 그리 크다고 보기 어렵고 뜸이 침사에 의해 이뤄진다면 위험성은 걱정하지 않아도 무방할 만큼 적다"고 밝혔다. 재판부는 이어 "침사로서 수십 년간 침술과 뜸 시술을 해온 김씨의 행위는 법질서나 사회윤리, 통념에 비춰 용인될 행위로 볼 수 있어 위법성이 조각될 여지가 많다"며 "정당행위에 해당하는지 제대로 판단하지 않은 채 유죄로 인정한 것은 평등권과 행복추구권을 침해한 것"이라고 덧붙였다.

반면 이동흡 재판관은 "뜸과 침은 별개로 뜸을 시술할 때는 그 자체의 전문적 지식이 필요하므로 침사라고 해서 당연히 뜸도 제대로 뜰 수 있다고 단정할 수 없다"며 반대 의견을 냈다. 김씨는 침술소를 찾은 환자들의 경혈에 침을 놓고 쑥으로 뜸을 놓아 시술하는 방법으로 구사 시술행위를 한 혐의(의료법위반)로 지난 2008년 7월 기소유예 처분을 받았다. 김씨는 "국민 보건복지에 악영향을 줄 이유가 전혀 없다"며 헌법소원을 청구했다. 이에 대해 대한한의사협회는 "뜸 시술이 갖는 위험성과 전문성으로 현재 한의사면허제도가 있고, 과거에도 침사와 구분되는 구사 자격제도가 있었음에도 이에 대하여는 무시한 채 뜸 시술의 부작용이 작다는 이유를 들어 면죄부를 준 결정에 개탄한다"며 헌재의 결정에 반발했다.

가족계획사업은 한국사회에 어떤 영향을 미쳤나?

가족계획사업은 1962년 국가 주도로 시작되어 1996년 가족보건사업으로 전환되기까지 35년 동안 지속되어 한국사회에 적지 않은 영향을 미쳤다.

첫째, 한국 가족구조의 변화에 영향을 주었다. 한국사회는 다세대·다자녀가 공동거주하는 대가족문화였는데, 가족계획사업이 본격화되면서 핵가족이 근대적이고 이상적인 모델로 각광받았다.

둘째, 여성의 사회 참여가 확대됨에 따라 여성의 사회적 지위가 변화되었다. 피임의 확대, 인공유산 등으로 여성의 출산 조절이 가능해져 여성이 출산과 양육에서 자유로워졌으며, 사회 참여의 기회도 확대되었다.

셋째, 성생활과 피임 등에 관한 지식이 사적 영역에서 공적 영역으로 확장되었으며, 은밀한 지식에서 공개적 지식으로 변모해나갔다.

넷째, 가족계획이 여성의 재생산적 권리보다는 국가적 의무에 동조하는 형태로 진행되었다. 그러다 보니 여성으로서의 주체적 권리를 온전히 획득하지는 못했지만, 고도성장기 한국사회의 근대적 프로젝트를 완수하는 데 기여할 수 있었다.

쟁점과 토론

청십자의료보험조합은 한국 의료보험의 선구인가?

청십자의료보험조합은 1968년 5월 13일 부산복음병원 원장으로 재직 중이던 장기려 박사가 주도한 순수 민간 의료보험조합으로, 부산 지역 23개 교회의 지원 속에서 등장했다. 창립회원은 약 700명이었고, 미국의 청십자제도 Blue Cross Plan에서 착안한 것이었다. 초기 재정난을 극복하는 과정에서 부산의료협동조합과 통합하여 조합원 1만 4,000여 명의 청십자의료협동조합으로 발전했다. 이후 청십자의료보험조합으로 개칭했고, 건실한 재정상태를 유지하며 1988년까지 조합원이 23만 4,000여 명으로 확대되었고 20여 년간 지속되었다. 1970년대 초 청십

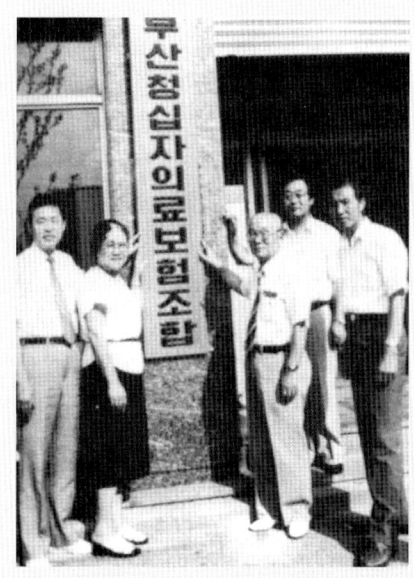

청십자의료보험조합 1968년 장기려 박사의 주도로 시작된 청십자의료보험조합은 민간 의료보험의 선구 역할을 했다. 정중앙이 장기려 박사이다.

자운동은 서울·광주·인천 등 전국 각지로 확대되었으며, 영세민들의 건강 보호에 크게 기여했다.
　　　그러나 정부의 인허 불가 등 간섭과 정부 지원의 부재 속에서 인가를 받지 못한 조합들은 해산되었으며, 전 국민 의료보험의 실시로 청십자의료보험조합 역시 해산되었다. 청십자의료보험조합은 민간 의료보험의 선구이자 정부가 의료보험을 개시하기 전 단계의 공백을 메워준 역할을 담당했다.

13

현대 한국사회의
의료와 전망

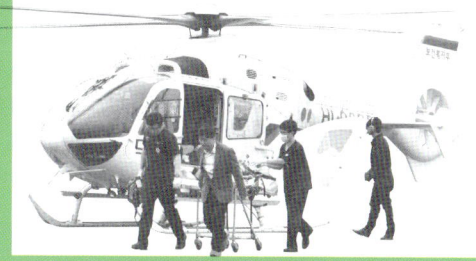

현대 한국사회에는

- 1980년대 이른바 3저 호황을 계기로 한국사회는 본격적인 소비사회로 진입했다. 웰빙이라는 외래어는 소비사회의 의료를 상징한다. 1989년 서울아산병원, 1994년 삼성의료원 개원은 의료가 더 이상 공급의 문제가 아닌 소비의 문제로 전환되고 있음을 말해준다.

2000년 의약분업의 시작과 의사 파업은 의료를 바라보는 공급자와 소비자 모두의 시선을 변화시켰다. 의료 공급자, 특히 의사들은 역사상 처음으로 자신의 이해를 집단적으로 표출했고, 소비자들은 더 이상 소극적인 수혜자로 머물러서는 안 된다는 의식을 갖게 되었다. 불완전하게나마 출발한 의약분업은 의료보험과 함께 한국 의료체계를 지지하는 또 하나의 구조로 작용하게 되었다.

21세기에 접어들면서 의료의 산업화는 더욱 가속화하고 있다. 선진화라는 명분 아래 의료의 영리화를 추구하고 있다. 근대사회를 상징하는 자유와 평등이라는 두 잣대가 의료 분야에서 조화를 이루는 문제는 21세기 한국사회의 큰 과제 중 하나로 남아있다.

사회 변동과 의료 환경의 변화

소비사회 진입과 의료소비

1980년대의 한국사회는 정치적으로는 독재정권의 지배 아래에 있었지만, 경제적으로는 이른바 3저(저금리·저유가·저달러) 환경에 따른 호황에 힘입어 높은 성장을 이어갔다. 그 결과 전반적인 소득 수준이 향상되면서 한국사회는 본격적인 소비사회로 진입했다. 이에 맞추어 의료도 질병 치료로서 소극적·방어적 수단이라는 좁은 개념에서 벗어나, 건강증진과 건강한 삶을 위한 소비재라는 인식이 점차 확산되어갔다. 건강에 대한 관심이 사회 전반에 폭넓게 퍼지면서, 건강과 관련된 각종 사업들의 시장 규모가 급속히 확대되었다. 의료는 이러한 새로운 사회 환경 속에 자리 잡게 되고 이러한 사회 환경에 적응해 새로운 양상을 띠게 되었다.

재벌병원 등장과 병원의 대형화

1989년 현대그룹이 서울아산병원을, 그리고 1994년에는 삼성그룹이 삼성의료원을 개원한 사건은 한국사회와 의료계에 큰 파장을 불러일으켰다. 한국사회의 각 분야에 관여하던 재벌이 드디어 의료계에도 진출하게 된 것이다. 표면적으로는 의료서비스의 확대를 명분으로 내세웠으나,

점차 규모가 커가는 의료시장에 대한 사업적 고려가 우선적으로 작용했음은 물론이다.

재벌병원의 등장이 그동안 안이하게 운영되던 대학병원들에게 큰 자극이 된 것은 사실이다. 대학병원과 재벌병원은 경쟁에서 살아남기 위한 노력을 치열하게 전개했고, 결국 병원의 대형화를 통해 경쟁에서 유리한 고지를 차지하고자 하는 방향으로 전환하게 되었다. 이러한 병원의 대형화 경쟁은 결국 자본이 뒷받침되는 일부 병원에게만 유리하게 작용해 의료계의 양극화를 심화하고 있다. 여기에 고속철도의 개통으로 지방 환자들이 서울의 대형병원에 손쉽게 오갈 수 있게 되면서 지방 의료계를 어려움에 빠뜨리는 중요한 요인이 되고 있다.

의료제도와 기관의 정비

의료전달체계

한국인은 대학병원이나 대형종합병원에 대한 선호도가 대단히 높다. 그래서 집근처의 병·의원에서 치료 가능한 가벼운 질병에도 대학병원을 찾는다. 그렇게 대학병원으로 환자들이 몰리다 보니 지역의 작은 병·의원들은 환자가 부족하여 어려움을 겪고, 대학병원으로 간 환자들은 '3분 진료'라는 말이 나올 정도로 충분한 진료를 받지 못했다. 이러한 문제를 해결하기 위해 1989년 7월 1일부터 의료전달체계가 전면적으로 실시되었다.

가벼운 질병은 지역 의원이나 중소병원에서 진료를 받고, 보다 전문적인 시술이 필요한 중증질환은 대학병원에서 진료를 하는 방식으로 역할분

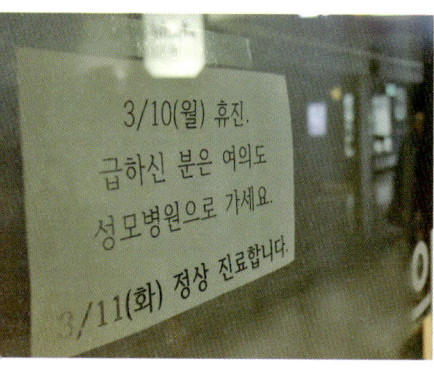
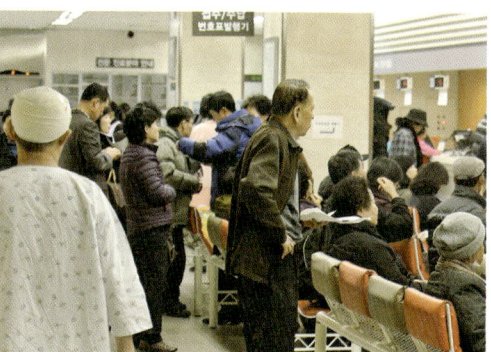

문 닫은 동네병원과 붐비는 대형병원(2014)

담을 하는 의료전달체계의 필요성은 그 이전부터 꾸준히 제기되어왔다. 의료전달체계가 실시되면 의료자원이 효율적으로 배분되고, 국민의료비의 증가도 억제할 수 있다. 하지만 현실적으로 환자 입장에서 절차상 제약이 있어 불편함을 준다는 이유로 그간 실시가 미루어져왔다.

그러나 의료보험 적용 대상이 점차 확대되면서 환자들이 대형종합병원에 집중되는 현상이 더욱 심하게 나타났다. 그 결과 의원이나 중소병원은 경영의 어려움을 겪었다. 종합병원에서는 3분 진료가 일반화되고 병실 부족에 봉착하는 등 의료자원의 활용에 불균형이 심화되었다. 그리고 이러한 상황이 또 과중한 의료비 부담을 초래하게 되었다. 그래서 정부는 1988년 1월 농어촌지역 의료보험을 시행하여 조합재정을 안정시키기 위해 지역 의료보험에 의료전달체계를 처음 적용했다. 이에 대해 농어촌지역 주민들이 직장 의료보험과의 형평성을 들어 반발했고, 결국 전 국민 의료보험이 확대 실시된 1989년 7월 1일부터 의료전달체계를 전면적으로 실시하게 된 것이다.

그렇지만 3차 진료기관의 경우에도 가정의학과를 비롯한 6개과에는 1, 2차 진료기관을 거치지 않고 바로 외래환자진료를 허용하여 의료전달체계의 의미를 퇴색하게 만드는 요인이 되기도 했다. 3차 진료기관에 직접 오는 경우 진료비를 추가로 부담하게 하여 접근을 제한하고는 있지만 그 효과가 크지 않아, 환자들의 대형종합병원으로 집중되는 현상은 여전히 계속되고 있다.

국립 보건의료기관

사회적으로 큰 영향을 미치는 전염병의 관리는 국가의 중요한 역할 중 하나였다. 해방 이후 국가적 차원의 주요 전염병 관리 업무는 1945년 설립된 조선방역연구소가 담당했다. 이후 조선방역연구소는 중앙방역연구소, 국립방역연구소 등으로 명칭이 변경되었으며, 1963년 12월 16일에 각각 독립기관으로 운영되던 국립방역연구소, 국립화학연구소, 국립생약시험소, 국립보건원 등이 통합되어 국립보건원으로 발족했다. 1967년에는 국립보건연구원으로 개칭했고, 1981년 11월 2일 국립보건원으로 다시 개칭했다. 1996년 4월 6일 국립보건원 직제개정(대통령령 제14971호)으로 그동안 국립보건원에서 맡고 있던 식품과 의약품의 안정성 관리 업무를 보다 효과적으로 수행하기 위해 별도의 기관으로 식품의약품안전본부를 신설했다.

그간 국가가 주로 관심을 갖고 관리한 질병은 주로 전염병이었지만, 생활수준의 향상과 수명의 연장으로 종양을 비롯한 만성질환들에 대한 국가적 차원의 관리가 중요한 과제로 대두되었다. 따라서 전염병을 포함한 각종 주요 질환들에 대한 국가적 차원의 연구와 관리 업무를 보다 효율적으로 수행하기 위해 국립보건원은 2004년 질병관리본부로 확대·개편되었다. 이와 함께 2003년 사스가 전 세계적으로 유행하면서 전국 각 항구와 공항에 있는 13개 국립검역소를 질병관리본부로 이관하여 검역과 방

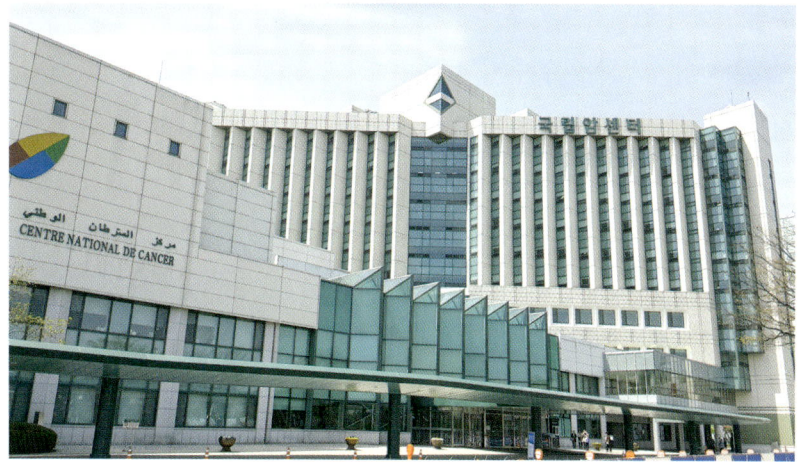

국립암센터 암환자 관리는 물론 암에 대한 연구와 교육 등을 담당하고 있는 기관이다.

역 기능이 유기적으로 이루어질 수 있도록 했다.

또한 인구의 고령화와 함께 암 발생율도 늘어나 매년 약 13만 명 정도의 암 환자가 새로 진단되고 있다. 이에 2000년 국립암센터가 설립되어 늘어나는 암 환자를 국가 차원에서 관리할 뿐 아니라 암에 대한 연구와 교육을 하는 등의 종합적 기능을 수행하고 있다.

의료직종의 직역 갈등

의약분업

1990년대 이후 두드러지게 나타나는 현상 중 하나는 의료직종 간의 직역 갈등이다. 물론 이러한 갈등은 이전부터 있어왔지만, 이 시기에는 그 갈등의 양상이 전면적으로 부각되고, 파급 범위도 사회 전반으로 넓어졌다. 한국사회의 경우 직역 갈등의 직접적 매개가 된 것은 의약분업이었다. 의사와 한의사 갈등의 경우는 다르지만, 한의사와 약사, 의사와 약사 간의 직역 갈등은 모두 의약분업과 관련되어 일어났다.

의약분업 문제는 1953년 12월에 마련된 「약사법」 부칙 제3조에 "의사가 의약품을 조제하고, 약사가 의사의 처방 없이 임의로 조제를 할 수 있게 허용한 것"에서 유래되었다고 볼 수 있다. 당시 의사의 수가 절대적으로 부족했기 때문에 이러한 의료 인력의 공백을 메우기 위해 과도기적으로 약사들에게 임의조제를 허용한 것이었다. 1960년대에 약사의 임의조제를 제한하는 「약사법」 개정안이 마련되었으나, 당시 상황에서는 현실성이 없다는 이유로 의약분업을 명문화하지 않는 방향으로 개정되었다.

의약분업을 둘러싼 논란은 정부가 1982년 7월 1일부터 2종(지역) 의료보험 시범사업 지역으로 기존의 홍천·옥구·군위군 이외에 목포·강화·보은을 추가하면서 시작되었다. 대한약사회는 1977년 국민의료보험이 시작되자 일종의 위기감을 느꼈다. 만약 의료보험이 전국적으로 실시되면 그간 약국으로 오던 환자들이 의료기관으로 몰려 약국은 폐업의 위기에 몰릴 수도 있다고 생각했기 때문이다. 따라서 약사회는 시범사업 지역에서는 반드시 강제적으로 의약분업을 시행해야 한다고 주장했고, 의료계는 이에 반대하는 입장이었다.

양측의 갈등이 지속되는 가운데 약사회 측은 강제분업 주장이 잘 받아들여지지 않자 전국에서 일제히 약국 문을 닫는 시위를 벌였다. 이후에도 양측의 입장을 조정하기 위해 보사부가 여러 방면에서 노력했지만, 결국 두 단체의 상반된 입장을 조율하는 데 실패했다. 보사부는 1985년 10월 10일, 1982년 7월에 시행해온 목포 의약분업 시범사업을 중단한다고 1985년 10월 10일 공식적으로 발표했다.

목포 시범사업의 실패 이후 잠잠하던 의약분업 문제는 1989년 전 국민 의료보험제도가 시행되며 다시 제기되었다. 당시 보사부가 환자의 선택에 의해 의약분업을 유도하는 임의 분업 방식을 택하기로 방침을 정하자, 약사회는 강력히 반발하며 집단행동에 들어갔다. 이러한 와중에 보사부는 1991년 7월 완전 의약분업이 시행될 때까지 약사의 임의조제를 인정하는 약국의료보험을 10월부터 실시한다고 발표했다. 그렇지만 약국의료보험제도는 약국들의 준비 부족과 약사들이 수입 감소를 우려하여 기피한 결과 제대로 시행되지 못했다.

한의사와 약사 간의 분쟁

의약분업이 점차 가시화되는 가운데 한약조제권을 두고 약사와 한의사 간의 분쟁(이하 한약분쟁)이 일어났다. 의약분업이 실시되기 이전에 약국은 약 판매는 물론 진료기관의 역할도 했다. 그리고 약사들의 임의조제가 일반화되어 일부 약사들은 양약만이 아니라 한약도 조제했다. 서양약학을 배운 약사들의 한약조제를 한의사 측이 문제로 삼자, 약사 측은 한약은 생약이고 약대 교육과정 중에 생약학이 들어있으므로 약사들의 한약조제는 타당하다는 논리로 맞섰다. 이에 1993년 4월부터 한의대생들의 수업 거부로 한약분쟁이 시작되었고, 이후 약 8개월에 걸쳐 약사와 한의사 두 직역 간의 갈등은 광고전·집단시위·휴업 등의 형태로 나타났고, 그 와중에 관련자들이 구속되는 사태까지 이르렀다.

한약분쟁이 진행되는 중에 보사부가 의약분업을 전제로 한 약사들의 한약조제를 대폭 제한하는 방향으로「약사법」을 개정하겠다는 방침을 밝히자, 이해 당사자인 대한약사회와 대한한의사협회가 모두 크게 반발했다. 대한약사회는 보사부의 이러한 방침에 반발하여, 9월 4일 임시대의원총회를 열고 양약과 한약에 대한 조제권이 개정안에 명시되지 않으면 면허증을 반납하고 폐업도 불사하겠다는 입장을 밝혔다. 또한 대한한의사협회도 개정시안에서 기존에 한약을 조제해온 약사의 임의조제를 제한적으로나마 인정한 것은 결국 전면적인 조제를 허용한 것과 마찬가지라며 반발하고 대규모 집회를 통해 반대의사를 분명히 밝혔다.

그러나 보사부의「약사법」개정시안에 강력하게 반발했던 대한약사회와 대한한의사협회는 두 직종 간의 갈등에 대한 여론이 좋지 않자 시민단체인 경제정의실천연합회(경실련)의 중재로 한약분쟁을 일시 중단하기로 합의하고 자체 합의안 마련을 위한 협상에 들어갔다. 그렇지만 양측의 견해 차이로 합의점을 찾지 못하자 대한약사회는 당초 계획대로 약국 폐문에 들어갔다. 그 결과 당시 약사회의 회장 직무대행이 독점규제 및 공정거래법 저촉으로 구속되었고, 한약분쟁 사태와 관련하여 보사부 차관은 경질되었다.

원래「약사법」의 개정은 약사들의 한약조제권을 문제로 삼은 한의대생들이 집단적인 수업 거부를 하자 보사부가 수업정상화 대책의 하나로서 제시한 것이었다. 이에 따라 보사부는 관련 단체 및 학계 등 대표 30인 이내의 약사법개정추진위원회를 구성하고「약사법」개정 작업에 착수했다. 그런데 수정된「약사법」개정안에 당초 시안에 없었던 한약사제도가 신설되자 대한의학협회와 대한약사회가 모두 크게 반발했다. 두 단체는「약사법」개정안을 반대하는 공동성명서를 발표하고, 부결 청원서를 국회에 제출하며「약사법」개정안 폐기를 촉구했다. 그렇지만「약사법」개정안이 그해 12월 국회에서 통과되었고, 그로써 한약분쟁은 일단락되었다.

의사와 약사 간의 분쟁

한약분쟁이 일단락되자 정부는 의약분업을 본격적으로 추진했다. 이 과정에서 의약분업의 내용을 각자에게 유리한 방향으로 이끌기 위해 그 실시 방안과 관련해 의사와 약사의 갈등이 시작되었다. 1996년부터 정부는 의약분업을 시행하기 위해 필수적으로 선행되어야 하는 의약품 분류 작업에 착수했다. 이와 함께 국무총리실 산하에 의료개혁위원회를 설치하고 의약분업 추진 방안 마련을 중장기 과제로 정했다. 의약분업은 의약계만의 문제가 아니라 사회적인 의제이기 때문에 의료개혁위원회에는 의약계 인사들만이 아니라 사회 각 분야의 인사들이 참여했다.

1998년 들어선 새로운 정권은 정부의 주요 개혁과제 중 하나로 의약분업을 강력히 추진하기 시작했다. 그리고 이듬해인 1999년 7월 1일부터 의약분업을 전면적으로 실시할 예정이었다. 그렇지만 분업 대상이 되는 의약품 분류 문제와 병원 내에서의 조제 허용 범위, 처방전에 기재하는 약품명을 상품명으로 할 것인지 일반명으로 할 것인지, 또 약사의 대체조제 허용 범위 등을 두고 의사 측과 약사 측은 첨예하게 대립했다. 이처럼 합의가 이루어지지 않자 일단 의약분업 시행을 1년 연기하기로 했다.

정부안에 대한 양측의 합의에 실패하자 12개 시민사회단체로 구성된 '의약분업 실현을 위한 시민대책위원회'의 중재로 합의안을 도출하기 위한 노력이 시작되었다. 우여곡절이 있었지만 양측은 시민단체의 절충안에 일단 합의했다. 그렇지만 이 합의안의 실행이 논의되는 과정에서 원안과는 다르게 진행되는 부분이 나타나자 의사들은 그에 반발했다. 특히 의약분업의 핵심이라 할 수 있는 약사의 임의조제를 허용하는 내용에는 결코 동의할 수 없다며 정부의 태도를 규탄하는 대규모 궐기대회를 열기도 했다. 이처럼 양측의 대립이 격화되는 가운데 2000년 7월부터 시행될 예정인

Episode

의사 파업

의약분업 시행과정에서 정부 측 태도에 실망하고 분노한 의사들은 유례없는 단체행동에 돌입했다. 2000년 2월 17일에 대한의사협회는 전국 의사 4만여 명이 참석한 최대 규모의 궐기대회를 여의도광장에서 열고 3일 동안 전국 병의원의 휴진을 결의했다. 이후 정부가 제시한 협상안이 여전히 사태의 본질을 파악하지 못하고 있다고 생각한 의사들은 정부안을 거부하고 무기한 폐업에 동의하여 6월 20일부터 전면폐업에 들어갔다. 이처럼 사태가 극단으로 치닫자 정부는 7월 임시국회에서 「약사법」 개정을 약속했고, 그에 따라 의사들은 6월 26일 폐업을 철회했다.

그러나 7월 임시국회에서 이루어진 「약사법」 개정안이 사실상 개악이라고 판단한 의사들은 다시 폐업에 돌입하여 8월 22일까지 전면파업, 25일까지 단축진료를 결의했다. 또 이후에도 정부의 개정안을 받아들일 수 없다는 항의의 표시로 9월 15부터 17일까지 3일간 휴진했다. 이 와중에 의사 파업 을 주도한 혐의로 집행부의 일부 임원들이 구속되기도 했다.

파업은 흔히 생산직 노동자의 전유물처럼 여겨졌으므로 대표적 전문직인 의사들의 파업은 한국에서 유례없는 일로 사회적으로나 의사사회 내부에도 큰 파문을 일으켰다. 그것은 의사라는 전문직의 이해관계와 국가정책이 정면으로 충돌한 사태였다. 정부의 의료정책에 불만을 품은 의사들이 의사 파업이라는 초유의 단체행동을 감행한 것이다.

그렇지만 의사 파업은 다른 나라에서는 드문 일이 아니다. 어쨌든 이 의사 파업의 결정과정에서 이익집단으로서 자신이 속한 집단의 이익을 추구할 권리와 전문직 윤리 사이의 긴장관계가 새삼스레 인식되었다. 또한 정당한 파업임을 주장했지만 가진 자의 집단이기주의라는 국민의 싸늘한 시선을 받은 의사사회는 그동안 사회적인 소통에 실패했음을 처음으로 깊이 자각하고 그에 대한 다양한 대안을 모색하게 된다.

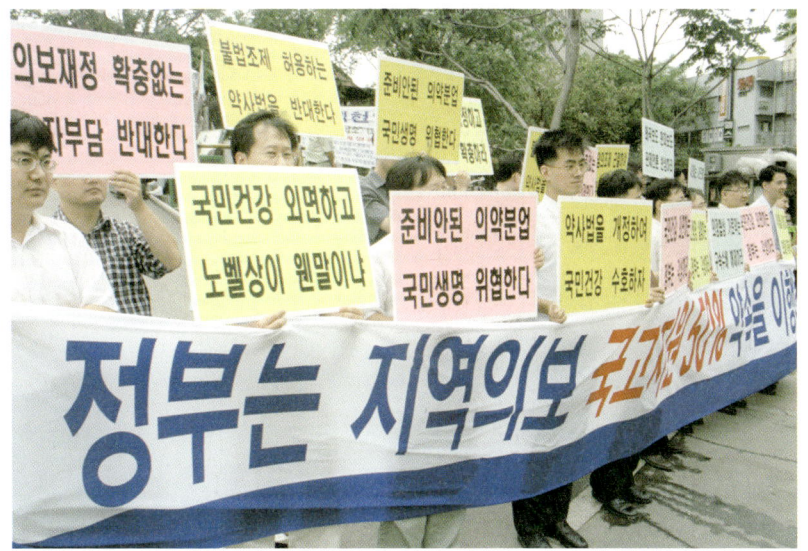

의약분업 반대 시위(2000) 대학병원 전임의협의회 회원들이 서울 명동성당 앞에서 정부의 의약분업에 반대하는 피켓시위를 벌이고 있다.

의약분업제도에 적용할 「약사법」 개정안이 11월 국회에 제출되었다. 의약분업 시행 방안에서 쟁점이 되었던 약사의 임의조제를 금지하는 내용의 「약사법」 개정법률안이 통과되어 의약분업을 둘러싼 의사와 약사 간의 갈등은 일단락되었다.

의사와 한의사 간의 분쟁

의사와 한의사의 갈등이 한약분쟁이나 의·약분쟁과 같이 특정 사안을 중심으로 전면적으로 표출된 바는 없다. 그렇지만 의사와 한의사의 갈등은 서양의학의 도입과 함께 시작되었다고 할 수 있을 만큼 뿌리 깊은 것이다. 또한 그것은 단순히 이익단체 사이의 갈등뿐 아니라 학문 자체의 성격에 대한 근본적 차이에서 유래하는 측면도 크다. 사실 서양의학과 한의학의 차이에 대한 학문적 차원의 논쟁은 이미 1930년대부터 시작되었다. 그렇지만 제도적인 차원에서의 갈등은 1952년 「약사법」 통과에 따라 별도의 한의사제도가 확립됨과 동시에 시작되었다고 할 수 있다. 그것은 이원적인 의료제도의 존재를 의미하는 것이기 때문이다.

이런 이원화 경향은 점차 확대되어가고 있는 추세이다. 한의사면허제도의 시행에 뒤이어 한의사 양성을 위한 한의과대학이 생겨났고, 이어서 한

Episode

한의사는 CT를 사용할 수 있는가?

2005년 비만 치료의 효과를 제시하기 위해 한 한방병원에서 CT를 사용한 것이 고발당했다. 한방병원 측은 지방이 분포된 영역, 골밀도, 복부 지방, 내장기관 지방, 피하지방을 보여주기 위해 CT를 사용했다고 주장했다. 이에 대해 영상의학과 의사들은 CT가 복부 지방의 분배를 측정하기 위한 부속품이라고 주장하는 것은 터무니없으며, CT를 이러한 단순한 용도로 사용하는 것에 분개했다. 이 고발에 대해 관할 서초구보건소는 해당 한방병원에 3개월 영업정지 처분을 내렸다.

서울행정법원은 '한의사의 방사선 진단행위 제한법규의 존재 여부'와 '한의사의 방사선 진단행위가 한의학상 인정되는 의료행위인지 여부'라는 쟁점을 중심으로 각 사안들을 종합한 후 1심에서 한의사의 편을 들어 업무정지 3개월의 처분을 취소한다는 판결을 내렸다. 이유는 "한의학과 의학이 비록 다른 학문적 전통과 기원에서 독립적으로 발달했으나, 두 집단이 원칙적으로 같은 진단 도구인 인간의 오감을 사용해왔다는 점에서는 차이가 없다"는 것이었다. 1심 판결에 대해 의료계는 즉각 반발, "한의사들이 방사선학을 국가시험으로 치르지 않고 한의과 대학에서 1~2학점 강의를 들은 것만으로 방사선 사진을 판독하겠다는 것은 교양과목 3학점을 이수하고 영어교사가 되겠다는 것과 다를 바 없다"며 항의했다. 의료계는 이번 사건을 계기로 의료제도를 일원화해야 한다고 주장했으며, 1심 판결에 불복한 영상의학회는 2005년 5월 14일 서울고등법원에 항소장을 제출했다. 서울고등법원은 항소심에서 1심 판결을 뒤엎고 한의사의 CT사용을 불법으로 판정했다.

방병원도 만들어졌다. 그런데 이처럼 이원화된 의료제도는 의료 이용자의 불편과 혼란, 그리고 불필요한 재정의 낭비라는 측면에서 문제점이 지적되어왔다. 그렇지만 의료일원화에 대한 입장은 각자 다르다. 일반적으로 의사들은 의료일원화에 찬성하지만, 한의사들은 의료일원화는 한의학이 서양의학에 흡수되는 것이라면서 부정적인 입장이었다. 의료일원화와 관련된 공청회가 열리고 의료일원화를 위한 위원회가 운영되기도 했지만, 정부는 의약분업과 같이 구체적인 정책 실현의지를 갖고 적극 나서지는 않고 있다.

현재 양·한방의 협진을 표방하는 병원들도 여럿 생겨나고 있지만, 제도적인 차원의 일원화는 양측의 입장이 다르고 강경해 당분간 쉽게 이루어지기 어렵다. 최근에는 현대의학 기기의 사용과 특정 시술의 허용 여부를 두고 법률적인 분쟁이 증가하고 있는 추세이다. 한의사의 CT 사용의 합법성과, IMS Intramuscular Stimulation가 한의학적 시술이냐 현대의학적 시술이냐를 두고 양측이 법률적인 공방을 벌인 바 있다.

윤리 문제의 대두

의과학의 발전과 생명윤리

안락사와 낙태는 고대부터 있어온 의학계의 고전적인 윤리 문제이지만, 첨단 의과학의 발전과 함께 새로운 윤리적인 문제도 제기되었다. 1996년 영국에서 복제양 돌리가 탄생하면서 생명복제가 새로운 문제로 대두되었다. 이후 한국에서도 사람의 배아를 복제하는 실험과 동물복제 실험이 이루어지면서 생명체 복제에 따른 윤리적 문제와 위험성에 대한 우려가 사회적인 관심을 끌게 되었다. 의학계·종교계·시민단체·경제인 등은 각자의 입장에서 인간배아 복제 연구의 허용에 대한 찬반 의견을 내세우고 있어 사회적으로 어느 정도 동의할 수 있는 기준이 필요하게 되었다.

이에 정부는 2002년 「생명윤리 및 안전에 관한 법률안」을 마련했으며, 법률안에 의거하여 인간배아 이용 허용 범위와 같은 윤리적·사회적 문제에 대한 자문기구로 국가생명윤리자문위원회를 설치했다. 인간복제 금지, 이종 간 착상 금지, 국가생명윤리자문위원회의 심의를 거치지 않은 체세포 핵 이식 금지, 임신 이외의 목적으로 인간배아 생산 금지, 불임 치료 및 질병 치료를 위한 냉동 잔여배아의 배아줄기세포 연구 허용 등을 주요 내용으로 했다. 당시 의과학계는 이러한 정부안이 의과학계 연구를 지나치게 규제하고 있다며 반대하는 분위기였다. 의과학자들은 인간복제는 원칙적으로 반대하지만, 인간배아를 이용한 초기단계의 실험이나 이종 간 착상을 금지할 경우 치료 목적의 연구에 부정적 영향을 미칠 수 있다고 우려했다.

황우석 사태와 연구윤리

2004년 3월 동물복제 전문가로 유명한 황우석 박사는 국제적인 학술지 『사이언스』에 줄기세포에 관한 논문을 발표했다. 이 논문은 줄기세포 연구에서 중요한 기술적 장애를 극복하고 이 분야 연구에 결정적 진보를 가져온 것으로 여겨져 많은 사람들의 관심을 끌었다. 그러나 곧 이 연구에 사용된 242개라는 많은 수의 난자를 어떻게 얻을 수 있었는가에 대해 의문이 제기되었다. 난자 획득 과정에 대한 의혹을 조사한 결과, 연구에 참여한 여성 연구원의 난자를 채취한 것을 비롯하여 용납되기 어려운 여러 가

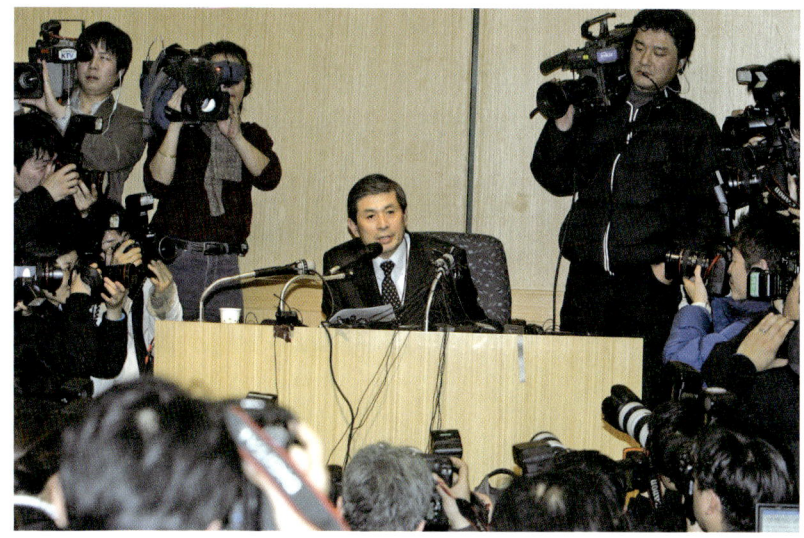

황우석과 윤리 문제(2005) 줄기세포 연구 결과가 거짓으로 밝혀진 사건을 통해 생명과학 연구에서 윤리 문제의 중요성이 크게 부각되었다.

지 윤리적인 문제들이 발견되었다. 문제는 그뿐만이 아니었다. 연구 계획이 기관윤리위원회IRB를 통과하는 과정에서도, 또한 연구비 지원과 관련해서도 문제점이 발견되었다. 그리고 결정적으로는 황우석 박사가 만들었다고 주장한 줄기세포들의 사진을 비롯한 연구 결과 전체가 거짓으로 조작된 것임이 드러났다.

황우석 박사는 평소 자신의 연구가 얼마나 많은 경제적 부가가치를 한국에 가져다줄 수 있는가를 역설해왔고, 언론의 대대적인 포장에 힘입은 그의 이러한 애국주의적 선동은 효과를 발휘해 국가의 전폭적인 지원을 받았다. 그렇지만 정치인들이 앞장서 도와줄 정도의 국가적 위상을 가진 한 과학자의 몰락이 한국사회에 가져온 파장은 매우 컸다. 특히 황우석 사태는 연구절차에서 윤리적 고려를 배제한 생명과학 연구가 어떠한 사회적 문제를 불러일으킬 수 있는가를 집약적으로 잘 보여주었다. 이는 황우석이라는 한 개인의 일탈행위만이 아니라 생명과학 분야에서 언제든지 일어날 수 있는 문제였다. 그리고 과학 연구가 경제적 성과주의와 애국주의의 결합체인 국익 이데올로기와 결합했을 때 사회적인 차원에서 광신적인 모습으로 표현될 수 있음을 잘 보여주었다. 생명과학이 과학 연구의 중심이 되어가고 있는 현실에서 황우석 사태는 생명과학 연구에서 윤리 문제의 중요성을 일깨워준 사건이었다.

질병에 대한 도전

에이즈

1980년대에 새로운 전염병 에이즈가 출현함으로써 세계는 새로운 질병에 대한 공포에 휩싸였다. 20세기의 흑사병이라 불리는 에이즈는 효과적인 치료제도, 백신도 없는 전염병이라는 점에서 사람들은 더 큰 두려움을 느꼈다. 한국에서 최초의 에이즈 환자가 보고된 것은 1985년이었다. 한국은 에이즈 환자 발생이 적은 국가이지만, 매년 그 수는 증가하여 2008년에는 797명의 신규 환자가 보고되었으며, 누적 환자의 수는 5,000명이 넘었다.

에이즈는 성적 접촉, 특히 동성애를 통해 전파된다는 이유로 질병 그 자체의 심각성 이외에 다른 질병에 비해 사회적 편견과 낙인찍기의 문제가 크다. 2006년에 이루어진 질병관리본부의 조사에 따르면 응답자의 41.5%가 "에이즈 환자는 사회에서 격리시켜야 한다"고 대답해 에이즈 환자에 대한 한국사회의 거부감이 얼마나 강한가를 보여주었다.

사실 그동안 에이즈 환자의 등록과 관리 방식에서도 인권침해적인 요소가 없지 않았다. 예를 들어 장기체류를 목적으로 입국하는 외국인은 에이즈 검사 결과를 당국에 제출해야 하며, 에이즈에 걸린 것으로 확인된 외국인은 강제출국을 당했다. 에이즈 환자의 입국을 거부하는 국가들은 많이 있지만 한국처럼 환자를 강제출국시키는 나라는 드물다. 또 2007년에는 수감된 에이즈 양성자에 대해 다른 수감자들이 격리수용을 요구한 사례도 있는데, 이러한 사실들을 통해 에이즈 환자에 대한 한국사회의 강한 거부감을 잘 읽을 수 있다. 현재 에이즈는 치료제가 발달하여 환자의 생존기간도 길어지고 있어 일종의 만성질환처럼 관리 가능한 질환으로 바뀌어가고 있다. 하지만 에이즈 환자에 대한 사회적인 편견은 여전히 극복해야 할 문제로 남아있다.

결핵

결핵은 20세기 전반기는 물론이고 1950~1960년대까지도 국민들의 건강을 위협하는 중요한 질병이었다. 경제 성장과 정부의 적극적인 관리로 이후 그 발병이 많이 줄어들기는 했으나 2000년 이후에는 그 감소율이 저하되고 있으며, 매년 새롭게 발생하는 환자 수도 줄어들지 않고 있다. 결핵을 과거의 질병으로 치부하는 경향도 있지만 현실은 그렇지 않다.

2004년에 새로이 발생한 결핵 환자가 3만 1,503명이었는데, 2005년에는 3만 5,269명으로 오히려 증가하는 양상을 보인다. 우리나라 결핵 상황과 관련된 문제점은 발병률과 사망률에 있다. 2009년의 우리나라 결핵 발병률은 인구 10만 명당 90명, 사망률은 인구 10만 명당 10명으로 OECD 30개 국가들 중에서 가장 높은 수준이다. 또한 약제 내성을 보이는 결핵균주들의 출현도 크게 우려되는데, 특히 약제내성은 20대 청년층과 60대 이후 노년층에서 문제가 되고 있다.

  결핵의 심각성을 인식한 정부는 현 상황을 공중보건의 위기로 받아들이고 있다. 현재의 상황을 개선하기 위해 결핵 환자의 수를 2030년까지 인구 100만 명당 1명으로 낮추겠다는 목표를 설정하고, 발병보고체계의 정비와 적극적인 예방접종, 그리고 치료율을 높이기 위한 다양한 노력을 기울이고 있다. 결핵 치료를 위해서는 결핵약을 장기복용해야 하는데, 환자의 자의적인 투약 중단으로 치료에 실패할 가능성이 크므로 적극적인 관리가 필요하다.

  한편, 북한은 1970년대까지는 사회주의 보건의료체계가 어느 정도 작동했지만, 1990년대 이후 연이은 대홍수와 경제침체로 보건의료체계의 운영이 어려운 지경에 빠졌다. 만성적인 기아와 영양실조는 북한 주민의 면역력을 크게 떨어뜨렸는데, 그 결과 결핵이 창궐하기에 이르렀다. 북한 당국이 관련 통계를 발표하지 않아 환자의 규모와 심각성을 정확히 파악하기는 어렵지만, 제한적인 접촉만으로도 결핵 문제의 심각성이 알려져 정부와 민간단체를 통해 지원이 이루어지고 있다.

당뇨병

  생활 수준의 향상은 새로운 생활양식을 가져온다. 생활양식에는 행동방식과 섭취 음식이 중요한 부분을 차지하는데, 이들의 변화는 질병양식에도 변화를 가져온다. 이러한 생활양식의 변화를 반영하는 것이 소위 생활습관병인데, 그 대표적인 질환이 당뇨병이다. 한국사회는 1980년대 이후 경제 성장으로 인해 풍요를 누리기 시작했고, 생활양식의 변화로 이전에 비해 운동량은 줄어들면서 영양은 과잉 섭취하는 상황이 되었다. 그 결과 대표적으로 당뇨병이 폭발적으로 증가하게 되었다.

그간 정부 차원의 질병 관리는 주로 급·만성 전염병을 위주로 이루어졌다. 전염병의 경우는 전통적으로 정부가 적극적으로 개입하여 상대적으로 쉽게 효과를 얻을 수 있었다. 반면에 개인의 생활습관에 의해 생기는 당뇨병과 같은 질병은 개인의 생활습관에 제3자가 개입하는 것이 쉽지 않아 국가적 차원의 관리가 쉽지 않다. 또한 당뇨병은 일단 발병하면 완치가 불가능하고 평생 관리가 필요하며, 합병증으로 치러야 할 비용도 사회적으로 큰 부담이 된다. 따라서 당뇨병 역시 전염병 못지않게 국가적 차원의 예방과 관리가 중요하다. 정부는 2007년 대구를 시험사업지역으로 선정하여 효과적인 당뇨병 관리 모델을 개발하고 있다.

신종전염병

2003년 2월 중국 광둥에서 시작된 사스SARS가 전 세계적으로 확산되면서, 중국과 인접한 국가로 인적 교류가 많은 한국은 다른 어느 나라보다도 감염의 위험에 많이 노출된 상황이었다. 갑자기 등장한 새로운 질병의 위협에 대응하기는 쉽지 않았지만, 사스의 국내 전파를 막기 위해 입국자 전원의 체온을 검사하고 의심환자를 격리 조치했다. 이처럼 발생 초기부터 긴급하게 사스 감시체계를 가동하고 상황실을 운영하는 등 적극적으로 대처함으로써 사스의 국내 유입을 방지하고 예방에 성공해 사망자 및 2차 전파를 방지할 수 있었다.

사스 유행 당시 국내에 들어오는 첫 관문인 해·공항검역소에서 89만 명에 대한 검역이 실시되었고, 입국자 23만 명을 추적조사하여 2,290명을 자택에 격리하고 72명을 격리 후송했다. 그리고 그 모든 과정에서 국립검역소, 보건소 및 전국 응급의료기관을 중심으로 네트워크를 형성하여 적극적으로 대응했다. 그리고 상황별로 체계적인 대처가 가능하도록 정부

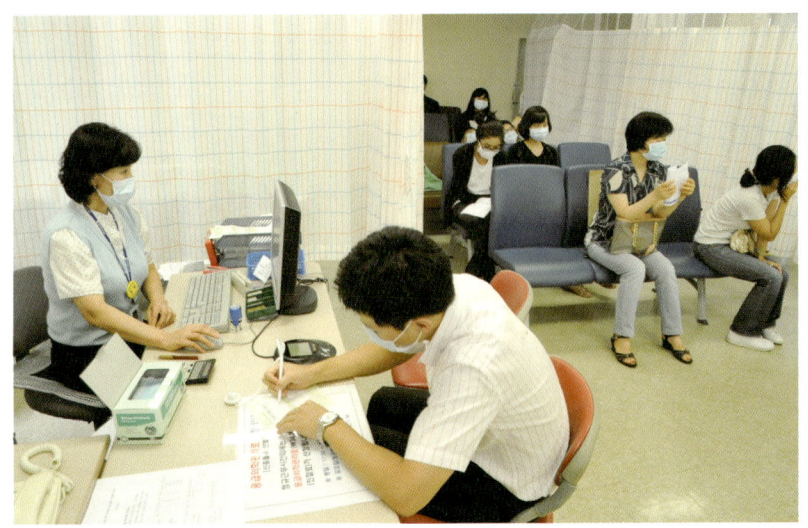

신종플루 유행 시기의 병원 진료 모습(2009)

차원에서 단계별 대응 매뉴얼을 만들어 관리했다. 사스의 유행 이후에도 전 세계적으로 조류독감·신형인플루엔자 등 새로운 질병들이 잇달아 발생하여 유행함으로써 전염병에 대한 경각심을 늦추지 못하고 있다.

전망과 과제

현대 한국사회는 여러 종류의 의료 문제에 직면해 있다. 다양한 질병의 위협에서 건강을 지키는 일은 무엇보다도 우선해야 할 과제이다. 1980년대에 에이즈가 등장한 이후 전 세계적으로 사스·조류독감·신종플루 등 새로운 전염병들이 뒤이어 발생하고 있다. 국가 간, 대륙 간 인적 이동이 활발한 지금, 전염병의 전파 속도는 과거보다 빨라지고 있으므로 더욱 신속한 대응이 필요하다. 외부에서 유입되는 질병에 대한 경계만이 아니라 환경의 변화로 인한 말라리아의 재등장도 주목해야 할 현상이다. 또한 생활양식의 변화로 발생할 수 있는 생활습관병도 중요한 관리의 대상이 되어야 한다. 특히 최근 당뇨병은 전염병과 같은 양태로 급속히 증가하고 있어 개인뿐 아니라 사회적으로도 큰 부담이 되고 있다. 이처럼 한국사회는 전염병과 만성질환을 해결해야 하는 이중적 과제를 안고 있다.

다음으로는 의료비 상승 문제가 있다. 의료비 상승을 초래하는 원인은 크게 두 가지이다. 첫 번째 원인은 인구의 급속한 고령화에 있다. 한국사회는 유례없이 급속한 고령화사회로 접어들고 있다. 고령화는 여러 가지 사회적 문제를 만들어내지만, 특히 의료기관을 이용하는 노년층이 증가하여 국가 전체 의료비의 많은 부분이 노인층에게 지출되게 만든다. 그리고 인구의 고령화는 경제활동 인구의 상대적 감소를 의미하므로 이중적으로 심각한 재정적 문제를 만들어낸다. 두 번째 원인은 끊임없이 새롭게 개발되고 있는 신약·신기술·의료장비들이다. 물론 이러한 개발은 의학의 발전과 환자의 치료를 위해 바람직하지만, 이것들을 사용하는 데 필연적으로 따르는 의료비 상승 문제도 무시할 수 없다. 따라서 한정된 의료자원을 어떻게 효율적으로 분배할 것이며, 우선순위를 어디에 둘 것인지가 중요하다. 결국 의료자원의 확충과 분배에 필요한 사회적 합의를 도출하는 일이 점차 중요한 과제가 될 것이다.

의료자원 분배는 한 사회가 의료를 어떤 가치관 위에 세우느냐 하는 문제와 밀접히 연결되어 있다. 규제 철폐와 경쟁력 강화를 앞세우는 신자유주의 시대에는 의료도 예외 없이 경제적 가치창출의 수단이 된다. 의료시장의 규제 철폐와 경쟁력 강화를 통해 새로운 부를 창출하겠다는 경제부처를 비롯한 일부의 시·도의 입장은 현대사회에서 의료의 본질을 다시 생각해보게 한다. 경제자유지역에 설립을 준비하고 있는 영리병원은 신자유주의적 논리에 충실한 의료를 대표적으로 보여주는 사례이다. 영리병원에서는 소비자가 비용을 지불하는 만큼 양질의 의료서비스를 받을 수 있다는 점과 고용 창출 효과 등이 강조된다. 그렇지만 의료는 경제적 부가가치 창출의 수단이기 이전에 국민이 누려야 할 중요한 권리라는 점을 간과해서는 안 된다. 국민의 의료권이 보장된다는 전제 아래 의료 분야의 경쟁력 강화나 산업화는 생각해볼 수 있을 것이다. 또한 기존의 국가 의료보험체제를 흔들 수 있는 민간 보험의 도입도 다른 나라의 사례를 참조해가며 신중하게 접근해야 할 것이다.

쟁점과 토론

의사들의 파업은
정당화될 수 있는가?

　파업은 일하는 모든 사람들의 권리이다. 따라서 자신의 근로조건이나 환경, 혹은 정책과 관련한 부당한 사항을 개선하기 위해 의사표현 행위를 할 수 있으며, 파업은 이때 선택할 수 있는 수단 중의 하나이다. 따라서 의사들 역시 직업인으로서 자신들의 직업적 권익을 지키기 위해 파업이라는 수단을 선택할 수 있고, 의사들의 파업은 다른 국가들에서도 드문 일이 아니다.
　그렇지만 환자의 생명을 다루는 의사들의 파업을 다른 근로자의 파업과 동일한 관점에서 바라보기 어렵다는 주장도 가능하다. 실제로 의사들이 파업할 경우 환자들이 피해를 볼 수 있는 상황이 분명 발생할 수 있기 때문이다. 2000년도 의사 파업 기간 중 병원에 입원하여 진료받던 한 환자가 제대로 치료받지 못했다고 후에 해당 병원을 상대로 소송을 제기한 경우도 있었다.

의료민영화의
두 얼굴

국가에 의한 의료는 한정된 의료자원을 효율적으로 배분하는 데 초점이 맞추어진다. 따라서 국가 입장에서는 분배의 평등성을 강조할 수밖에 없고, 의료의 질은 어느 정도 최소한으로 유지하는 데 머무르게 된다. 그렇지만 더 많은 비용을 지불하고라도 더욱 높은 품질의 의료서비스를 받기 원하는 사람들도 있다. 그러나 국가가 장악하고 있는 의료시스템 안에서는 이러한 차별화된 서비스를 제공하기 어렵다. 이에 민간 부문에서 이러한 소비자의 요구를 충족할 수 있는 다양한 서비스가 제공되도록 해야 한다. 이윤 동기가 결합될 경우 더욱 다양하고 질 높은 서비스가 제공될 수 있으며, 이것이 산업과 잘 연계될 경우 새로운 부가가치를 창출하는 원천이 될 수 있다.

그렇지만 다른 한편으로, 의료는 국민에 대한 국가의 의무이고 국가에 대한 국민의 권리이다. 따라서 의료를 민간에 맡겨 이윤 창출의 도구가 되게 하는 것은 국민의 건강을 담보로 이윤 창출을 하겠다는 말과 다름없다. 더구나 이렇게 창출된 이윤은 결국 소수에게 돌아가며 중요한 사회적 재분배 역할을 하는 국가의료제도를 붕괴시키는 부작용을 초래할 위험성도 있다.

14

북한 보건의료체제의 형성과 발전

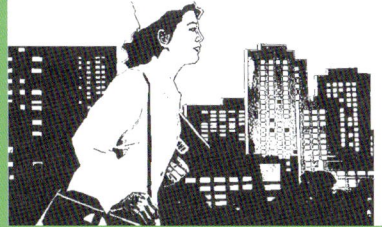

북한에서는

• 북한은 한국의 의료제도와는 다른 사회주의 의료제도를 채택하고 있다. 북한의 의료제도에서는 국가는 모든 의료정책을 수립·집행하고, 의료시설을 소유·관리·운영하는 주체로 상정되고, 국민은 무상으로 의료진료의 혜택을 받는다. 즉, 국가 행정의 일환으로 대주민 보건, 의료정책을 실시하고 있는 것이다. 이러한 내용은 헌법에 규정되어 있으며, 예방의학, 의사담당구역제 등을 중심으로 하는 무상치료제를 실시하여 구현하고 있다.

또한 서양의학뿐만 아니라 고려의학이라고 지칭하는 한의학에 대한 관심이 높아 한의학의 과학화를 꾀하면서 서양의학적 진단과 한의학적 치료를 병행하는 실용성에 기초한 의료진료 방식을 채택하고 있다.

사회주의 의료제도의 기반 구축기 (1945~1957)

국영의료기관의 증설

북한은 1946년 2월 8일 중앙정권기관으로 '북조선임시인민위원회'를 조직하고, 같은 해 3월 23일에 '20개 정강'을 발표하여 체제를 수립했다. 북조선임시인민위원회가 조직되고 나서 보건국이 세워지면서 의료사업이 시작되었고, 사회주의 의료제도를 수립하기 위하여 전 국민의 건강을 국가가 책임지는 의료제도를 마련하고자 했다. 의사 수는 당장 증원하기 어려웠기 때문에 기존의 개원의를 활용하고, 우선 '국가병원'이라 불리는 국영의료기관을 증설하는 작업에 착수했다.

북한은 1946년 국가 예산의 6.2%를 보건 부문에 지출하여 각 군에 1개 이상의 국영병원을 설치했고, 1947년 초에는 47개의 병원과 294개의 진료소를 건설했다. 국영병원은 해방 이래 계속 휴업 상태에 있던 진료소와 일본인과 친일파들이 소유했던 병원 등을 국유화하거나, 개업의들을 설득하여 개인병원을 국가에 헌납 또는 제공하도록 하거나 새로운 인민병원을 신설하는 방식으로 확대해갔다. 그 결과 1949년 국영병원 수는 1945년에 비해 4배, 병상 수는 5배 증가했다. 이전에는 없었던 전염병동·산원·결핵병동 등도 신설되었다.

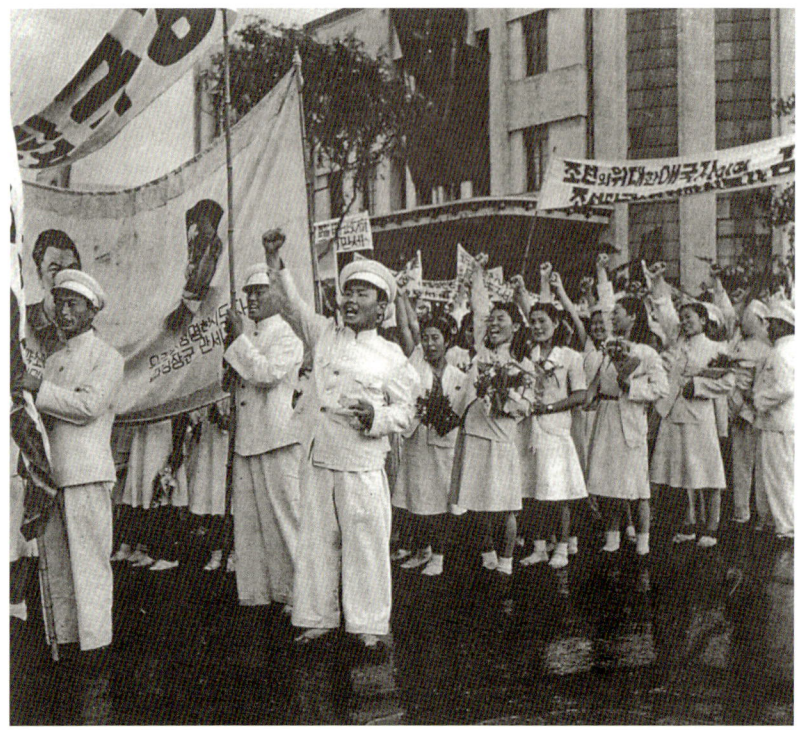

신탁통지를 찬성하는 평양 시민 평양 붉은광장에서 젊은이들이 김일성 장군과 스탈린 원수를 연호하고 있다.

개인 개업의의 제한적 인정

1947년 북조선인민위원회가 설립되면서 의료사업은 더욱 체계를 갖추고 내용도 충실해졌다고 평가된다. 의료 부문에서 자본주의적 요소를 제한하면서 사회주의적 요소들을 적극 도입하고 발전시켜 사회주의 의료제도를 만들어나가기로 결정했다.

이 제도를 실행해나가야 할 과제가 주어진 해방 직후 보건인력의 대부분은 일제강점기에 의학교육을 받은 개인 개업의들로, 의사수가 부족한 상황에서 이들의 활동을 인정하지 않을 수 없었다. 그러나 그들의 활동을 전적으로 인정한 것은 아니었다. 의료기관이 없는 농촌에서만 개업할 수 있었고, 개원 장소의 이동이나 폐원은 허가 없이는 불가능했다. 그리고 의사에 대한 근무지정제도를 실시하여 면허를 주는 동시에 일정 기간 동안 국가에서 정한 지역에서 의업을 행하도록 했다. 또한 사적 이익을 도모하지 못하도록 국가가 의료 수가를 정하고 누진적인 세금제도를 적용했다.

사회보험법에 의한 무상치료제 실시

무상치료제는 1946년 12월 「사회보험법」과 「노동자, 사무원 및 그 부양가족들에 대한 의료상 방조 실시와 산업의료시설 개편에 관한 결정서」를 채택한 것을 기초로 하여 실시되었다. 북한은 이 법령의 기원이 항일무장투쟁과정에서 인민들을 무상으로 치료해주는 인민적인 보건시책을 실시한 것에 있다고 피력했다.

무상치료제의 실시에 앞서 각 시·군과 주요 직장에 사회보험 실시를 위한 부서를 신설하고, 1947년 1월 말부터 전체 노동자, 사무원 및 그 부양가족을 대상으로 이 제도를 실시했다. 이를 위해 기존의 36개소의 공장부속병원과 진료소, 63개의 광산부속병원과 진료소, 6개소의 철도부속병원과 진료소를 사회보험병원으로 개편했고, 500개소의 개인 병원과 의원을 촉탁병원으로 계약했다.

즉, 이 당시 실시된 무상치료제는 사회보험에 가입한 근로자와 그 가족만을 대상으로 한정되었던 것인데, 당시 보험에 가입되어 있는 노동자와 사무원은 1946년에 26만 명, 1951년에 35만 명 정도였기 때문에 실질적인 무상진료 혜택을 받은 대상자는 극히 일부였다.

그렇지만 무상치료제가 실시되면서 빈민들과 일반인들의 병원 접근성이 높아졌다. 빈민들에게는 사회보험이 없더라도 무료로 치료받을 수 있도록 하여, 국영병원이 있는 지역에서는 국영병원에서, 국영병원이 없는 지역에서는 개인병원에서 치료를 받고 그 비용은 국가가 지급했기 때문이다. 또한 무상치료제 실시 이후 국영병원의 치료비를 이전에 비해 10분의 1 이하로 정하여 일반 주민들이 병원을 이용하기 쉬운 환경으로 만들었다.

무상치료제에 필요한 자금은 국가기관, 기업소 및 사회 협동단체에서 종업원들에게 지불하는 임금 총액의 5~8%에 해당하는 금액을 국고에 납부하게 하고, 개인이 경영하는 공장, 기업소에서는 종업원들에게 지불하는 임금 총액의 10~12%에 해당하는 사회보험료를 기업이 국고에 의무적으로 납부하도록 하는 방식으로 마련했다.

전반적 무상치료제의 실시

이전까지 제한적인 무상치료제를 실시해오다 한국전쟁 중인 1952년 11월 13일 내각결정을 발표하여 1953년 1월 1일부터 개인 상공업자와 개인 농민을 제외한 모든 주민이 무상치료제의 혜택을 받을 수 있도록 했다. 전쟁 중에도 이재민들과 부상당한 주민에게 무상치료를 실시하고, 생활기반을 잃은 사람들을 대상으로 약값과 수혈비 등을 무료로 배부했다. 그러나 전쟁 중에 실시하던 임시 조치를 넘어서는 의료 수요가 급증했고, 이에 더해 남북한이 대치하고 있는 상황에서 체제의 우월성을 보여줄 필요성에 따라 전반적 무상치료제를 실시했다.

그러나 1950년대는 의료시설과 의료인이 충분히 마련되지 못했던 시기였기 때문에, 실질적으로 충분한 보건의료 서비스를 제공하는 데에는 한계가 있었다. 특히 농촌지역에는 면 단위까지만 진료소가 배치되고, 리에는 진료소가 없어 농촌 주민들의 의료서비스 이용에는 불편이 따랐다.

의과대학 설립과 의료인 확보

무상치료제를 실시하게 되면서 제도를 추진해나가는 데 필요한 의료인력 확보가 중요한 과제로 떠올랐다. 북한은 의료인을 양성하기 위하여 의학대학·의학전문학교·의학강습소·간호학교 등을 신설했다. 해방 당시 북한 지역에는 의사 양성기관으로 평양의학전문학교와 함흥의학전문학교 두 곳이 있었는데, 그중에 평양의학전문학교를 확대 개편하여 1946년 10월 1일에 설립된 김일성종합대학 의학부로 승격시켰고, 1948년 9월 28일에는 평양의학대학(의학부·약학부·위생학부 및 35개 강좌)으로 독립시켰다.

또한 1946년 10월 15일에는 함흥의학전문학교를 확대 개편하여 함흥의과대학을 설립했다. 그리고 1948년 9월 5일에는 청진의과대학이 개교하여 대학급 의사 교육기관은 총 세 곳이 되었다. 이 외에 평양에 중앙보건간부양성소, 각 도에 간호원·조산원 양성소와 야간강습소를 설치했다. 또한 고등의학전문학교·보건간부양성소·간호원학교·보육원양성소 등이 설치되기도 했다. 그 결과 1945년 2개 의학전문학교에 학생 80명, 5개 간호학교에 학생 150명이었던 것이 1947년에는 4개 의과대학에 학생 1,234명, 11개 의학전문학교에 학생 1,296명, 25개 간호학교에 학생 950명으로 의학교육기관과 학생 수가 크게 증가했다.

한편, 김일성이 보건일군 양성사업에 대해 언급하면서 농촌에 의사가 많이 필요한 현실적인 이유를 들어 한의사를 재교육하는 방안이 고려되기도 했다. 그러나 개인적으로 개업한 한의사들을 비사회주의적이라고 판단하던 당시의 인식에 따라 한의사들은 의사 자격을 부여받을 수 없었고, 개업 역시 불가능했다.

1947년 3월 31일 인민위원회 결정 제19호 「의사 및 치과의사에 관한

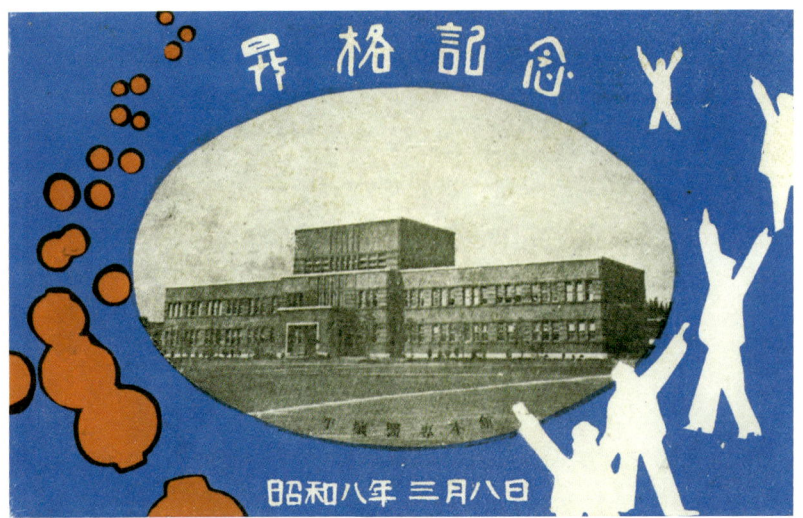

평양의학전문학교 승격기념 엽서(1933년 3월 8일) 도립평양의학강습소가 1933년 평양의학전문학교로 승격되었다.

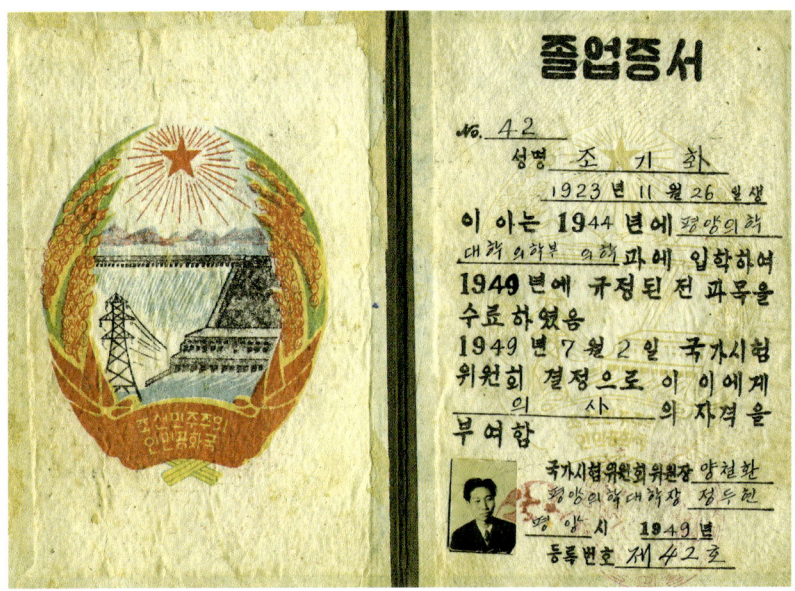

평양의과대학 졸업증서(1949) 평양의학전문학교는 1946년 9월 대학으로 승격되면서 김일성종합대학 의학부로 편입되었고, 1948년 9월에는 평양의학대학으로 독립했다. 졸업증서가 의사면허증을 대신했다.

규정」이 만들어졌다. 이 규정에는 한의사에 대한 내용은 포함되어 있지 않았으나, 전쟁 이후인 1954년 6월 4일 내각결정 제79호에 한방 치료에 대한 대책을 개선하고 한의사 자격시험 실시가 규정되면서 한의사는 의사 자격을 다시 획득하여 국가 의료시설에 소속되었다. 단, 개인 개업은 금지되었다.

의약품과 의료기구 생산

해방 이후 충분한 의약품을 확보해 공급을 개선하는 것은 북한이 당면한 과제였다. 더욱이 무상치료제를 비롯한 의료서비스 확대정책이 시행되면서 의약품 수요가 크게 증가했기 때문에 국영제약공장의 건설이 급선무였다. 1947년 흥남제약공장 건설은 첫 국영제약공장 건설사업이었다. 이후 평남건국제약과 화학공업소 등을 개편·확장했으며, 이외에도 몇 개의 제약 및 공업회사가 신설되었다. 의약품과 의료기구의 생산·공급을 독려하기 위해 북한은 전선작업반운동, 전선돌격대운동을 전개했다. 공장 노동자들은 부족한 생산조건을 극복하기 위하여 쓸모없는 설비들을 녹여 제약설비를 만들고 의약품을 생산했다.

북조선전염병연구소에서는 콜레라 예방 백신, 두묘 등 여러 가지 예방약을 생산했고, 서선필수품공업소·신의주방직공장 등에서 가제·탈지면·붕대·석고 등 의료기구를 생산했다. 각 제약공장에서 설파제·아스피린·비타민제 등은 생산했지만, 항생제는 생산되지 못했다. 따라서 이 당시 필요한 의약품은 사회주의 우방국들, 특히 소련의 지원에 크게 의존했을 것으로 보인다. 의약품 공급의 부족을 해소하기 위한 방법으로 북한은 약초 재배와 채취 방법에 관심을 두고 약품연구소를 설립했다.

방역제도의 형성

해방 이후 의료시설과 의료인 등의 자원이 부족한 상태인 데에 더하여 중국과 일본에 거주하던 동포들의 귀국과 인구 이동으로 전염병이 자주 발생했다. 그러나 예방능력은 일제강점기보다도 낮아진 상황이었다. 이에 따라 전염병 관리와 예방을 중심으로 하는 방역제도를 마련하는 것은 북한 당국의 최대 관심사 중 하나였다.

먼저 대중적인 위생개선운동을 전개하기 위하여 1946년 4월 북조선임시인민위원회는 「각도시 촌락 청소미화 및 전염병 예방에 관한 결정서」를 채택하고 해방 이후 지역사회, 직장 및 공공시설, 주택 등을 위생문화적으로 꾸리기 위한 전군중적인 사업을 벌였다. 이 운동은 해방 후 북한에서 최초로 벌어진 본격적 위생문화운동으로, 이를 통해 공동변소·목욕탕·오물 적치장 등이 많이 설치되었다.

1946년 5월 25일에는 「위생검사원규칙」을 제정, 공포하여 전문위생검사와 검열을 위한 인력을 확보했다. 위생검사원은 국가적으로 제정된 위생질서와 방역규율을 어기는 현상에 대한 단속과 통제 업무를 맡았으며, 같은 해 6월부터 「음식점 영업단속규칙」·「목욕장 영업단속규칙」·「이발사 영업단속규칙」·「이발원 시험규칙」·「오물청소규칙」 등을 임시인민위원회 보건국 지령으로 제정 공표했다. 1946년 11월에 북조선 중앙방역위원회가 설치되고, 1947년 5월에는 '위생검열원에 관한 규칙'이 승인되면서 중앙과 지방에 방역제도 관련 조직이 구성되었다.

같은 해 서북방역연구소(1947년에 북조선방역연구소, 다시 북조선전염병연구소로 개칭)를 조직하여 예방약 생산 연구사업을 시작하는데, 이 연구소는 정권이 수립된 이래 처음으로 조직된 의학 연구기관이었다. 당시 긴급히 필요했던 콜레라와 두창 및 기타 장내성 전염병 예방약으로 1949년 말까지 콜레라·장티푸스 백신과 두창 디프테리아·파상풍 혈청 등 25종의 약품을 생산해냈다.

당국은 방역사업을 강화하기 위해 1947년 평양에 방역연구소를 설치했고, 1949년 9월에는 중앙방역위원회를 내각 직속의 방역위원회로 개편했다. 또한 도·시·군·구역·면·리에 방역위원회를 설치했고, 200명 이상의 종업원을 가진 공장·광산·기업·교통기관에는 직장방역위원회를 설치했다.

콜레라 방역

1946년 5월 초 중국에서 부산으로 돌아오던 귀국선에서 콜레라 환자가 발생하여 이후 남한 지역에 수많은 인명 피해를 냈고, 그 이후 북한 지역에도 침입하여 1946년 7월 콜레라 환자와 사망자를 냈다. 북조선임시인민위원회 보건국은 콜레라 비상 방역령을 발령했고, 해륙검역소의 검역을 강화하고 가설검역소를 설치했으며, 각 시군에 위생방역위원회를 결성했다. 또한 콜레라방역위원회가 조직되고, 청년 학생과 여성들이 검병호구조사와 함께 콜레라방역상식보급사업을 벌였다. 그리고 '보건일군'들은 콜레라 예방접종과 소독에 나서서 한 달여 만에 콜레라 방역에 성공했다. 이 경험은 당의 입지를 공고히 하고, 보건일군의 역할을 명확히 해준 사건이 되었다.

체제 수호를 위한 보건의료제도

해방 이후 북한의 보건의료정책은 사회주의 보건원칙 중 보편성, 포괄성, 무료의 원칙이 제도화되어가는 과정에 있었다고 볼 수 있다. 한국 전쟁이 끝난 후에는 전쟁으로 피폐해진 민심을 진정시키고, 경제를 부흥하기 위하여 노동자들의 건강을 보호하여 노동력을 확보하는 것이 주요 과제였다. 따라서 전후 보건의료정책은 체제 수호에 중요한 역할을 담당하게 되었다.

사회주의 의료제도의 수립 (1958~1971)

완전하고 전반적인 무상치료제 실시

1960년 최고인민회의에서 전 지역에 전반적인 무상치료제를 실시한다는 요지의 「보건사업강화에 관한 결정」을 채택했다. "전체 인민들의 건강을 보호 증진시키기 위하여 현재까지 실시하여온 무상치료제의 성과를 공고 발전시키며 완전하고 전반적인 무상치료제를 공화국 북반부 전 지역에서 실시한다"고 선포했다.

북한은 한국전쟁 이후 실시한 전후복구 3개년계획과 1957년부터 시작한 제1차 5개년 경제계획을 성공적으로 달성하면서 공업화의 기반을 구축하고, 주민들의 기본적인 의식주 문제를 해결했다. 그 결과 1958년에는 완전한 사회주의 경제체제를 구축했고, 보건의료제도의 민간 부문이 소멸하고 국가에 의한 단일하고 통일된 서비스 원칙이 의료정책에도 반영되었다. 이를 토대로 완전하고 전반적인 무상치료제를 실시하기에 이른 것이다. 그것은 구체적으로 무의리無醫里 해소, 의사담당구역제 실시, 의료기구 및 의약품의 현대화 등을 통해 의료봉사의 질적 수준을 높이는 내용을 담고 있다.

지금까지 일부 계층과 직업군, 일부 지역에 한정되어 적용되던 무상치료제를 전 지역, 전 주민을 대상으로 확대 실시한 것이다. 이는 농촌지역까지 의료서비스가 확대되어 모든 주민이 실질적으로 무상치료를 받을 수 있는 기반이 마련되었음을 의미한다. 1956년 말 농촌에는 진료소가 4.8개 리에 1개 정도 설치되어 있었는데, 무의리 해소를 위해 진료소 혹은 농촌위생소를 설치하면서 1960년 1,348개의 농촌 리 진료소가 설치되었고, 이로써 무의리는 해소되었다. 또한 진찰·검사·치료 등 의료에 직접 관련된 모든 비용뿐만 아니라 해산 방조, 왕진 치료, 요양 치료 등을 무상으로 했으며, 불구자에게 주는 교정기구비, 보철비 및 요양소를 오가는 여비 등 부대경비까지 국가가 부담했다.

의사담당구역제의 실시 및 효과

북한이 채택한 의사담당구역제는 의사들에게 일정한 담당구역, 즉 행정단위인 리里를 나누어 맡기고 위생보건·예방접종·건강검진 등을 수행하며 그 지역의 주민들의 건강을 책임지고 돌보도록 제도화한 것이었다. 의사담당구역제는 해방 직후부터 구상된 것이나 1960년대에 무상치료제가 실시되면서 다시 논의 대상이 되었다. 무상치료제의 실시 방안으로 이 제도가 채택되었으나, 충분한 의료시설과 인력이 요구되는 사업이었기 때문에 당장 실시하기는 어려웠다. 이에 북한은 1962년에 시작된 제1차 7개년계획 기간에 의사 수를 4.4배, 병원 침대 수를 3배로 늘릴 것을 결정했고, 급속도로 병원을 증설하면서 의사 수를 증원해나갔다. 1960년과 비교하여 1963년의 병원 수는 447개소에서 538개소로, 병원 침대 수는 3만 2,698대에서 4만 8,133대로, 외래치료기관 수는 4,364개소에서

4,696개소로 늘어났다. 또한 의사 및 준準의사 수는 1만 1,919명에서 1만 8,241명으로, 인구 1만 명당 의사 및 준의사 수는 11명에서 15.8명으로 증가했다.

의사담당구역제는 1963년 평양시 중구역 경림종합진료소 소아과에서 처음으로 실시되었고, 1964년 6월부터는 본격적으로 실시되었다. 의사담당구역제는 거주지 생활단위를 기본으로 하는 거주지담당제와 생산활동 단위를 기본으로 하는 직장담당제로 나뉜다. 거주지담당제는 도시부에서는 주민 4,000명, 농촌에서는 3,000명 안팎을 기준으로 의사 2~10명이 담당하여, 통상 의사 1명이 7~8개 인민반(인민반은 20~40가구로 구성)을 담당했다. 직장담당제는 탄광, 광산은 갱의사담당구역제, 산업기업소에서는 직장담당구역제를 실시하는 방법으로 범위가 확대되어갔다.

이 제도에서 가장 중심적인 역할을 담당하고 있는 의사는 내과·소아과·산부인과 의사들로, 내과는 16세 이상 성인 환자를, 소아과는 16세 이하 어린이 환자를 전반적으로 돌보고, 산부인과 의사들은 주로 여성 환자를 담당했다. 의사는 환자의 치료 이외에 질병 및 위생선전, 진단서 발급 등의 업무도 맡았다. 북한은 의사담당구역제를 치료예방기관과 보건일꾼들이 인민들을 찾아다니며 당과 국가가 베푸는 의료 혜택이 인민들에게 정확히 미치도록 하는, 공산주의적 요소를 가진 가장 선진적인 의료봉사제도라고 설명하고 있다. 이 제도는 보건기관의 책임의식 강화, 고정적인 의료진에 의한 계속적 관찰, 예방사업과 위생선전교양사업 전개상의 이점이 있다고 평가된다.

'사회주의 의학은 예방의학이다'

1958년 5월 당중앙위원회 상무위원회의 조치에 따라 각 도·시·군 단위에 위생방역사업을 총괄하는 위생지도위원회를 조직했고, 리에는 인민들의 위생사업을 지도검열하는 위생검열위원회를 설치했다. 위생지도위원회는 중앙의 내각, 성, 근로단체, 중앙기관의 책임일군으로 구성되고, 위생검열위원회는 행정단위인 리·공장·기업소에 조직되었다. 이렇게 1960년을 전후한 시기에 진행되어오던 위생·보건사업은 1960년대 중반이 되어 예방의학으로 이어졌다. 이 시기에 국가가 의료자원을 독점관리할 수 있게 되자, 보다 많은 인력이 동원되어야 하는 예방의학에 대중들을 적극적으로 끌어들일 수 있었던 것이다.

예방의학은 1966년 10월 20일 김일성이 보건성 지도일군들과 한 담화 '사회주의 의학은 예방의학이다'에서 정책적 용어로 처음 등장했다. 예방의학은 북한 보건의료의 핵심으로, 그 주요 내용은 각급 단위에 위생방역소를 설치하고 위생지도위원회를 두는 등 위생방역체계를 정비하고, 일상생활에 대한 위생지식뿐만 아니라 질병의 원인, 예방 대책, 간단한 치료법에 이르기까지 다양한 보건지식을 보급하는 위생선전계몽교양사업을 강화하고 '위생일군'을 체계적으로 양성하는 것 등으로 구성되어 있다. 또한 생활 및 노동 환경 조건 개선을 위한 노동 보호용구 무상공급, 노동보호감독의 강화 등 산업보건사업도 전개했다. 그리고 탁아소와 유치원의 설치, 산전·후 150일의 유급휴가, 100% 병원 분만 보장 등을 통한 모자보건사업도 그 일환으로 실시되었다.

이후 1972년 12월에 제정된 「사회주의헌법」 제48조에 "국가는 전반적 무상치료제를 더욱 공고 발전시키며 예방의학적 방침을 관철하여 사람들의 생명을 보호하며 근로자들의 건강을 증진시킨다"라고 규정하면서 예방의학의 실시를 법제화했다.

한의학에 대한 관심

북한에서는 한의학이 서양의학과는 달리 예방에 중점을 두며, 여러 가지 약재를 오랜 기간 사용해도 몸에 큰 문제가 없을뿐더러 효력이 떨어지는 일도 없고, 서양의학이 치료하지 못하는 병을 고칠 수 있다는 점을 높이 평가하여 한의학의 치료 가능성에 큰 관심을 두었다.

해방 직후에는 한의학에 크게 주목하지 않고 규제하다가 1953년에 "나라의 풍부한 약재들을 광범히 채취하여 의약품을 만드는 사업을 조직할" 것으로 방침을 세우면서 1954년에 한의정책을 수정하여 국가 정책 안으로 끌어들였다. 1956년에는 「고려의학을 발전시키며 한방 치료 사업을 개선 강화할 데에 관하여」를 공포하면서 한의학은 북한 체제의 중요한 축을 이루게 되었고, 이를 발전시키고자 중국에서 중의학정책과 내용을 배우도록 했다. 1958년에는 의학과학원 산하의 의약연구소와 약초원을 보건성으로 이관하고, 의약연구소 안에 동의학연구실을 설치했다.

한의학에 대한 주목은 북한의 체제와 당시 북한이 처한 경제적 상황과도 연관이 깊다. 즉, 우리 민족이 얻어낸 과학적 지식의 산물인 한의학은 주체사상과 연결되는 동시에 예방을 강조하는 사회주의 보건의료의 취지에 부합하는 것이기도 했다. 또한 외국과의 교류가 활발하지 못한 상황에서 양약제조보다는 한약제조가 수월하다는 점 역시 한의학이 강조된 배경이었다. 단, 북한의 한의학 연구는 과학적으로 재해석된 방향을 추구한다는 점이 특징이다.

한의 인력 양성과 한의학 위상의 제고

한의 인력을 양성하기 시작한 때는 1954년으로, 이때부터 한방의사

자격시험을 실시했다. 이에 더욱 박차를 가한 것은 1956년 4월 내각명령 제37호 「한의학을 발전시켜 동의치료를 개선·강화할 데 대하여」라고 할 수 있다. 이 내각명령으로 국가 의료기관에는 '동의과', 각 도에는 '동의병원', 그리고 군병원과 중요 산업병원에 '동의과'를 설치할 수 있게 되었다.

각 기관에 배치할 한의 인력을 키우기 위하여 1961년에는 평양의과대학과 개성고등의학학교에 '고려의학부'가 설치되었고, 이를 필두로 1970년대까지 함흥의학대학·개성의학대학 등 각 도 의학대학에 11개의 고려의학부를 설치하여 한의사를 양성했다. 평양의과대학에 신설된 고려의학부의 교육 내용과 방법은 2학년까지는 임상의학부와 같고, 3학년부터 임상의학과 한의학을 결합해 교육하는 시스템이었다. 이 외에도 전국의 현직 의사들 중 한의학을 2년 동안 교육해 한의학 결합형 의사를 양성하는 역할도 담당했다. 그리고 4~5학년 사이에 한의학 이론 및 실습을 100시간 실시했는데, 교육 내용에는 침구·뜸·부항과 고려약 조제 등이 포함되어 있었다.

한의 인력을 양성하면서부터 주로 중앙 의료기관에 편중되던 한의 관련 기관이 지방으로 확대되었고, 1972년 7월에 평양시립동의병원을 설립을 시작으로 각 도에 동의병원이 설치되었다. 또한 리 인민병원과 리 진료소에도 동의과와 동약방을 설치했다.

한의학의 과학화와 동서의학의 결합

1961년 9월 제4차 노동당대회에서 현대 서양의학과 대등한 한의학 발전의 필요성이 강조되었고, 1967년 12월에 열린 제4차 1기 최고인민회의에서도 공중보건을 위한 중심적인 과업 달성을 위하여 한의학과 서양의학을 결합시켜 한의학을 적극적으로 발전시켜야 한다는 것이 강조되었다. 이에 따라 기존의 동의학연구실을 동의학연구소로 발전시키고, 평양의학대학 약학연구소에 동약연구실을 조직하고, 의학과학원 약초 시험장의 규모를 두 배로 늘리는 등 한의학 연구기지를 마련해갔다. 관련 연구사업도 적극 추진하여, 한약에 대한 연구사업, 침치료의 임상생리학적 연구 등이 진행되었다. 그리고 4만 5,000여 건의 민간요법을 수집·정리했고, 그중 500여 건이 출판·보급되었으며, 1962년부터 『동의학』이라는 한의학 전문잡지를 발간하여 한의학의 과학화 사업에 크게 기여했다.

한의학과 서양의학을 결합하기 위해서는 먼저 한의학의 수준이 향상되어야 하며, 기술혁명이 이루어져야 한다는 제안에 따라 1970년 11월 제5차 노동당대회 후 기술혁명의 새로운 요구를 충족시키기 위하여 동서의학을 결합하여 과학적 근거 위에서 한의학을 발전시킨다는 새로운 정책을 채택했다.

이 정책에 따라 서양의학적 진단에 기초하여 침과 뜸을 비롯한 한의학 치료법의 효과를 분석·검토하는 연구가 이루어졌다. 한약의 성분과 약리작용을 해명하고 한약의 가공과 처방 구성, 약물 형태를 개선하기 위한 연구도 병행되었다.

의료인의 정성운동

북한은 사회주의 의료제도를 수립하고 발전시키기 위하여 1960년 2월 전반적 무상치료제 실시 이후, 예방의학, 보건일군들의 혁명화 등의 시책을 전개하여 제도를 보완해나갔다. 시·군 인민병원과 리 진료소의 확충 및 신설, 의사담당구역제의 실시, 의학과학연구기관의 증설 등을 실시했으나, 북한은 이러한 정책이 사회주의 의료제도를 공고히 하고 우월성을

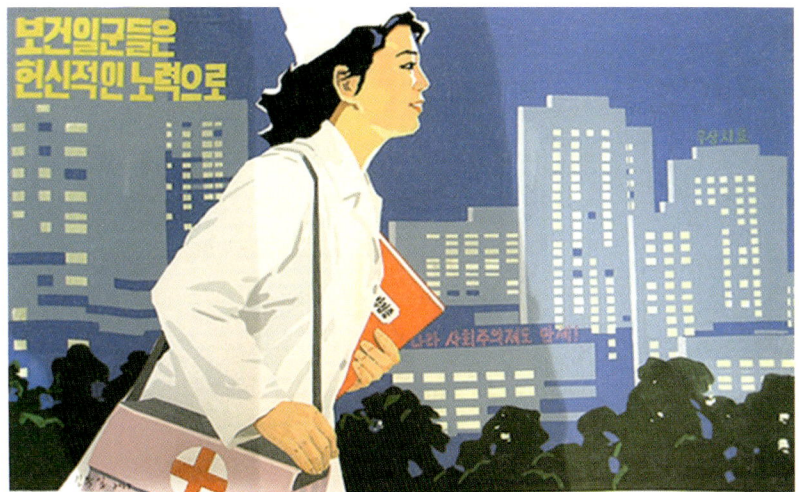

북한 의료포스터 보건의료인의 헌신을 통해 사회주의 보건제도의 우월성을 지켜내자는 선전포스터이다.

내세우는 데는 한계가 있다고 자평했다. 즉, 국가가 인민을 위해 실시하는 보건시책 자체뿐만 아니라 이를 담당하는 의료인이 헌신적인 태도로 인민을 대하도록 하는 사상의식의 변화가 필요하다고 보았다. 의료인 사상개조사업이 바로 1960년대에 실시된 정성운동이다. 북한 당국은 정성운동을 통해 그들에게 남아있는 부르주아 사상의 잔재를 청산하는 것뿐만 아니라 주체사상과 교양교육을 실시하면서 인민의 생명과 건강을 책임지고, 혁명적으로 일할 것을 강조했다.

Episode

정성운동과 북한 의료

북한에서는 1960년대부터 의료인들의 정성운동이 시작되었다. 정성운동은 의료인들이 환자의 생명과 건강을 책임지기 위해 자신의 모든 것을 바치자는 취지에서 시작되었다. 다음은 정성운동이 구체적으로 무엇인지, 의사와 환자들은 이 운동을 어떻게 바라보았는지를 보여주는 사례이다.

병원에서 환자의 피부이식수술을 앞두고 모임이 있었다. 필요한 피부의 면적은 대단히 컸다. 환자에게서는 채취할 피부가 없었다. 이럴 때 방도는 친딸의 소생을 바라는 부모의 정성밖에 없었다. 이튿날 수술실 앞에서는 눈물겨운 광경이 벌어졌다. 저마다 자신의 살점을 먼저 떼겠다고 나서는 보건일군 때문에 수술실 앞은 인산인해를 이루고 있었다.

실제로 한 북한 출신 여성 의사는 1960년대 의학대학에 다닐 때 이식용 피부가 필요한 경우, 조직적합성을 확인한 뒤에 자신의 피부를 떼어준 적이 몇 차례 있다고 증언했다. 그 의사에게 그러한 행위가 칭송의 대상인지를 물어보니 의학대학생이나 의사로서 너무나 당연한 행동이어서 남에게 알려지는 것이 오히려 부끄러운 일이라 그 사실을 감추느라 힘들었다고 대답했다.

왼발이 점점 더 썩기 시작해요. 그다음에는 오른발도 쎄게 썩어 들어가더라구요. 사람들이 남양병원에 저를 입원시켰는데, 의사 선생님들도 우리는 약도 없으니까 제대로 일 못하겠다고 제게 털어놔요. 그러니까 병원에 입원하는 사람들이 없어요. 추운 냉방에 저 혼자 입원을 하니까 이 손마저 동상에 걸렸어요. 그때는 제가 죽을 각오를 했거든요. 그런데 제가 다시 살아야겠다는 생각을 한 데에는 정말, 병원 선생님들, 의사 선생님들의 신세가 많았어요. 비록 약은 없어도 치료는 못해주어도, 선생님들이 순번으로 돌아가면서 저에게 밥을 날라주시고 여러 가지로 위로를 해주셨어요. 제 생일을 기억해서 축하해주기도 했구요.

정성운동은 의약품이 부족한 현실 속에서 의사와 환자 사이에 신뢰감을 형성해주는 역할을 했다. 정성운동은 2000년대까지도 진행되었다.

사회주의 의료제도의 공고화 (1972~1990)

사회주의 원칙 강조

1972년 12월 북한은 1948년에 제정된 「인민민주주의 헌법」 대신 「조선민주주의인민공화국 사회주의 헌법」을 채택했다. 사회주의 헌법은 제48조에서 무상으로 치료받을 공민의 권리를 다시 한 번 천명했다. 북한은 사회주의의 완전한 승리와 전 사회의 주체사상화를 위해 보건의료 부문에서도 기존의 위생방역사업과 의사담당구역제의 강화를 토대로 하여 사회주의 예방의학 원칙을 강조하는 '주체의학'이라는 사상개조운동을 전개했다.

「인민보건법」의 제정과 법적 기반 구축

1980년 4월 최고인민회의에서 「인민보건법」이 채택되었다. 이것은 총 7개 장 49개 조로 구성되었으며, 북한의 기존 보건정책과 그때까지 보건 분야에서 관리 및 운영 지침으로 사용해오던 정무원결정, 김일성 교시 등 제 규정을 통폐합 보완하여 법제화한 것이다. 제정 배경에는 경제규모의 점진적 확대에 발 맞추고, 사회주의체제의 단계적 발전을 위해서는 1958년 사회주의화 이전부터 내려온 보건에 관한 제 법규·규정 등을 종합적·획일적으로 개선·강화해야 한다는 현실적인 요구에 부응하는 동시에, 후생복지 향상에 주력하여 당과 김일성의 업적을 고양하고, 선전하려는 목적이 있었다.

제1장 인민보건의 기본 원칙

제1조   조선민주주의인민공화국에서 인민보건사업은 자연과 사회의 주인이며 세상에서 가장 귀중한 존재인 사람들의 생명을 보호하고 건강을 증진시키며 모든 근로자들이 무병장수하며 사회주의, 공산주의 위업을 수행하는 데 적극 이바지하게 하는 보람차고 영예로운 혁명사업이다.

제2조   우리나라에서 실시되고 있는 완전하고 전반적인 무상치료제는 튼튼한 자립적 민족경제와 국가의 인민적인 보건시책에 의하여 확고히 보장된다.

제3조   국가는 인민보건사업에서 사회주의의학의 원리를 구현한 예방의학적 방침을 확고히 견지한다.

제4조   국가는 주체적인 의학과학기술을 발전시키며 인민보건사업에 필요한 물질기술적 조건과 수단물을 원만히 보장하여 치료예방사업을 끊임없이 현대화·과학화한다.

제5조   국가는 보건일군들을 계획적으로 양성하며 그들의 사상의식과 기술수준을 끊임없이 높여 인민의 참된 복무자로 만든다.

제8조   국가는 우리나라를 우호적으로 대하는 모든 나라들과 보건분야에서의 과학기술교류와 협조를 끊임없이 발전시킨다.

제9조   국가는 모든 공민에게 완전한 무상치료의 혜택을 준다.

인민보건법의 제정과 반포는 북한의 보건사업이 일정 궤도에 올라섰다는 자신감의 표현이라고 볼 수 있다.

의사담당구역제의 호 담당제 변경

1960년대부터 시작된 의사담당구역제는 1980년대 후반에 전국적으로 실시되었다. 그 결과 의사담당구역제는 호戶 담당제로 개칭되었고, 각 리 인민병원과 진료소에 호 담당과가 설치되었다. 1988년 3월 당 중앙위원회 제6기 13차 전원회의에서 김일성 주석이 '의사 호 담당제' 강화를 지시한 데에 따라 1990년부터는 일반 의사가 담당구역의 전염병 파악, 진단서 발급과 환자 발생 시 전문분야 의사와 연결해주는 업무도 담당했고, 탄광·공장 등에서는 갱별, 직장 의사담당구역제가 실시되었다.

Episode

한의학·동의학·고려의학

북한에서는 한의학을 지칭할 때 동의학東醫學 혹은 고려의학高麗醫學이라는 용어를 사용한다. 동의학이라는 용어는 일제가 한방의학이라는 용어를 사용하면서 주체적 명칭을 상실했기 때문에 전통적으로 이어져온 높은 수준의 창조적 의학을 계승 발전시키고, 전통성과 주체성을 확립하고자 하는 의도에서 등장했다. 해방 이후부터 1950~1960년대까지 북한의 법령이나 규칙의 내용을 보면, 동의학, 고려의학이라는 용어가 혼재되어 나타나기는 하나 동의학이라는 용어가 보편적으로 사용되었다. 이에 따라 동의사는 고려의사, 동의요법은 고려치료법, 동약은 고려약, 동의병원은 고려병원, 대학의 동의학부는 고려의학부, 동의과는 고려치료과로 변경되었다.

북한의 한의학정책은 신의학, 즉 서양의학과 한의학을 병행 발전시키고 한의학을 과학화하여 이론적으로 체계화하는 데 초점이 맞추어져 있었기 때문에, 동의학 및 고려의학은 내용상 한국에서 일컫는 한의학과는 차이를 보인다. 본문에서는 용어의 혼란을 막기 위해 특정 기관명이나 학과명 등 고유명사를 제외하고는 한의학으로 통일했다.

서양의학과의 결합을 통한 한의학 발전

1980년을 전후한 북한의 한의학정책은 주체적 민족의학의 실천자로서의 한의사의 배출을 늘리는 동시에 그들의 수준을 향상시키고, 서양의학과의 결합을 통해 한의학을 발전시키고, 약초를 재배하는 데 초점이 맞추어져 있었다. 1980년에 채택된 「인민보건법」 제30조에서 "보건기관과 의학과학연구기관들은 동의학을 과학화하기 위한 연구사업을 강화하여 동의학과 민간요법을 이론적으로 체계화시키고 더욱 발전시켜야 한다"고 기술했고, 1985년 4월 김정일의 연설문 「전국 보건일군대회 참가자들에게 보낸 서한」에서도 두 의학 분야의 결합이 중요한 과업으로 제시되었다. 이러한 정책에 힘입어 모든 병원과 진료소에서 현대의학적인 진단 밑에 한약·침·뜸·부항·한증 등의 치료를 배합하는 형식으로 두 의학을 결합했다.

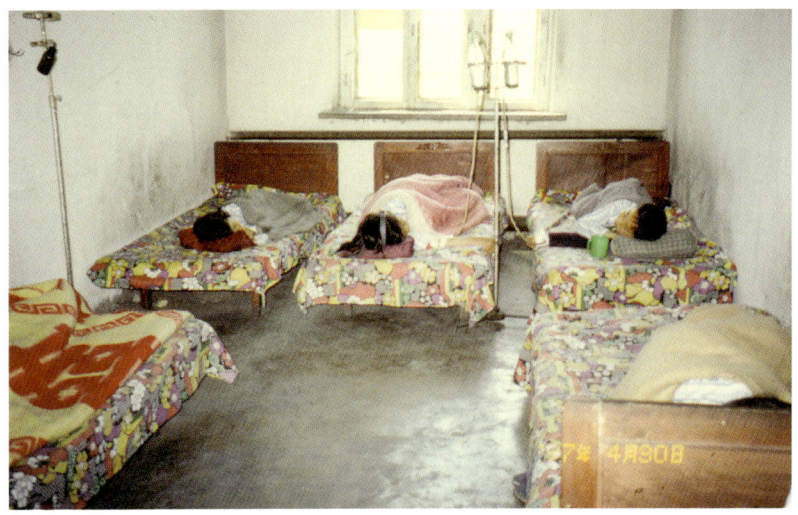

북한의 열악한 의료상황(1997) 병원에서 맥주병, 사이다병으로 수액제를 맞고 있는 아이들의 모습이다.

이러한 정책에 힘입어 1990년대 초까지 한의학에 관한 연구논문은 의학학위논문 중에 2/3을 넘어섰고, 1984년에는 서양의사에게도 한의학 전문교육을 실시했다. 또한 1960년대『동의보감』·『의방유취』등이 번역된 데 이어, 1983년에는『동의보감』·『의방유취』·『향약집성방』·『의림촬요』등이 알기 쉽게 해제되어 번역되면서 한의학의 과학화는 물론 한의학 전반을 발전시키는 데 크게 기여했다. 또한 조선만년보건총국에서는 록삼환·은정환·가시오갈피차 등의 한약을 개발했고, 1988년에 의약품 및 의료기구전시회에 출품된 700여 종의 의약품 가운데 한약이 80% 이상을 차지했다.

한의학에 대한 인식의 전환

1975년 3월에는 각 병원에 한의학에 근거한 치료를 담당하는 동의부원장 직제가 신설되었고, 1975년 7월에는 사상 처음으로 '전국동의부문 일군회의'가 평양에서 개최되면서 한의학의 위상은 높아졌다. 이후 한의학은 과학화정책, 서양의학과의 융합 등이 이루어지면서 점차 국가의 보건의료를 담당하는 중요한 학문으로서 자리매김해갔다. 그러나 1994년에 개최된 '전국 자연과학부문 과학자, 기술자 대회'에서 그동안 한의학의 연구성과에 대한 반성이 이루어졌는데, 그 자리에서 투자에 비해 성과가 전혀 없다는 평가로 이어졌고, 일부 연구원은 폐지되기에 이르렀다.

사회주의 의료제도의 쇠퇴
(1991 ~ 현재)

고난의 행군과 의료시스템의 붕괴

　1990년에 발생한 두 차례의 홍수와 김일성 사망, 극심한 경제난, 식량 부족 등으로 인해 북한의 위생 및 보건상황, 주민의 건강상태는 크게 악화되었다. 1990년대 소련과 동구권의 붕괴는 전량 수입에 의존하던 의료기기나 약제 공급이 중단되는 결과를 낳았고, 페니실린·마이신 등 기본적인 항생제를 구하는 것조차 어려워졌다. 특히 북한의 의료제도의 큰 축이었던 무상치료제는 1995년에서 1998년까지 발생한 대기근으로 인한 '고난의 행군'을 기점으로 실효성을 잃었다. 즉, 1차 의료기관인 진료소를 비롯하여 2차 의료기관인 시·군 인민병원, 3차 의료기관인 도 인민병원의 의료 환경조차 열악해지면서 북한 주민들이 적절한 의료서비스를 받지 못하는 상황이 이어지고 있다. 또한 경제난으로 의약품 생산공장 운영이 중단되면서 의약품 공급과 의료진에 대한 의약품 배급이 원활하게 이루어지지 않고, 배급제가 작동하지 않아 의약품 보급도 급격히 줄어들었다. 많은 병원에서 마취 없이 수술하는 일이 종종 있기도 했고, 공식적인 의료기관에서 치료와 처방을 받기 어려운 환자는 장마당에서 거래하면서 치료에 필요한 약품 일체를 부담해야 하기도 했다. 의료 부패도 심각해져서 조금 더 나은 의료서비스를 받으려는 환자는 고액의 의료비를 부담해야 했고, 국영병원이 아닌 의사 개인이 별도로 개업한 병원에 가는 경우도 생겼다.

　의약품이 고갈되어 많은 사람들이 사망한 고난의 행군 시기에 의사를 포함한 보건의료인들의 헌신성은 더욱 자주 언론에 보도되었고, 북한 보건의료인의 중요한 덕목인 '정성'이 한층 강조되었다.

「의료법」 채택

1980년부터 「인민보건법」이 북한의 의료와 보건사업의 기준으로 작용하면서 무상치료제, 예방의학 등을 중심으로 하는 사회주의·공산주의체제의 우월성을 강조해왔다. 그러나 「인민보건법」을 보완할 필요성과 의료활동에서 제도와 질서를 엄격히 세워 의료사업을 발전시키고, 인민들의 건강을 보호 증진한다는 실용적인 측면을 강조하며 1997년 12월에 최고인민회의 상설회의 결정 제103호로 「의료법」이 제정되었다. 「의료법」은 총 5개 장 51개 조로 구성되어 있으며, 1998년 1월부터 시행되었다. 「의료법」은 실용적인 측면의 의료검진과 진단, 환자 치료와 의료감정에 대해 유의할 점, 의료사업에 대한 지도 통제 등이 강조되었다.

한의학의 정책적 장려

1994년에 한의학 연구성과에 대한 낮은 평가가 이루어지면서 한의학 연구기관이 축소·폐지되었다. 그러나 지속되는 경제난으로 의약품 수급이 어려워져 북한 주민들이 의료혜택을 받기 어려워지자 대체의학으로 한의학을 강조하기 시작했다. "진단은 서양의학으로, 치료는 고려의학으로"라는 구호 아래 약초재배를 장려했고, 1998년부터 각급 의료기관에서 고려의학의 비중을 70% 이상으로 높이고 한방 이용을 위한 치료기재 및 시험기구 등을 제작하기 위한 투쟁을 전개해나가도록 독려하기도 했다.

이후 한의학은 꾸준히 필요성을 인정받았다. 2000년에 수정 보충된

「의료법」에서도 한의학과 서양의학을 융합·발전시키고, 치료사업에 한의학적 치료 방법을 효과적으로 적용해야 한다는 원칙을 밝히며 다양한 한의학적 치료 방법을 수용하도록 독려했다. 또한 2001년 조선중앙방송은 한의학이 김정일 노동당 총비서의 각별한 관심과 배려 아래 "새로운 전환기"를 맞이했고, "인민들의 건강 증진에 적극 이바지하게 되었다"고 밝혔다. 이에 따라 보건 부문 종사자들에게 한의학적 방법과 서양의학적 방법을 적절히 사용한 치료·예방사업을 진행하도록 했고, 한의학의 고유한 치료법인 한약 치료법, 침요법, 부항요법을 비롯한 치료 방법 및 치료기구들의 효과에 대한 연구 지원이 실시되었다. 또한 북한의 풍부한 약초 자원을 채취하여 효능 높은 새로운 한약과 보약을 더 많이 생산·공급하여 주민들의 건강을 보호·증진하는 계기가 마련되었다.

그리고 2002년에는 사상체질의학의 이론 연구와 보급사업을 강화했고, 2003년부터는 컴퓨터에 의한 진단과 치료가 가능한 한의술을 연구·개발하고, 경락 및 침구술의 과학화를 시도하고 있다. 북한의 한의학은 정책적 장려 아래 세계적으로 인정받기도 했다.

쟁점과 토론

국영 의료제도는 효율적인가?

해방 이후 북한이 채택한 의료제도는 사회주의 의료제도이다. 그 골자는 국가가 의료정책을 결정할 뿐만 아니라 모든 의료시설과 의료인력을 소유해 관리·운영하는 것으로, 중앙에서 결정한 정책을 하부 단위기관이 집행하는 형태이다. 북한은 해방 이후 「사회보험법」에 의한 무상치료제로 사회주의 의료제도를 실시하기 시작하여, 전반적 무상치료제, 완전하고 전반적인 무상치료제로 확대 발전시켜가면서 전체 인민에 대한 무상치료제 실시를 완성했다. 국가가 주체가 되어 모든 국민의 의료 욕구를 무료로 해소해준다는 측면에서 서구 사회주의국가의 의료보장모델보다도 앞서있다는 평가를 받기도 했다.

그러나 무상의 의료혜택을 전체 인민에게 제공하기 위해서는 당과 정부의 관리에 큰 부담이 가중된다. 먼저 당과 정부가 의료 수급을 책임질 수 있을 정도의 경제력을 항시 유지해야 하며, 평시 및 비상시에 필요한 의료기관과 의료인력의 수급을 책임져야 한다. 이를 위해서는 사회주의국가의 체제가 안정적으로 유지되어야 한다는 전제가 필요하다. 1990년대 이후 사회주의체제가 붕괴되면서 의료서비스와 의약품 수급이 불균형해지자 지배층이나 체제 안에서 부를 축적한 사람들을 중심으로 의료서비스가 재분배되는 현상이 나타났다. 표면적으로는 전체 인민을 대상으로 완전한 무상 의료서비스가 제공된다고 했으나, 하나 실제로는 계급·지역 등에 따라 차등 지급되는 모순을 피하기 어렵다.

북한의 한의학 강조와 과학화는 실효성이 있는 것인가?

북한은 「인민보건법」에서 한의학을 과학화하기 위한 연구사업을 강화하고, 한의학과 민간요법을 이론적으로 체계화하고 더욱 발전시켜야 한다고 밝히고 있다. 북한의 보건의료에서 한의학이 차지하는 비중은 꽤 높은 편이다. 각 도에는 한의학을 전문으로 하는 고려병원이 설치되어 있고, 각 행정구역의 병원 및 진료소에도 고려과가 설치되어 있다. 그리고 2000년대에도 북한 보건의료의 80% 이상을 한의학과 민간요법에 의존해온 사실이 있다. 1970~1980년대를 거치면서 북한사회 보건의료 부문에서 서양의학보다 한의학의 비중이 확대되었으나, 그 전제로는 한의학의 과학화가 상정되어 있었다.

1990년대 초까지 의학 학위논문 중 한의학에 관한 논문이 차지하는 비중은 60%로 높은 편이었으나, 그 이후 1997~1999년에 『노동신문』과 『민주조선』에 실린 한의학에 관한 논문과 한의학과 서양의학의 융합을 다룬 논문은 각각 18.4%, 10.1%에 불과하여, 한의학에 대한 연구가 지속될 수 있는 성장 동력이 떨어지고 있음을 보여준다.

이처럼 연구 분야의 성장은 정체된 상태이나 한의학에 대한 수요는 증가하는 추세에 있다. 이것은 1990년대 경제상황의 악화에 따른 서양 약품 조달의 어려움으로 인한 반사효과로 풀이할 수 있다.

부록

한국의학사 연표
더 읽을거리
찾아보기
사진 출처

선사시대~삼국시대	70만 년 전	구석기시대 시작
	1만 5000년 전	한반도 중부에 벼농사 시작
	1만 년 전	신석기시대 시작
	B.C. 2333	단군, 고조선 건국
	B.C. 1000년경	청동기문화 전래
	B.C. 400년경	철기문화 보급
	B.C. 195	위만, 고조선 왕위에 오름
	B.C. 108	고조선 멸망, 한4군 설치
	B.C. 1세기경	부여·고구려·옥저·동예·삼한 등장
	B.C. 57	신라 건국
	B.C. 37	고구려 건국
	B.C. 18	백제 건국
	42	백제, 전염병 유행
	285	백제 왕인, 일본에 논어 및 천자문을 전함
	372	고구려, 불교 수용
	384	백제, 불교 수용
	400	고구려군 5만 명, 신라 주둔
	414	신라 의사 김무, 왜왕 인교의 다릿병 치료
	527	신라, 불교 공인
	552	백제, 일본에 불교 전함
	660	백제 멸망
	668	고구려 멸망
통일신라시대	676	당군 패퇴, 신라의 삼국 통일
	692	통일신라, 의학 설립
	698	발해 건국(~926)
	704	통일신라, 전염병 유행
	735	통일신라, 일본에 두창 전파
	804	신라 사신 박여언, 회남절도사 두우에게 당 의학서 『광리방』요청
	892	견훤, 후백제 건국
	895	궁예, 후고구려 건국, 의학 설립

한국의학사 연표

고려시대

918	왕건, 고려 건국, 서경에 의학 설립
961	의과제도 시작
981	지방 12목에 의학박사 설치
993	거란 1차 침입
1017	송의학서 『태평성혜방』 도입
1018	장역 발생, 거란 3차 침입
1039	동서대비원 수리
1056	충주목에서 의학서 간행
1079	문종, 풍비병 치료를 위해 송나라에 의관 파견
1112	혜민국 설치
1170	무신정변 발생
1231	몽골 침입
1232	강화 천도, 강화도 대장도감에서 『향약구급방』 간행
1355	봉의서를 다시 상약국이라 개정

조선시대

1392	7월 7일 조선 개국
	7월 28일 문무백관제도를 정하면서 전의감·혜민국·동서대비원 등 설치
1397	8월 23일 제생원 설치
1398	6월 김희선·권중화 등이 『향약제생집성방』 30권, 『우마의방』 편찬
1399	4월 『신편집성마의방 우의방』 완성
	5월 『향약제생집성방』 및 『우마의방』을 강원도에서 간행
1406	3월 16일 의녀제도 처음 실시
1409	2월 7일 의정부에서 의약으로 사람을 구제하는 법안 올림
1411	6월 3일 종약색을 혁파하여 전의감에 소속시킴
1412	8월 7일 충주사고 서책을 춘추관으로 이장(중국 의서 포함)
	8월 12일 춘추관 소장 의서들을 내약방에 둠
1414	정월 18일 관제 개정. 전의감·혜민국·제생원 관제 개정
	9월 6일 동서대비원을 동서활인원으로 개칭
1415	12월 『침구동인도』를 간행하여 반포
1417	7월 12일 경상북도 의흥에서 『향약구급방』 재간행

1418	강원도 홍주에서 『의옥집(疑獄集)』 중간
1419	2월 14일 이조에서 동서활인원과 제생원, 혜민국의 관직과 업무 개정 건의
1420	11월 1일 이조에서 전의감·혜민국·제생원·동서활인원의 권징 조치 보고
1422	10월 2일 경중에 설치된 한증소에 의관을 배치, 진단하게 함
1423	2월 9일 이조에서 혜민국 등에 속한 제조·부제조·제거 등의 수 조정
	3월 23일 명에 다녀온 의관들이 중국 약재와 향약을 비교 검토한 내용 보고
	12월 4일 예조에서 외방의 의녀교육 건의
1425	1월 24일 전의감의 권지 취재 규정 마련
	5월 3일 전의감의 건의에 따라 의생방(醫生房)을 세워서 의학교육 장려
1427	9월 11일 충청도에서 『향약구급방』 간행
	9월 27일 예조, 온정(溫井)으로 병자를 치료하는 규정 마련
1429	10월 3일 제생원·혜민국이 동서활인원을 겸하도록 함
1430	3월 18일 상정소(詳定所)에서 의학 취재 과목을 정함
	4월 20일 노중례가 명에서 돌아와 중국 약재와 향약을 검토한 내용 보고
	6월 19일 의과 출신자들의 취재서용법을 정함
1431	5월 11일 전의감의 건의에 따라 주자소(鑄字所)에서 『직지방』 등의 의서를 인쇄하여 혜민국·제생원에 분급함. 유효통·노중례 등이 『향약채취월령』 편집
1432	1월 4일 이조의 의견에 따라 혜민국 등의 취재 규정 보완
1433	6월 11일 『향약집성방』 완성
	8월 27일 『향약집성방』을 전라도·강원도에서 간행하게 함
1434	3월 5일 노중례가 『태산요록』을 편찬하고, 주자소에서 간행하여 반포
	7월 25일 이조의 건의에 따라 의서습독관을 둠
1435	8월 14일 소아의 유기(遺棄)를 엄금하고 죄를 논함

1438	11월 최지운 등에 의해 『신주무원록』 완성
1439	2월 6일 검시장식을 간행하여 각 도에 반포
	3월 9일 전옥서월령의원 파견에 대한 규정 반포
1440	7월 28일 의학권징의 조치가 내려짐
1442	7월 27일 『무원록』에 의한 검시 규칙 마련
1443	7월 1일 전의감·혜민서 등 의관의 포폄법 마련
1444	6월 21일 내의원·전의감·제생원 근무 권장책 마련
1445	10월 28일 『의방유취』 완성
1446	5월 15일 검시장식을 정함
1447	1월 전순의 등이 『침구택일편집』 간행
	12월 『신주무원록』이 영남에서 재간
1448	1월 8일 각 도 감사에게 향약 채취를 효유함
1451	1월 13일 역병이 도는 지역에 새로운 처방을 알림
	4월 17일 향약의 채취와 진상에 대해 상세 규정을 둠
	9월 15일 경기 황해에 악병이 유행하여 여제를 지냄
1452	5월 25일 임원준이 계수관에 의국 설치와 향약 장려, 침구전문 설치 건의
	12월 25일 경창(慶昌)부윤 이선제(李先齊), 의원 육성책 상소
1454	8월 22일 의정부가 의서습독의 권징 조치 건의
1455	1월 25일 전의감에서 의서습독 권장의 규칙 마련
	4월 4일 국내에 없는 『성혜방』 등 중국 의서를 명에 가서 구하도록 함
1456	8월 26일 중국과 조선에서 나온 여러 의서들을 다시 간행하여 전의감에 보관
1458	3월 11일 의원과 의서습독의 권장을 위한 조치 마련
1459	9월 1일 『의방유취』를 교정하여 인쇄하게 함
	11월 20일 경연에서 의원 전순의 등이 의서를 강의함
	11월 30일 양성지(梁誠之)에게 『의방유취』를 교정하게 함
1460	5월 22일 이조의 건의에 따라 활인원의 인원을 줄이고, 제생원을 혜민국에 합속함. 임원준이 『창진집』 편찬
1462	2월 14일 예조에서 의서습독관의 권징 조건을 마련하여 보고

1463	5월 22일 예조에서 의서습독관 및 의녀의 권징 조치 마련
	12월 27일 세조, 『의약론』을 짓고, 임원준에게 주를 달게 하여 반포함
1464	1월 2일 예조에서 의원 취재시험 의서를 새로 정함
	1월 11일 『의방유취』 교정 문제로 70여 명을 징벌함
	5월 15일 예조에서 의원 취재시험 의서와 시험방식을 정함
	7월 27일 7학의 하나로 의학을 설치하여 문신 배정
1466	1월 15일 관제를 개정하여 전의감 내의원의 인원을 조정하고, 혜민국은 혜민서로 활인원은 활인서로 개칭
	4월 14일 서거정(徐居正)에게 마의서(馬醫書)를 편집하게 함
	6월 팔도에 『구급방』을 2책씩 반포
1469	6월 29일 양성지가 편의28사를 올린 가운데, 의학생도 심약(審藥) 등의 권징 조치 언급
1471	4월 26일 각 사에 속한 의원들을 시재, 관직을 주는 제도 마련
	5월 25일 의원과 의녀의 고강(考講) 규정 마련
1472	3월 13일 예조와 의사(醫司)에서 의학 권징에 대한 10가지 조항을 정함
1474	4월 3일 예조에서 향약채취규정을 반포하여 심약이 수행하여, 감사가 고찰할 것 건의
1477	5월 20일 『의방유취』 30질 인쇄
1478	2월 16일 예조에서 의녀의 권장 조치를 마련하여 보고
	10월 29일 이경동(李瓊同)이 향약 권장을 건의함. 『향약집성방』을 인쇄하여 반포
	11월 25일 예조에서 향약을 진흥할 조치를 마련하여 건의함
1485	윤4월 29일 각 도에 감초를 내려 재배하여 이식 여부를 보고하도록 함
1487	4월 27일 전순의가 편찬한 『식료찬요(食療撰要)』를 손순효(孫舜孝)가 왕에게 올림
1488	10월 11일 동지중추부사 성건(成健)이 명에서 사온 『동원십서』를 바침
1489	3월 7일 전의감 제조가 의서습독관 권징 절목을 정하여 보고

	5월 30일 윤호(尹壕) 등이 『신찬구급간이방(新撰救急簡易方)』을 바침
	9월 10일 이맹손(李孟孫)이 중국에서 구해온 살아 있는 전갈을 내의원과 대내에서 분양하게 함
	9월 21일 내의원에서 『신찬구급간이방』을 올림
	9월 26일 『구급간이방』을 각 도 관찰사에게 보내 간행시킴
1493	2월 15일 내의원 주부 허저(許忯), 『의방요록(醫方要錄)』 3권을 편찬하여 바침
1494	8월 7일 관찰사에게 약재 채취에 만전을 기할 것을 명령함
1497	이종준, 『태을자금단방』 편찬
1498	9월 29일 윤필상(尹弼商) 등이 심약의 권장과 의약의 무역 등에 대해서 논의함
	가을 윤필상 등이 『구급이해방』을 편성하고 언해함
1499	3월 윤필상·홍귀달(洪貴達) 등이 『구급이해방』을 편찬하고 언해하여 교서관에서 간행
1504	허종(許琮)이 편찬한 『의문정요(懿文精要)』 50권 완성
1506	정월 6일 내의원과 전의감의 의원 수를 줄임
1512	2월 21일 이세훈(李世勳)이 연산군 대에 철거한 동서활인서를 다시 두기로 청함
1517	8월 25일 신용개(申用漑)가 의녀들이 의업에 전념하게 할 것을 건의
	9월 18일 신용개가 동서활인서에 적을 둔 무녀(巫女)에게서 세금 걷은 것을 혁파하기를 건의
1518	4월 1일 김안국이 『벽온방』·『창진방』 간행
1523	곤양(昆陽)에서 『구급이해방』 중간
1525	정월 18일 역병이 창궐한 평안도에 『의방유취』에서 뽑은 처방을 반포하게 함
	정월 25일 『간이벽온방』 간행
	5월 6일 『벽온방』을 전국에 반포함
1538	7월 김정국이 『촌가구급방(村家救急方)』 편찬

1539	12월 18일 사헌부에서 약재 공납에서 발생하는 폐단을 자세히 언급
1541	정월 평안도를 시작으로 전염병이 돌아 인명과 소들이 죽음 3월 30일 제약의 실태를 조사하여 엄중히 징계함 11월 『우마양저염역치료방(牛馬羊猪染疫治療方)』 편찬
1542	6월 13일 전염병이 발생한 함경도에 『온역이해방』을 보냄
1543	7월 4일 사헌부에서 서얼을 막론하고 의학교수에 재수할 것을 건의했으나 채택되지 않음 7월 16일 『동인』·『경직지』·『맥산서』·『태산집요』를 간행하여 의사(醫司)에 비치
1550	11월 황달학질치료방을 각지에 반포
1559	정월 『치종비방(治腫祕方)』·『구급양방(救急良方)』이 금산에서 간행
1580	전주에서 『신편집성마의방 우의방』 간행
1581	5월 허준, 『찬도방론맥결집성』 저술
1583	5월 26일 이이가 국가재정 개선책의 일환으로 의서습독의 녹폐지를 청함
1600	10월 유성룡이 『침구요결(針灸要訣)』 편찬
1601	8월 허준, 『언해두창집요』 편찬
1603	3월 22일 중전산실청(中殿産室廳) 설치 7월 『동의보감』 편찬에 참여했던 유의 정작(鄭碏) 사망, 치종청을 다시 설치
1604	6월 25일 호성공신을 정하는데, 의관 허준(許浚)·이연록(李延綠)·이공기(李公沂)가 공신 3등으로 정해짐
1608	1월 『언해두창집요』 간행, 『언해태산집요』 간행
1610	8월 6일 『동의보감』 완성
1612	윤11월 『찬도방론맥결집성』 간행 12월 19일 예조에서 활인서를 다시 설치하기를 청함
1613	2월 허준이 편찬한 『신찬벽온방』을 내의원에서 간행 11월 허준, 『동의보감』 간행 12월 허준이 편찬한 『벽역신방』을 내의원에서 간행

1615	2월 내의원에서 『신간보주석문황제내경소문(新刊補註釋文黃帝內經素問)』 간행
1618	조탁, 『이양편』 저술
1620	5월 이창정(李昌庭), 『수양총서(壽養叢書)』 편찬
1631	정월 19일 시약청 설치
	7월 12일 명에 사신으로 다녀온 정두원(鄭斗源)이 서양 문물을 들여옴
1633	1월 17일 번침을 시술하는 이형익 등용
	1월 제주에서 『신편집성마의방 우의방』 간행
	12월 『향약집성방』 중간
1637	3월 8일 혜민서를 전의감에 합치도록 했는데, 얼마 있지 않아 혜민서가 다시 설치됨
1644	4월 허임의 『침구경험방』 간행
1645	2월 18일 청에 볼모로 갔던 세자가 돌아오면서, 탕약망(湯藥望)에게서 받은 서양의 책을 가져옴
	9월 25일 서얼허통(庶孼許通)의 법을 밝힘
1650	윤11월 23일 시약청 설치
1653	2월 25일 전염병이 유행하자 『벽온속방(辟瘟俗方)』을 번역, 간행하여 반포
	7월 안경창(安景昌), 『벽온신방(辟溫新方)』 편찬
1659	『사의경험방(四醫經驗方)』 완성
1662	3월 왜의 사신이 『동의보감』·『의림촬요』를 요구하여 허락함
1680	10월 19일 중궁전의 두진으로 의약청 설치
1685	12월 18일 김수항(金壽恒)이 삼상(參商)을 금하기를 청하여 따름
1687	3월 신만(申晩), 『주촌신방(舟村新方)』 편찬
1688	3월 7일 국경에서 채삼(採蔘) 금지
	6월 16일 대왕대비의 병으로 시약청 설치
1691	4월 22일 좌의정 목래선(睦來善)이 금삼사목(禁蔘事目)의 준행 건의
1694	9월 20일 숙의(淑儀) 최씨가 왕자(영조)를 낳아 호산청(護産廳) 설치

1699	1월 14일 왕세자의 두진으로 의약청 설치
1700	11월 22일 내전의 환후로 의약청 설치
1701	8월 5일 내의원의 건의로 중궁전을 위한 의약청 설치
1707	2월 20일 우의정 이이명(李頤命)의 청으로 강계(江界)에서 삼을 무역하도록 함
1711	12월 4일 중궁전의 두진으로 의약청 설치
	12월 박진희(朴震禧) 편찬 『두창경험방』을 상주에서 간행
1714	3월 29일 호조판서 조태구(趙泰耉)가 동래의 삼세(蔘稅)를 호조에 납부케 하고, 잠상(潛商)은 금할 것을 아룀
1718	9월 홍만선이 편찬한 『산림경제』 간행
1720	2월 26일 왕세자의 홍진으로 의약청 설치
	4월 24일 왕의 병으로 의약청 설치
1722	10월 11일 역관 황하성(黃夏成)이 『적수현주(赤水玄珠)』 1질 51책을 무역하여 내의원에 바침
1724	주명신(周命新), 『의문보감(醫門寶鑑)』 편찬
1727	윤3월 12일 『벽온신방(辟瘟新方)』을 팔도에 보급케 함
1733	7월 5일 중궁전의 수두로 의약청 설치
1748	9월 9일 『무원록(無冤錄)』을 중간하여 팔도에 반포
1749	2월 조정준, 『급유방』 편찬
1752	임서봉(任瑞鳳)이 『임신진역방(壬申疹疫方)』 반포
1753	9월 23일 영의정 김재로(金在魯)의 건의로 『동의보감』과 『증보만병회춘』을 경상감영에서 간행
	12월 28일 인삼의 가격을 상정하도록 함
1766	여름 유중임이 『산림경제』 증보
1769	11월 22일 호삼(胡參)의 무역을 금지함
1786	4월 20일 전염병의 유행으로, 의사(醫司)에서 진역구료절목(疹疫救療節目)을 아룀
	5월 3일 왕세자의 진후(疹候)로 의약청 설치
1787	9월 18일 산실청 설치
1790	6월 이경화(李景華)가 『광제비급(廣濟秘笈)』 편찬
1791	3월 15일 『무원록언해』 간행

1794	6월 28일 새로 만든 처방인 척서환(滌暑丸)을 화성역소(華城役所)에 내림. 형조판서 이득신(李得臣)의 말에 따라『무원록언해』를 간행하여 반포
1796	12월 8일『무원록』반포
1797	4월 16일 율학(律學) 취재 시『증수무원록』을 고강케 정함 6월 25일 비변사에서 삼포절목(蔘包節目)을 올림
1798	10월 정약용이『마과회통』편찬
1799	12월 11일『제중시편』완성
1802	9월 정약용이 편찬하고 홍석주가 개편한『마방통휘』간행
1805	2월 18일 왕의 두진으로 시약청 설치
1811	1월 15일 혜경궁의 질병으로 의약원 설치
1815	12월 13일 내의원을 도총부에 옮기고 의약청으로 칭함
1817	5월 이종인이『시종통편』을 편찬하여 간행
1819	6월 내의원에서 교정한『의학정전』이 전주에서 중간
1820	7월 내의원에서 교정한『의학입문』간행
1821	3월 4일 약원을 도총부로 옮기고 시약청으로 칭함
1823	7월 4일 잠상의 폐단으로 비변사가 포삼 증액
1827	윤5월 11일 왕세자빈 산실청 설치 8월 8일 비변사의 의견에 따라 포삼을 증액하여 잠상의 폐단을 구하고자 함
1831	8월 30일 의과시험 과목을 개정하여『의학입문』등이 추가됨
1836	2월 22일 정약용 사망. 이의춘(李宜春),『양의미(瘍醫微)』저술
1847	3월 20일 잠상의 폐단을 줄이기 위하여 포삼절목 제정
1851	윤8월 23일 비변사에서 포삼신정절목 보고
1855	5월 황도연(黃道淵)이『부방편람(部方便覽)』저술
1858	9월 4일 산실청 설치
1863	12월 8일 약원을 사옹원으로 옮겨 시약청이라 칭함
1867	12월 황도연이『의종손익(醫宗損益)』편찬
1868	3월 황도연이『의종손익부여(醫宗損益附餘)』약성가 편찬
1869	7월 황도연이『의방활투(醫方活套)』를 편찬하여 간행
1874	1월 3일 중궁전에 산실청 설치

개항기

	1876	2월 26일 강화도조약 체결
		4월 29일 제1차 수신사 김기수 파견
	1877	2월 11일 일본 해군, 부산에 제생의원 개설
	1879	지석영, 부산제생의원에서 우두법 배움
	1880	2월 지석영, 우두국 설치
		5월 23일 원산 생생의원 개설
		7월 21일 제2차 수신사 김홍집 파견
		9월 지석영, 종두장 설치
		12월 20일 외교와 통상을 담당할 통리기무아문(統理機務衙門) 신설
	1882	7월 24일 임오군란
	1883	2월 2일 부산제생의원에 육군 군의 고이케 마사나오 부임
		3월 6일 태극기를 국기로 제정, 반포
		6월 10일 한성에 일본관의원 개설
		7월 15일 민영익을 단장으로 하는 견미사절단 파견
		10월 1일 육영공원의 전신인 동문학 개교. 최초의 신문『한성순보』창간
		4월 22일『한성순보』, 서의학당이 필요하다는 논설 게재
	1884	9월 20일 알렌, 제물포 도착
		9월 23일 푸트, 알렌을 미국공사관 무급의사로 임명
		12월 4일 갑신정변 발생. 알렌, 민영익 치료
		황도연의 아들 황필수,『방약합편』간행
	1885	1월 10일 푸트 사임하고, 조지 폴크 부임
		1월 23일 외아문 독판에 김윤식 임명
		1월 27일 민영익, 알렌의 병원설립안을 외아문 독판 앞으로 보냄
		2월 16일 고종, 병원 설치를 위해 김윤식을 외아문 독판으로 임명
		3월 27일 알렌, 고종과 민비를 처음 진료함
		4월 5일 언더우드가 조선에 도착함
		4월 9일 알렌이 환자 진료를 시작함

	4월 10일 병원 개설(종로구 재동 소재)
	4월 12일 고종이 광혜원이라는 명칭을 붙임
	4월 26일 광혜원을 제중원으로 개칭
	4월 30일 일본 육군 소속 제생의원이 일본거류민단 소속으로 이관
	6월 24일 스크랜턴이 제중원을 떠남
	10월 전국 9도 5도시에 우두국 설치
	12월 1일 알렌이 미국공사 폴크에게 의학교 설립안 제안
1886	3월 29일 제중원의학교 개교
	4월 10일 『제중원 일차년도 보고서』 발행
	5월 31일 이화학당 개설
	6월 12일 조지 폴크 후임으로 윌리엄 파커 임명
	6월 14일 알렌과 혜론, 정3품에 해당하는 통정대부 받음
	9월 1일 파커 후임으로 조지 폴크 다시 부임
	9월 23일 육영공원 개원
	10월 24일 알렌, 정2품에 해당하는 가선대부 받음
1887	3월 제중원, 구리개로 이전
	4월 30일 아펜젤러, 정동교회 설립
	9월 미국으로 떠난 알렌에 이어 혜론이 제중원 2대 원장으로 임명됨
	11월 여의사 하워드, 정동에 보구녀관 개설
1888	1월 6일 혜론은 2품 가선대부를, 애니 앨러스는 2품 정경부인을 받음
1889	6월 이재하, 『제영신편』 출간
1890	7월 26일 제중원 제2대 원장 존 혜론이 이질로 사망
	11월 12일 알렌, 미국 영사관 부총영사로 임명됨
1891	1월 *Korea Review* 창간
	4월 3일 찰스 빈턴 내한, 제중원 3대 원장 취임
	12월 고조 바이케이가 일본공사관 의원을 사임하고 찬화의원 개설
1892	1월 영미 선교사들이 *The Korean Repository* 간행

	3월 서재필, 콜롬비아대학교 야간의과대학 졸업
	언더우드, 에비슨의 초청으로 조선선교를 강연
1893	7월 16일 올리버 에비슨, 부산 도착
	11월 1일 에비슨, 제중원 4대 원장 취임
	지석영, 교동에 우두보영당 개설
1894	1월 갑오농민전쟁 시작
	3월 김익남, 일본 도쿄자혜의원의학교에 유학
	6월 23일 청일전쟁 시작
	7월 갑오개혁
	7월 30일 내무아문 위생국 설치
	9월 26일 제중원, 미국북장로회 선교부에 이관
1895	4월 19일 외아문을 외부로 개칭
	5월 「검역규칙」 반포
	6월 22일 의주에서 콜레라 환자 발생
	7월 「호열자병 예방규칙」·「호열자병 소독규칙」·「호열자병 예방과 소독규칙」 등 반포
	7월 14일 경무청 설립
	7월 27일 에비슨이 방영국을 조직하고 국장에 취임
	9월 1896년부터 양력을 사용하기로 함
	10월 7일 「종두규칙」 반포
	10월 8일 을미사변
	11월 「종두의 양성소 규정」 반포
	12월 30일 단발령
1896	2월 11일 아관파천
	4월 7일 『독립신문』 창간
	11월 7일 『독립신문』에 금계랍(키니네) 광고
1897	10월 12일 고종 황제, 즉위식 거행하고 국호를 대한제국으로 바꿈
	10월 14일 여의사 에바 필드와 간호사 에스더 쉴즈가 제중원에 합류함
1898	2월 22일 흥선대원군 사망

대한제국기

	7월 만민공동회, 의학교 설립 청원
	11월 지석영, 의학교 설립안 청원
	11월 동아동문회 설립
1899	6월 1일 내부병원 설립
	7월 5일 「의학교규칙」 반포
	8월 16일 「전염병예방규칙」 반포
	9월 4일 의학교 개교
	11월 김익남, 도쿄자혜의원의학교 졸업
1900	1월 17일 「의사규칙」 7조 반포
	4월 말 에비슨, 루이스 세브란스에게 병원건립기금 1만 달러를 기부 받음
	6월 박에스더, 볼티모어여자의과대학 졸업
	6월 한성종두사 설치
	7월 28일 내부병원, 보시원으로 개칭
	8월 3일 보시원, 다시 광제원으로 개칭
1901	에비슨, 『제중원 일차년도 보고서』 제출
1902	6월 도쿄에서 동인회 조직
	8월 전국에 콜레라 유행, 광제원 임시 방역위원 파견
	8월 11일 의학교 부속병원 개원
	11월 27일 세브란스기념병원 정초식
1903	1월 9일 의학교 제1회 졸업생 19명 배출
	보구녀관 간호부양성소 개소
1904	2월 8일 러일전쟁
	한의계 대한의학교 설립 청원
	7월 의학교 제2회 졸업생 12명 배출
	11월 16일 세브란스병원 개원
	11월 22일 윤치호가 발기해 세브란스후원회 조직
1905	7월 대한적십자병원 창설
	11월 17일 을사조약 체결
1906	9월 세브란스병원 간호부양성소 개교
	12월 평양동인의원 개원

	1907	1월 의학교 제3회 졸업생 4명 배출
		2월 1일 대구동인의원 개원
		3월 10일 「대한의원 관제」 반포
		11월 대한의원 본관 완공
		12월 용산동인의원 개설. 한성위생회 조직
	1908	2월 대한의원 의육부 개설
		6월 3일 세브란스병원의학교 제1회 졸업생 7명 배출
		7월 내부 위생국 위생 업무를 경시청에 인계
		10월 대한의원 개원식
		11월 의사연구회 조직(회장 김익남, 부회장 안상호, 총무 유병필)
	1909	2월 대한의원 의육부를 대한의원 부속의학교로 개칭
		4월 의사연구회, 의사법 제정운동
		9월 청주와 전주에서 자혜의원 건립
		10월 21일 최초의 한의사 단체인 대한의사총합소 조직
일제강점기	1910	6월 10일 세브란스병원 간호부양성소 제1회 졸업생 김배세 배출
		8월 29일 일제의 한국병합
		8월 29일 대한의원을 중앙의원으로, 대한의원부속의학교를 중앙의원 부속의학교로 개칭
		9월 평양동인의원·대구동인의원 폐원, 관립자혜의원 인계
		10월 1일 중앙의원을 조선총독부의원으로, 중앙의원 부속의학교를 조선총독부의원 부속의학강습소로 개칭
	1911	6월 2일 세브란스병원의학교 제2회 졸업생 6명 배출
		8월 순화원 개원
	1912	3월 「약품급약품영업취업취체령」 반포
	1913	3월 세브란스병원의학교 제3회 졸업생 5명 배출
		4월 세브란스병원의학교를 사립 세브란스연합의학교로 개칭
		11월 15일 「의사규칙」·「치과의사규칙」·「의생규칙」 반포
	1914	3월 조선총독부의원 부속의학강습소, 조선총독부 지정, 무시험 의사면허 취득
		4월 1일 공의 137명 선발

	7월 4일 「산파규칙」 반포
	10월 13일 「간호사부칙」 반포
	7월 20일 「의사시험규칙」 반포
1915	4월 경신학교 대학부 개교(교장 언더우드, 부교장 에비슨 취임)
	10월 창덕궁 비원에서 전국의대생대회 개최, 전선의회(全鮮醫會) 결성(회장 지석영)
	12월 1일 한성의사회 창립(회장 안상호, 부회장 박종환)
1916	4월 1일 경성의학전문학교 설립, 총독부의원이 경의전의 부속의원 역할 담당
	5월 17일 소록도자혜의원 개원
1917	5월 세브란스연합의학전문학교 인가
	11월 한의학 조직인 동서의학연구회 설립
1918	6월 21일 조선약학교 개교
1919	3월 1일 독립만세운동(경성의학전문학교 학생 30여 명, 세브란스의학전문학교 학생 10여 명 참가)
1921	5월 26일 경성의학전문학교 해부학 교수 구보 다케시 망언사건 발생
1922	4월 15일 경성치과의학교 개교
1923	2월 24일 세브란스연합의학전문학교, 조선총독부 지정, 무시험 의사면허 취득
	9월 용산동인의원 폐원
	12월 『동서의학연구회월보』 발간
1926	4월 경성제국대학 의학부 설립
1927	3월 함남 영흥, 전남 해남 일대에서 에메틴 중독사건 발생
1928	6월 1일 총독부의원, 경성제대 의학부 부속의원으로 개편
	9월 4일 최초 여성의료인 양성기관 조선여자의학강습소 설립
	11월 30일 경성의학전문학교 부속의원 개원
1929	1월 경성치과의학전문학교 승격
	10월 14일 경성약학교가 「전문학교령」에 따라 경성약학전문학교로 승격 인가
1930	2월 21일 조선의사협회 창립(회장 박계양, 기관지 『조선의보』)

1931		6월 12일 「조선산파규칙」
		9월 18일 만주사변
1932		12월 셔우드 홀, 해주구세요양원 이름으로 크리스마스실 발행
1933		3월 도립평양의학강습소와 경상북도립 대구의학강습소가 각각 평양의학전문학교와 대구의학전문학교로 승격
		9월 1일 스오 마사스에(周防正季), 소록도자혜의원장 부임
1934		2월 16일 의학교 출신 장기무, 「한방의학부흥책」을 『조선일보』에 연재
		4월 세브란스연합의학전문학교, 일본 문부성 지정
1935		1월 한의계, 『동양의약』 창간
		4월 20일 「조선나예방령」 반포
1937		7월 7일 중일전쟁
1938		1월 11일 일본 후생성 창립
		4월 1일 「국가총동원법」 반포
		4월 조선여자의학강습소가 경성여자의학전문학교로 승격
		9월 21일 「의료관계자 직업능력신고령」 반포
1939		4월 부민관에서 동양의약협회 창립(이사장 김명여)
		7월 조선의사협회 강제해산
1941		11월 한성의사회 강제해산
		11월 19일 조선총독부에 후생국 설치
1942		4월 23일 세브란스연합의학전문학교를 아사히(旭)의학전문학교로 강제 개명
		11월 1일 「의료관계자 징용령시행규칙」 반포
		6월 20일 스오 마사스에 원장 피살
		8월 21일 「조선의료령」 반포
해방이후	1945	8월 15일 해방
		8월 17일 건국의사회 창립(회장 이용설)
		9월 24일 미군정 군정명령 제1호로 육군 군의 맥도널드를 위생국장에 임명
		9월 대구의과대학 승격
		10월 미군정청 보건후생국 설치, 보건후생부로 명칭 변경

	10월 이화여자대학교 행림원에 의학부와 약학부 설치
	11월 28일 북조선 5도 행정 10국 중 보건국 설치
1946	2월 연합군 동인회 해산
	2월 8일 북조선임시인민위원회에 보건국 설치
	3월 미군정청 초대 보건후생부장으로 이용설 취임
	5월 북한 위생검사원제도 실시
	6월 국립마산요양원 개원
	7월 미군정청 국립서울대학교설치안(국대안) 발표
	8월 국립 서울대학교 의과대학 설립
	8월 10일 북한 「산업, 교통, 운수, 체신, 은행 등의 국유화에 대한 법령」 반포, 주요 산업 국유화 조치 단행
	9월 광주의과대학 승격
	10월 1일 김일성종합대학 창설, 의학부 설치
	10월 보건후생국이 보건후생부로 변경
1947	1월 27일 북한 노동자, 사무원, 그 부양가족들에게 사회보험법에 의한 무상치료제 실시
	4월 세브란스의과대학 승격
1948	3월 최초의 한의학교육기관인 동양대학관 설립 인가
	5월 10일 『조선의학협회지』 창간
	5월 경성여자의학전문학교가 서울여자의과대학으로 승격
	11월 4일 보건후생부가 사회부로 통폐합(사회부 소속 보건국)
	6월 15일 대한산파협회 창립
1949	7월 25일 보건부 신설, 비서실·의정국·방역국·약정국을 둠
1950	상반기 북한 무의면(無醫面) 해소
	6월 25일 한국전쟁 발발
1951	5월 전시연합의과대학 설치
	9월 1일 「국민의료법」 반포
1953	9월 1일 북한 전반적 무상치료제 전국적 실시
	9월 부산대학교 의과대학 설립
1954	4월 13일 이화여자대학교 행림원 약학부가 약학대학으로 승격
	4월 성신대학 의학부 설립 인가

	9월 미네소타 프로젝트 시작
1955	2월 17일 보건부와 사회부를 보건사회부로 통합 개편(초대 장관 최재유 취임)
1956	4월 19일 북한 내각 '한의학을 발전시키며 한방치료사업을 개선 강화할 데 대하여' 채택
1957	1월 세브란스의과대학, 연세대학교 의과대학으로 변경
	3월 서울여자의과대학, 남녀공학인 수도의과대학으로 변경
1958	4월 17일 북한 의학과학연구원 설립(보건성 산하 미생물연구소·의약학연구소·위생연구소·약품분석검사소·약초원 통합)
	북한 개인 개업 의료인 소멸, 사회주의 의료제도 구축
	10월 국립의료원 개원
1959	2월 성신대학 의학부, 가톨릭대학 의학부로 변경
	7월 6일 국립의료원 간호학교 설립
1960	초 북한 무의리(無醫里) 해소
	2월 25~27일 북한, 완전하고 전반적인 무상치료제 실시
1961	4월 1일 대한가족계획협회 창립(회장 나용균, 이사장 양재모)
	5월 16일 5·16군사정변 발생
	5월 20일 군사혁명위원회를 국가재건최고회의로 개편
	6월 미네소타 프로젝트 종결
	6월 7일 김일성, '보건일군들은 당의 붉은 전사가 되어야 한다' 연설
	9월 25일 국가재건최고회의 피임약제 수입 금지 해제, 국내 생산판매 허용
1962	1월 1일 가족계획사업을 위해 정부 예산에 사업비 처음 책정
	3월 1일 보건사회부, 전국 183개 보건소에 가족계획상담실 설치
	3월 20일 「의료법」 반포, 의사 보수교육 의무화
	7월 1일 재건국민운동본부 가족계획상담소를 설치하고 가족계획운동에 착수
1963	평양시 경림종합진료소 소아과에서 의사담당구역제 실시
	12월 16일 국립보건원 발족

1964	4월 「기생충질환예방법」 제정
1965	3월 경희대학교 의과대학 설립
1966	3월 조선대학교 의과대학 설립
	10월 20일 김일성, '사회주의 의학은 예방의학이다' 발표
1967	3월 수도의과대학, 우석대학교 의과대학으로 변경
1968	3월 충남대학교 의과대학 설립, 한양대학교 의과대학 설립
	5월 13일 장기려 박사, 부산에서 청십자의료보험조합 창립
	8월 5일 월간 『가정의 벗』 창간
1969	북한 의사담당구역제 실시
1970	3월 전북대학교 의과대학 설립
	11월 북한 노동당 5차 대회, 농촌 리 진료소를 병원화하는 방침 채택
1971	1월 11일 국군의무사령부 발족, 각 군병원을 국군통합병원으로 일원화
	3월 한양대학교 의과대학 설립
1972	4월 24일 제3차 경제개발 5개년계획 기간 중 인구증가율 1.5% 목표 설정
	10월 17일 전국에 비상계엄령 선포, 10월 유신 단행
	11월 29일 전문의자격시험, 보사부에서 의협 이관
1973	1월 30일 「모자보건법」 제정으로 인공 임신중절시술 허용
	10월 17일 개정 「의료법시행규칙」 반포
	11월 9일 의료인 면허증 일제 갱신
1974	1월 15일 파월 민간의료단원, 베트남 철수
	11월 23일 재미한인의사회 창립(회장에 최제창 선출)
1975	9월 경희대학교 국내 최초 한의학박사 3명 배출
1976	1월 9일 의료인 면허증 일제 갱신 끝내고 부정 면허자 9명 의사면허 취소
	3월 우석대학교 의과대학, 고려대학교 의과대학으로 변경
	10월 고려대학교 이호영 교수, 유행성출혈열 병원체 규명
1977	7월 1일 의료보험 개시

	12월 27일 연세대학교 원주의과대학 및 순천향대학교 의과대학 인가
1978	5월 「의료보호법」 반포
1979	3월 계명대학교·영남대학교·인제대학교 의과대학 설립
	7월 1일 의료보험 300명 이상 사업장 확대 및 1종보험 요양기관 전 의료기관으로 확대
	10월 26일 김재규, 박정희 피격
1980	4월 3일 북한 최고인민회의, 「인민보건법」 채택
	5월 18일 광주민주화운동
	8월 27일 전두환 11대 대통령 당선
1981	1월 24일 비상계엄 해제
	3월 경상대학교·고신대학교·원광대학교 의과대학 설립
	5월 18일 연세의대 골수이식 수술 첫 성공
	12월 10일 「의료보험법 개정안」 통과
1982	3월 한림대학교 의과대학 설립
	3월 22일 보사부 의약분업 검토
	3월 29일 의협, 의약분업 반대 입장 표명
	7월 1일 목포 등 3개 지역 2종 의료보험 시범사업 착수
1983	1월 7일 국립나주병원·목포결핵병원 개원
	11월 12일 공중보건의 배치로 전국 무의면 완전 해소
1984	10월 11일 보사부·의협·약사회 완전의약분업 간담회
1985	3월 동아대학교·인하대학교 의과대학 설립
1986	3월 건국대학교 의과대학 설립
1987	3월 충북대학교 의과대학 설립
1988	1월 농어촌 의료보험 시행
	2월 22일 보사부, 국내 첫 에이즈 환자 발생 발표
	3월 단국대학교·아주대학교·울산대학교 의과대학 설립
1989	6월 23일 현대아산병원 개원
	7월 1일 전 국민 의료보험 및 의료전달체계 시행
1991	3월 대구가톨릭대학교 의과대학 설립
	5월 30일 국립의료원, 한방진료부 개설

1993	3월 가톨릭대학 의학부, 가톨릭대학교 의과대학으로 변경
	4월 한의사와 약사, 한약조제권을 둘러싼 분쟁 시작
	11월 9일 삼성서울병원 개원
1994	12월 23일 보건사회부를 보건복지부로 개편
1995	건양대학교·관동대학교·서남대학교 의과대학 설립
1996	대한가족계획협회 가족계획사업을 가족보건사업으로 전환
1997	1월 31일 「국민의료보험법」 제정·공포
	3월 가천의과대학교, 강원대학교·성균관대학교·을지대학교·포천중문대학교 의과대학 설립
	12월 3일 최고인민위원회, 조선민주주의인민공화국 의료법 제정
	12월 국무총리 산하 의료개혁위원회, 단계적 의약분업안 제시
1998	3월 제주대학교 의과대학 설립
1999	2월 8일 대한가족계획협회를 대한가족보건복지협회로 개칭
	3월 5일 '의약분업 2000년 7월 1일 시행' 법안 국회 통과
2000	2월 17일 의약분업에 항의하는 여의도 집회 및 파업 결의
	6월 20일 의협, 전면 폐업투쟁 돌입
	6월 26일 파업 철회
2001	6월 20일 국립암센터 개원
	8월 1일 의약분업 전면 실시 및 3만 명의 전공의와 전임의 전면 파업
2002	1월 27일 의약분업 철폐와 의료법 개정안 철회를 요구하며 의사 파업
	2월 22일 주사제를 의약분업에서 제외하는 개정안 통과로 약사회 반발
	11월 16일 중국 광둥성에서 사스 환자 첫 발생
2003	4월 사스 유행
	10월 7일 「생명윤리 및 안전에 관한 법률」 의결
2004	1월 19일 질병관리본부 출범
	3월 12일 황우석 교수, 『사이언스』지에 허위논문 게재
2005	3월 의학전문대학원 첫 신입생 선발

	12월 7일 대한가족보건복지협회를 인구보건복지협회로 개칭
2006	6월 30일 서울고등법원, 한의사 CT 사용 불법 판시
2008	2월 29일 보건복지가족부 개편
2009	4월 27일 국내 첫 신종플루 환자 발생
	6월 23일 김옥경 할머니의 인공호흡기를 제거하는 국내 첫 존엄사 시행
	11월 신종플루 확산
2010	3월 19일 보건복지부 개편
	4월 2일 국립의료원, 특수법인 국립중앙의료원으로 새 출발
	7월 1일 「의·치의학 교육제도 개선계획」 발표, 27개 의학전문대학원과 의과대학 병행 대학들 중 22개 대학이 의대 회귀 선언
2015	5월 20일 중동호흡기증후군(MERS) 환자 첫 확진
	7월 4일 최종 확진자가 나오기까지 확진자 186명, 사망자 39명 발생

더 읽을거리

김두종, 『한국의학사』(탐구당, 1981)
이 책은 선사시대부터 현대에 이르는 한국의학사의 전 시기를 포괄하는 한국의학의 통사로서 김두종의 대표적 업적이자 1960년대 한국학 분야의 중요한 성과로 평가받는다. 다만 학문 자료의 인용과 한자가 많아 오늘날의 독자가 읽기에는 부담스러울 수 있으나 그 학문적 가치는 빛을 잃지 않고 있다.

홍순원, 『조선보건사』(청년세대, 1990)
북한의 의학사 연구동향을 살펴볼 수 있는 책으로, 고대부터 일제강점기까지의 보건의료사가 망라되어 있다. 북한의 시각을 살펴볼 수 있는 유일한 책이라는 점에서 의의가 있다.

강신익 외, 『의학오디세이』(역사비평사, 2007)
이 책은 동서양 의학의 역사를 중요한 주제와 인물을 중심으로 쉽게 쓴 의학사 입문서로, 한국의학사의 중요한 주제들을 알기 쉽게 다루고 있다.

김성수·신규환, 『몸으로 세계를 보다: 동아시아 해부학의 성립과 발전』
(서울대학교 출판문화원, 2017)
전통시대 해부학적 전통이 어떠했는가를 먼저 고찰하고, 한국·중국·일본에 서양의 해부학이 수용되면서 해부 인식에는 어떠한 변화가 나타났는지 살펴본 책이다.

이경록, 『고려시대 의료의 형성과 발전』(혜안, 2010)
고려시대 의료제도에 대해 상세하게 밝힌 책으로서 고려 의술의 실상과 사회적 의미를 살펴볼 수 있다. 특히 고려에서 출간된 각종 의서를 통해 그 의미를 살펴보았는데, 『제중입효방』에서는 치료의 일상화를, 『어의촬요방』에서는 송의학의 수용을, 『향약구급방』과 『비예백요방』을 통해서는 고려 후기 향약론을 밝혔다.

김영미·이현숙 외, 『고려전염병의 문화사』(혜안, 2009)
전염병의 유행이 고려사회에 끼친 영향을 규명하고자 한 연구서이다. 고려는 해외교류가 빈번했으며 전쟁도 잦았는데, 12세기 중엽의 기후 한랭화 등으로 전염병이 빈발했다. 이러한 전염병의 유행으로 발생한 문화적인 변화상을 추적했다.

신동원·김남일·여인석, 『한권으로 읽는 동의보감』(들녘, 1999)
이 책은 『동의보감』에 대한 훌륭한 안내서이다. 『동의보감』의 핵심을 정확하게 지적하여 설명하고 있다는 점에서 『동의보감』에 관심이 있다면 필독을 권한다.

김호, 『허준의 동의보감 연구』(일지사, 2000)
『동의보감』을 의학만이 아닌 사회학·역사학적으로 어떻게 바라볼 것인가라는 점에 착목하여 『동의보감』 탄생의 다양한 배경을 제시한 책이다. 다만 조선사회의 문화적 지형을 너무 치우치게 이해하고, 『동의보감』의 내용을 조급하게 이론화를 꾀하는 과정에서 다소 무리한 논의를 전개한 점은 아쉽다.

신동원, 『조선사람 허준』(한겨레신문사, 2001)
허준은 어떤 인물이고, 그가 남긴 업적이 무엇인지를 빼놓지 않고 하나하나 기술한 책이다. 단순한 평전으로 오해할 수도 있지만, 저자 특유의 날렵한 필체로 거듭난 허준에 대한 연구서이다.

김남일, 『한의학에 미친 조선의 지식인들』(들녘, 2011)
저자가 『한의학신문』에 기고했던 글을 모아서 엮은 책으로, 조선시대 의학에 소양이 깊어서 유의로 불렸던 인물들에 대한 이야기를 싣고 있다. 유의에 대한 최초의 보고서라는 점에서, 조선시대 유학자들의 또 다른 모습을 읽을 수 있다는 장점이 있다.

신동원, 『조선사람의 생로병사』(한겨레신문사, 1999)
조선시대 의학과 관련된 다양한 주제를 다룬 책으로, 조선시대 사람들의 생활뿐만 아니라 의학이 직면했던 사회적인 현상을 이해할 수 있다. 역사문헌 자료와 구술·민속 자료를 이용하여 이야기를 풀어가는 시야를 넓힌 점이 주목된다.

이진수, 『한국 양생사상 연구』(한양대학교 출판부, 1999)
조선시대 유행했던 양생사상에 대한 최초의 본격적인 연구서라고 할 수 있다. 저자는 최계의 『활인심방』이나 『동의보감』 등 의서에 나타난 다양한 양생 방법과 그 밑에 깔려 있는 사상적 배경 등을 잘 설명하고 있다.

박형우, 『제중원』(21세기북스, 2010)
한국 근대의학 도입기 때 설립된 제중원에 관한 책이다. 서양의학 도입기, 제중원 설립과정, 알렌과 헤론 시기의 제중원, 에비슨 시기의 제중원에 이르기까지 제중원 성립을 둘러싼 상세한 과정을 살펴볼 수 있다.

박형우·박윤재, 『사람을 구하는 집, 제중원』(사이언스북스, 2010)
이 책은 우리나라 최초의 근대식 병원인 제중원과 서양의학 도입기의 의학교육, 병원 의사, 의약 등 다양한 모습을 그려내고 있다. 우리나라 최초의 의사는 누구였을까, 콜레라를 왜

호열자로 불렸을까 등 근대의학사의 크고 작은 의문들을 풍부한 사진과 더불어 누구라도 쉽게 읽을 수 있도록 간결하고 가벼운 필치로 정리하고 있다.

신동원,『한국근대보건의료사』(한울아카데미, 1997)
한국 근대 위생의료체계의 성립과 발전을 다룬 국내의 대표적인 저서이다. 이 책은 주체적 관점에서 19세기 후반의 한국이 근대의학을 수용하고 발전하는 과정과 을사조약 이후 식민지적으로 재편되는 과정을 정리했다.

박윤재,『한국 근대의학의 기원』(혜안출판사, 2005)
일제강점기 조선의 의료체계 성립과정에 관한 국내의 대표적인 저서이다. 개항 이후 서양의학의 수용과정에서부터 대한제국과 일제강점 초기 통감부와 조선총독부의 의료체계를 다루고 있다. 이 책은 식민지의료체계가 식민지배의 영구화라는 목표를 위해 회유와 통제라는 이중적 목적을 수행했다는 점을 강조하고 있다.

신동원,『호열자, 조선을 습격하다』(역사비평사, 2004)
이 책은 저자가 다양한 지면에서 발표한 세균설, 단발령, 남녀전위법 등 진지하고 흥미로운 내용이 망라되어 있다. 주제의 일관성이라는 측면에서는 불만이 없을 수 없지만, 다소 어렵고 진지한 내용을 쉽게 풀어간 점, 의학사의 핵심적인 논점을 잘 짚어낸 점, 생각지 못한 주제들을 의학사의 얘깃거리로 끌어들인 점 등은 이 책의 미덕이다.

이충호,『일제 암흑기 의사 교육사』(국학자료원, 2011)
이 책은 20세기 전반 일본식 의학교육을 도입하고 정착시켰던 과정을 탐구하고 있는데, 일제의 식민교육 강화과정으로서 의학교육을 다루고 있다. 내용이 다소 밋밋하고 지루하지만, 일제시기 의학교육을 공부하는 사람들에게는 필독서이다.

기창덕,『한국근대의학교육사』(아카데미아, 1997)
이 책은 관립 의학교육, 사립 의학교육, 여자 의학교육, 평양 및 대구 의학교육, 치과 의학교육 등 구한말 및 일제강점기의 의학교육을 주 연구대상으로 삼고 있다. 한국의 근대의학 교육사를 본격적으로 연구하기 시작한 저작이다.

박형우,『한국근대서양의학교육사』(청년의사, 2008)
이 책은 서양의학 도입부터 제중원의 의학교육, 조선 정부 및 일제의 의학교육, 선교부 및 동인회의 의학교육 등을 다루고 있다. 아울러 최초의 면허의사 7명의 활동을 담고 있다.

홍현오, 『한국약업사』(한독약품공업주식회사, 1972)
『의약신문』의 주간인 홍현오 씨가 한독약품 기념사업으로 출판한 저작으로, 1890년대 매약업이 등장한 이후 80여 년간의 약업사를 최초로 정리한 '약업사의 고전'으로 평가된다.

신규환, 『질병의 사회사』(살림, 2006)
이 책은 동아시아 근대의학사의 관점에서 질병사를 다루고 있다. 급성·만성 전염병 등 각 개별 질병뿐만 아니라 근대 동아시아의 근대 의료체계의 형성에 관심을 기울이고 있다. 문고판으로 분량이 많지 않아 쉽게 읽을 수 있다는 장점이 있다.

대한감염학회 편, 『한국전염병사』
(군자출판사, 2009)
한국 전염병에 관해 고조선에서 일제강점기까지를 최근의 연구성과를 반영해 전염병의 역사만을 전문적이고도 체계적으로 다룬 책이다. 전체 8장에 626쪽에 이르는 방대한 분량으로 한국의 질병사를 공부하기 위한 필독서이다.

이만열, 『한국기독의료사』(아카넷, 2003)
이 책은 제중원의 설립부터 해방 전후기에 이르기까지 60년간의 기독교 의료선교를 주요 연구대상으로 하고 있다. 각 시기를 개척기·기반조성기·확충화시기 등으로 나누어 시기별·지역별·교파별 의료선교를 상세히 다루고 있다. 의료선교뿐만 아니라 한국의학사 연구를 위해서는 필독서이다.

전우용, 『현대인의 탄생: 해방~ 한국전쟁기 한국인의 질병과 위생, 의료』(이순, 2011)
해방 이후부터 한국전쟁기까지 한국사회의 위생의료 문제를 다룬 저서이다. 서양의사의 성장에 지나치게 초점을 맞추고 있는 점, 자료 제시가 불분명한 점은 연구서로서 일정한 한계를 지니고 있지만, 해방 이후의 위생의료 상황을 파악하기에 좋은 책이다.

조병희, 『의료개혁과 의료권력』(나남출판, 2003)
이 책은 의료사회학자인 저자가 2000년에 일어난 의사 파업 사태를 사회학적 관점에서 분석한 책이다. 특히 의사집단이 왜 사회와 소통하는 데 실패하고 폐쇄적이 되었는지를 의료권력과 전문주의적 관점에서 분석하고 있다.

강양구·김병수·한재각, 『침묵과 열광』(후마니타스, 2006)
이 책은 황우석 사태에 대한 보고와 분석이다. 저자들은 황우석이라는 과학자의 등장과 그가 언론을 이용해 대중의 관심과 지지를 얻고 그것을 통해 국가의 엄청난 지원을 얻어낸 과정, 그리고 논문 조작을 감행하게 된 경과를 추적했다. 그리고 이러한 스캔들을 가능하게 만든 과학자 사회의 침묵과 언론, 정부에 책임을 묻는다.

연세대학교 의학사연구소 엮음, 『한의학, 식민지를 앓다』 (아카넷, 2008)
이 책은 한의학이 식민지 시기 일제강점과 근대화의 과정에서 어떻게 변모했는가를 여러 측면에서 입체적으로 밝히고 있다. 의사학·역사학·한의학·간호학 등 다양한 영역의 연구자들이 공동작업을 통해 발간한 이 책은 식민지 시기 일제가 미개 혹은 후진으로 폄하한 대표적인 전통인 한의학을 통해 한국사회의 전통과 근대의 문제를 새롭게 조명한다.

연세대학교 의학사연구소 엮음, 『동아시아 역사 속의 의사들』 (역사공간, 2015)
이 책은 한·중·일 동아시아 삼국의 역사에서 의료인들이 존재해왔던 양상을 추적하는 학술서이다. 고대부터 근대까지 동아시아 삼국에서 의료인들이 처해 있던 다양한 역사적 배경을 확인하는 한편, 이들의 지위가 변화한 양상도 조명하였다. 또한 동아시아 역사 속의 의사들이 자신의 정체성을 어떻게 형성해가고 있었는지도 중요한 탐구의 과제로 설정하고 있다.

연세대학교 의학사연구소 엮음, 『동아시아 역사 속의 선교병원』 (역사공간, 2015)
한·중·일 동아시아 삼국에서 선교의학과 선교병원이 도입되고 발전해간 양상을 검토한 책이다. 제국주의와 식민지를 경험하면서 동아시아의 선교병원들이 각 지역의 통치권력과는 어떠한 방식으로 관계를 설정했는지를 조명하는 한편, 동시대의 관립병원과는 어떠한 지점에서 차별성을 가졌는지에 대해서도 다양한 각도에서 고찰하고 있다.

연세대학교 의학사연구소 엮음, 『한국 근대의학의 탄생과 국가』 (역사공간, 2016)
이 책은 한국 의학·의술의 핵심적 제도적 배경인 국가의 문제를 역사적으로 고찰한다. 일찍부터 중앙집권적 관료제를 발달시켜온 동아시아에서 국가가 의학 발전에 미친 영향은 지대하다. 이 책을 통해서 의료가 시대에 따라 통치권력과 어떠한 관계를 형성했으며, 또한 의료 영역 외부의 정치·사회적 영역과 어떠한 이념을 공유하고 있었는지를 확인할 수 있다.

ㄱ

가족계획사업 320~322, 324, 338
가족계획협회 321, 323
「각지방종두세칙」 225
『간이벽온방簡易辟瘟方』 134
강명길 138, 160, 161, 205
「검역규칙」 219
「검역·정선규칙」 220
『경국대전經國大典』 99, 101, 102, 104, 113, 114, 119, 129, 139, 140, 188
경성약학전문학교 330
경성여자의학전문학교 269
경성의사회 234, 235, 236
경성의학전문학교 236, 237, 264, 265, 287, 292, 295
경성제국대학 236, 238, 265, 279, 292, 295
경성제대 의학부 부속병원 244, 252
경태협 228
경험방 48, 51, 61, 92
『경험방經驗方』 148
계림의사회 234
『고려노사방高麗老師方』 49, 50
『고려사』 83, 85, 90, 91
『고사신서攷事新書』 151
고조 바이케이古城梅溪 222, 228, 229
『광리방廣利方』 69
『광제비급廣濟秘笈』 151, 160, 163
광제원廣濟院 222, 225, 230~234, 247~250

광혜원廣惠院 102, 198
구보 다케시久保武 264
구보 망언 사건 264
구택규具宅奎 119
국립마산요양원 306
국립보건원 346
국립암센터 347
국립중앙결핵원 306
「국민의료법」 290, 310~312, 315, 334
국민의료보험 348
권중화權仲和 94, 104
금계랍 207~209, 214, 280
『급유방及幼方』 164, 166
기독교세계봉사회 흥부진료소 306
「기생충예방법 시행령」 306
「기생충질환예방법」 306
기홀병원 203, 230
김교준 230, 237
김두종金斗鍾 35, 73
김무金武 53, 71
김문金汶 111
김수온金守溫 111
김안국金安國 148
김영석 92
김예몽金禮蒙 110, 111
김옥균 197, 258
김유지金有知 110, 111
김익남 235
김정국金正國 148
김중화 237

찾아보기

ㄴ

나력의瘰癧醫 139
남순희 228
「내경」 159, 160, 162
『내경』 111, 153, 176, 177, 216
내부병원 218, 224, 231~233
내의원 100, 101, 107, 114, 121, 132, 135, 160, 226
노중례盧重禮 107, 120, 124

ㄷ

대구의학전문학교 269
『대동유취방大同類聚方』 53, 54, 74
대한결핵협회 306
대한약사회 348~350
대한의사총합소大韓醫士總合所 235
대한의사협회 352
대한의원 212, 230, 244, 247~252, 264
「대한의원 관제」 250
대한의원 교육부 264
대한의원 부속의학교 237, 264, 267
대한의원 의육부 230, 264
대한의학협회 296, 309, 350
「대한적십자사규칙」 234
대한한의사협회 337, 349, 350
덕래德來 50, 55
『돈이쇼돈醫抄』 154
동서대비원東西大悲院 80
『동서의학신론』 281
『동원십서東垣十書』 129

『동의보감東醫寶鑑』 20, 54, 98, 115, 128, 131, 132, 134~139, 149~151, 153, 154, 158~163, 166, 176, 177, 205, 216, 391
『동의보감』 신형장부도身形藏府圖 154
『동의수세보원東醫壽世保元』 177, 178, 206
동인의원 245, 247, 248, 255
동인회 245~249, 255
동제의학교同濟醫學校 218, 231
『두창경험방痘瘡經驗方』 165

ㄹ

로버트 그리어슨Robert Grierson 204
로버트 하디R. A. Hardie 204
로제타 셔우드 230
루이스 세브란스Louis H. Severance 199, 204, 267

ㅁ

『마과회통麻科會通』 165, 166, 168~170, 172, 191, 192
『마방통휘麻方統彙』 169
마산교통요양원 306
『마진기방痲疹奇方』 166
『마진방痲疹方』 165, 166
『마진휘성痲疹彙成』 166
마테오 리치利瑪竇: Matteo Ricci 170
『마하지관摩訶止觀』 50
『매천야록』 208

무상치료제 368, 371~373, 375, 378, 379, 381, 384, 388, 392, 393, 395
『무원록無寃錄』 119, 120, 188
무의巫醫 58
미네소타 프로젝트Minnesota Project 302, 303
민병호閔竝浩 211
민보화閔普和 111
『민주주의』 297

ㅂ

박병래 305
박서양 200, 237, 238, 241, 267
박에스더 230
박영朴英 148
박영선 193
박운朴雲 151
박지원朴趾源 138, 172
박진희朴震禧 165
반양풍潘量豊 53
『방약합편方藥合編』 163, 164, 205
방역국 222
배덕표裵德表 90
백광현白光炫 142, 143, 180
『백제신집방百濟新集方』 48, 52
홉슨哈信: Benjamin Hobson 173, 174
『벽역신방辟疫新方』 134
『벽온방辟瘟方』 148
「보건범죄단속에 관한 특별조치법」 315
보건후생부 263, 292, 293, 297

보구녀관保救女館 204
보시원普施院 232
보영산保嬰散 209
『본초本草』 113, 115
『부방편람附方便覽』 163, 205
부산동양의학전문학원 308
『분문온역이해방分門瘟疫易解方』 134, 148
『비예백요방備預百要方』 92, 93

ㅅ

『사기』「편작·창공열전」 32
사상의학 136, 158, 177, 178, 190, 205, 206, 216
「사회보험법」 371, 395
『산림경제』 150, 151, 159
『삼국사기』 56, 67, 72
『삼국유사三國遺事』 58, 65, 71
『삼국지』 40, 45
『삼국지』 위지 동이전 40
삼의사三醫司 101
『삼화자향약방三和子鄕藥方』 94, 106
상약국尙藥局 78, 88, 89, 101
『상한론』 82, 85, 86, 151, 216
「생명윤리 및 안전에 관한 법률안」 356
『서국기법西國紀法』 170
「서국의西國醫」 171, 187
서명응徐命膺 151
서울약학대학 330
서울한의학전문학관 308
『서유견문西遊見聞』 226

서유구徐有榘 151
서유린徐有隣 120, 188
설경성薛景成 91
성누가병원 203, 205
『성호사설』 155, 187
『성호사설유선星湖僿說類選』 171, 187
세브란스병원 199, 200, 241, 267, 287
세브란스병원의학교 200, 237, 240, 241, 267, 268
『세종실록지리지』 106
소록도자혜의원 284, 285
『소문素問』 82, 135, 136, 142, 151, 161, 162, 177
『소아경험방小兒經驗方』 172
『손익본초損益本草』 164
『수민묘전壽民妙全』 138, 161~163
순화원 256, 258, 278, 279
승의 58, 89
『시종통편時種通編』 169, 191
식품의약품안전본부 346
『신기천험身機踐驗』 173~175
『신라법사방新羅法師方』 58, 59
신석조辛碩祖 111
『신선태을자금단방神仙太乙紫金丹方』 118
신용개申用漑 112
『신응경神應經』 129
『신주무원록』 119, 188
「신증종두기법상실新證種痘奇法詳悉」 170, 192
『신찬벽온방新纂辟溫方』 134

『신학신설新學新說』 195
심약審藥 103, 107, 145

ㅇ
아담 샬湯若望: Adam Schall von Bell 170~173
『아언각비雅言覺非』 172
안드레아스 베살리우스A. Vesalius 170
안상호 235
알렉산더 피어슨Alexander Pearson 191
약령시藥令市 182, 183
「약사법」 313, 348~350, 352~354
약초원 382
양성지梁誠之 111
양예수 131, 138
『어의촬요방御醫撮要方』 88
『언해구급방諺解救急方』 134
『언해두창집요諺解痘瘡集要』 123, 134
『언해태산집요諺解胎産集要』 134
에드워드 제너Edward Jenner 168, 170, 191, 195
에메틴 중독사건 236, 257
엘리 랜디스E. B. Landis 205
『열하일기熱河日記』 172
『영추』 135, 136, 141, 142, 151, 177
『오주연문장전산고五洲衍文長箋散稿』 172, 191
「온역장정」 219
올리버 에비슨Oliver. R. Avison 199, 200, 204, 209, 223, 241, 267

왕유능타王有陵陀 51
『외대비요外臺秘要』 49, 93
테렌츠鄧玉函: J. Terrenz 170
우두국 193, 194, 223
우두법 168~170, 190~193, 195, 197, 208, 215, 224
『우두신설牛痘新說』 194, 197
위생경찰 244, 256~263, 293
위생국 193, 211, 218, 226, 227, 232, 241, 248, 250, 258~260
『위생방衛生方』 151
유길준兪吉濬 226
유성룡柳成龍 140, 148
유성원柳誠源 110, 111
유의儒醫 115, 130, 168, 180
유이태劉爾太 138, 165
유중임柳重臨 151
유효통兪孝通 107
윤동리尹東里 176
율리우스 와일스Julius Wiles 205
을종대학 동양대학관 308
『의감산정요결醫鑑刪定要訣』 138, 160
『의감중마醫鑑重磨』 138, 176
의과학 22, 23, 355, 356
의관醫官 25, 82, 86, 103, 117, 118, 180
의녀 115, 116, 120, 121, 125
『의령醫零』 172
「의료법」 315, 334~336, 393, 394
「의료보험법」 325
「의료유사업자령」 334

『의림촬요醫林撮要』 131, 132, 138, 391
『의림촬요속집醫林撮要續集』 131
『의문보감醫門寶鑑』 159
『의문정요醫門精要』 112
『의방유취醫方類聚』 92, 98, 109~113, 115, 121, 122, 129, 131, 136, 151, 154, 391
『의방활투醫方活套』 163, 164, 205
「의사규칙」 241, 264, 268, 269, 275, 284, 312
의사담당구역제 368, 378~380, 384, 387, 389
의사독립운동 234, 237
「의사 및 의업법」 309
「의사 및 치과의사법」 309
의사법 235
의사시험규정 268
의사연구회 218, 234~236
의사 파업 342, 352, 365
의생醫生 80, 81, 103, 104, 109, 114, 139, 148, 188, 197, 252, 270, 275~278, 286, 287, 309, 310
「의생규칙」 197, 269, 275, 284
의서습독관 114, 115, 121
『의심방醫心方』 52, 58, 59
의약분업 26, 269, 329, 332, 342, 347~349, 351~353, 355
『의종금감醫宗金鑑』 169
『의종손익醫宗損益』 163
『의종손익부여醫宗損益附餘』 164

의학醫學 63
의학교 196, 197, 222, 224, 228~230,
　　235, 240, 241, 252, 264
「의학교관제」 228
「의학교규칙」 228, 240
의학교부속병원 232, 249, 250
의학교유醫學敎諭 103, 104
『의학변증지남醫學辨證指南』 148
의학원醫學院 78, 81, 103
이경화李景華 160
이고李杲 129, 130, 137, 159
이규경李圭景 172, 191
이규보 79, 87, 89, 90
이규준李奎晙 138, 158, 176, 177
이락李絡 131
이문건李文楗 148
이부현 297
이상로李商老 90
이색李穡 89
『이양편二養編』 149
이예李芮 111
이예손李禮孫 121
이용설李容卨 237, 297
이원풍李元豊 166
이유현 192
이을호 281
이이두李以斗 138, 160
이익李瀷 155, 171~173, 184, 187
이재하 192
이정회李庭檜 148

이제마李濟馬 158, 177, 206, 216
이종인李種仁 169, 191
『이학통론理學通論』 147
이헌길李獻吉 165, 166
이형익李馨益 141, 142
이황李滉 131, 133, 147
이희복李喜福 180
이희헌李希憲 131
인단 209~212
인두법人痘法 169, 190~192, 215
「인민보건법」 387, 390, 393, 396
인천적십자결핵요양원 306
『일본서기日本書紀』 51, 57, 71
임서봉任瑞鳳 166
『임신진역방壬申疹疫方』 166
임언국任彦國 142
『임원경제지林園經濟志』 151, 152
임원준任元濬 111, 112, 117, 121, 165

ㅈ
자혜의원 235, 244, 248, 252, 255, 268
『자휼전칙』 161
장기려 339
장기무 235, 281
적십자병원 233, 234
전겸錢謙 169
전순의全循義 110, 111
『전염병과 인류의 역사』 57
「전염병소독규칙」 220
「전염병예방규칙」 219~221

전염병예방령 260
「전염병예방법」 305
전유형全有亨 155
전의감 99, 101, 103, 113, 139, 147, 180, 226
『전체신론全體新論』 173, 174
정경선鄭敬先 131
정근양 281
정망이鄭望頤 169
정성운동 384~386
『정씨종두방』 169
정약용丁若鏞 165~170, 172, 173, 188, 190~192
정유타丁有陀 53
제동병원濟東病院 204
제생원濟生院 102, 105, 107, 115, 116, 125, 139
제생의원 193, 239
제위보濟危寶 78, 80, 87
『제중신편濟衆新編』 138, 151, 160, 161, 163, 164, 178, 205
제중원濟衆院 190, 197~199, 201, 203, 204, 207, 208, 211, 215, 223, 239, 267
『제중원 일차년도 보고서』 191, 208
『제중입효방濟衆入效方』 92
제혜병원濟惠病院 205
조광일趙光一 184~186
조선결핵예방협회 305
『조선경국전朝鮮經國典』 102

조선여자의학강습소 269
「조선의료령」 284
『조선의보』 237
조선의사협회 236, 237
조선의사회 237
『조선의학신보』 296
조선총독부의원 244, 251, 252, 264, 287
조선총독부의원 부속의학강습소 264, 268
조성趙晟 130
조정준趙廷俊 164
조탁曺倬 149
조헌영 281, 282, 309
존애원存愛院 146
존 헤론John W. Heron 199, 201, 223
종계소種繼所 225
「종두규칙」 223
『종두기법』 170, 191
종두소 224, 225, 232, 248
「종두심법요지種痘心法要旨」 169, 191
종두의 169, 194, 223~225, 229, 231, 232
종두의 양성소 223
「종두의 양성소 규정」 223
종창의腫醫 179, 185
주명신周命新 159
『주제군징主制群徵』 170~173
주진형朱震亨 130, 137, 147, 149, 159, 176, 177
『증보산림경제增補山林經濟』 151
『증수무원록增修無冤錄』 119

지석영池錫永 190, 192~197, 209, 215, 222, 228
지약아식미기支藥兒食米記 52
지증대사비智證大師碑 45
『직지방直指方』 113, 115
진명鎭明 53
질병의 자연사natural history 28

ㅊ

차이나 메디컬 보드China Medical Board 303
『찬도맥纂圖脈』 113~115, 139
『찬도방론맥결집성纂圖方論脈訣集成』 132, 134
찰스 빈턴Charles C. Vinton 199
『창석집蒼石集』 146
『창진방瘡疹方』 123, 148
『창진집瘡疹集』 112, 113, 121, 122, 134, 165
처용 65
『천금방千金方』 49, 82
천두술 44, 45
『천주실의天主實義』 173
청심보명단 212, 214, 280
청십자의료보험조합 339, 340
청진의학대학 291
『초창결草窓訣』 175, 176
『촌가구급방村家救急方』 148
『촌병혹치村病或治』 166, 172
최응석崔應錫 296
최자하崔自河 93

최창진 192
최치운崔致雲 119
최한기崔漢綺 173~175
춘천 교동동굴 40
「치과의사규칙」 269, 284
『치도약론』 258
『치종비방治腫秘方』 142
치종의治腫醫 139, 140, 143, 179, 185
치종청治腫廳 140, 142
『치평요람治平要覽』 111
『침경요결鍼經要訣』 148
『침구경험방鍼灸經驗方』 140
『침구요결鍼灸要訣』 140
침구의 114, 135, 139, 140, 185

ㅌ

『태산요록』 120, 121, 134
『태산집』 121
『태산집요胎産集要』 113, 121
『태서인신설개泰西人身說槪』 170
태을자금단방太乙紫金丹方 150
태의감太醫監 78, 82
토머스 스탠턴Thomas Stanton 170, 191

ㅍ

편두 45
평양의학대학 373, 374, 384
평양의학전문학교 269, 291, 373, 374
피재길皮載吉 185

ㅎ

『한국의학사』 35
한성위생회 256
한성의사회 235, 236, 257
한성종두사 224, 225, 232
한약분쟁 349~351, 353
함흥의학전문학교 291, 373
행림원 330, 331
『향약간이방鄕藥簡易方』 94, 104
『향약고방鄕藥古方』 106
『향약구급방』 20, 53, 54, 92~94, 106
『향약제생집성방鄕藥濟生集成方』 106, 107
『향약집성방鄕藥集成方』 61, 62, 92, 98, 102, 106~109, 114, 120, 124, 129~131, 136, 391
『향약채취월령鄕藥採取月令』 106
『향약혜민경험방鄕藥惠民經驗方』 105, 106
허임許任 140
허정호 313
허종許琮 112
허준許浚 20, 123, 128, 132, 134~137, 138, 154, 155, 165, 216
혜민국 78, 80, 102
혜민서 101~103, 105, 139, 145, 147, 234

호 담당제 389
호러스 알렌Horace N. Allen 198, 199, 201, 208, 215, 267
「호열자병소독규칙虎列剌病消毒規則」 219
「호열자병예방虎列剌病豫防과 소독규칙消毒規則」 219
「호열자병예방규칙虎列剌病豫防規則」 219
「호열자예방규칙」 220, 221
홍만선洪萬選 150
홍석주洪奭周 168
홍중선洪仲宣 104
활명수活命水 211, 212, 214, 280
활인서活人署 101, 232, 234
『활인신방活人新方』 148
『활인심방活人心方』 131, 133
황도연 138, 163, 205
황우석 356, 357, 358
『황제내경』 136, 141, 175, 216
『황제내경소문절요黃帝內經素問節要』 176
황필수 163, 205
황현 208
후생국 263, 283, 292
『흠흠신서欽欽新書』 166, 188

사 진 출 처

본문 일산 김두종 박사(동은의학박물관) • 춘천 교동동굴 인골 발굴도(『신석기인, 새로운 환경에 적응하다』, 국립중앙박물관, 2015) • 춘천 교동동굴 출토 유물(국립춘천박물관) • 골침(국립중앙박물관) • 복골(부산광역시립박물관) • 쥐손이풀 씨앗(2004년 부여 출토. 충청문화재연구원 문화유적조사보고 제59집 부여 가중리 가좌, 산직리 및 은산리 상월리 유적, 2006 충청문화재연구원 제공) • 두개골(부산대학교박물관) • 『백제신집방』(국립중앙도서관) • 백제 지약아식미기 목간(국립부여박물관) • 창녕 신라 진흥왕 척경비(문화재청) • 신라법사방(국립중앙도서관) • 『향약집성방』(국립중앙도서관) • 성산산성에서 출토된 머리카락(국립가야문화재연구소) • 처용 가면(국립국악원) • 굴불사지 약사불좌상(문화재청) • 약재로 쓰인 인체(『중수정화경사증류비용본초』 권15) • 안압지 처방전 목간(국립경주박물관) • 고려의 의과 과목(『고려사』 「선거지」 의업시험과목과 방법에 대한 규정) • 『향약구급방』 상권 식독(국립중앙도서관) • 고려시대 약합(한독의약박물관) • 창덕궁 내의원(김성수) • 창덕궁 약방(김성수) • 『향약집성방』 서문(국립중앙도서관) • 『의방유취』(한독의약박물관) • 『조선왕조실록』 권31에 실린 세조의 의약론(국사편찬위원회) • 퇴계의 『활인심방』(국학진흥원) • 허준(한국문화정보원) • 조선시대에 사용된 다양한 침(한독의약박물관) • 『창석집』 「존애원기」(서울대학교 규장각한국학연구원) • 『동의보감』 신형장부도(서울대학교 규장각한국학연구원) • 『돈이쇼』 해부도(교토대학교) • 『수민묘전』(서울대학교 규장각한국학연구원) • 강진 정약용 유적(문화재청) • 정약용선생묘(문화재청) • 홉슨이 지은 『전체신론』에 실린 해부도(게이오대학교) • 대구 약령시(한국학중앙연구원) • 개성의 고려인삼상회(두피디아) • 송촌 지석영(『송촌 지석영』, 대한의사학회) • 제중원(동은의학박물관) • 알렌(동은의학박물관) • 박서양(동은의학박물관) • 보구녀관(동은의학박물관) • 우리나라 최초의 의약품 광고(『독립신문』, 1896) • 인단 광고(『대한민보』, 1909) • 활명수(국립민속박물관) • 한성종두사(동은의학박물관) • 고초 바이카이(동은의학박물관) • 박에스더(동은의학박물관) • 대한적십자병원(『(사진으로 보는) 한국 적십자 운동 85년: 1905~1990』, 대한적십자 편, 1991) • 한성의사회 좌담회 기념사진(연세대학교 학술정보원) • 제생의원(『부산대학교 의과대학 50년사』 I, 2005) • 세브란스병원의학교 제1회 졸업생(동은의학박물관) • 동인회 도쿄본부(『동인회삼십년사』, 동인회, 1932) • 조선총독부의원(동은의학박물관) • 청주 자혜의원(동은의학박물관) • 폐흡충증 치료를 위한 에메틴 주사 장면(국립중앙도서관) • 충북보건협회 제2회 의생강습회(동은의학박물관) • 장기무의 『동서의학신론』(동은의학박물관) • 미군의 DDT 살포(NB 아카이브) • 정부 수립 직후 실시한 투베르쿨린 반응검사(대한결핵협회) • 이용설(동은의학박물관) • 미군이 쏟아 부은 네이팜탄에 부상당한 여인들(NB 아카이브) • 밀양의 육군 야전병원(NB 아카이브) • 거리의 약장수(NB 아카이브) • 가족계획사업 초창기 포스터(국립민속박물관) • 정관수술을 자원하는 예비군들(인구보건복지협회) • 복강경 수술(연세대학교 산부인과학교실사) • 막 오른 의료보험시대(『조선일보』, 1977) • 이화여자대학교 과학관(이화여자대학교 이화역사관) • 대한산파협회 창립총회(『연세의사학』 11-2) • 청십자의료보험조합(고신대학교 복음병원) • 문 닫은 동네병원과 붐비는 대형병원(연합뉴스) • 국립암센터(역사공간) • 의약분업 반대 시위(연합뉴스) • 황우석과 윤리 문제(연합뉴스) • 신종플루 유행 시기 병원 진료 모습(강남세브란스병원) • 산탁통치를 찬성하는 평양 시민(NARA) • 평양의학전문학교 승격기념 엽서(동은의학박물관) • 평양의과대학 졸업증서(동은의학박물관)

표지 경혈도(국립중앙박물관) • 청동초두(한독의약박물관) • 왕실용 놋쇠약연(한독의약박물관) • 곱돌약풍로(한독의학박물관)